新ガイドライン準拠
エキスパート 管理栄養士養成シリーズ

分子栄養学

金本龍平 編

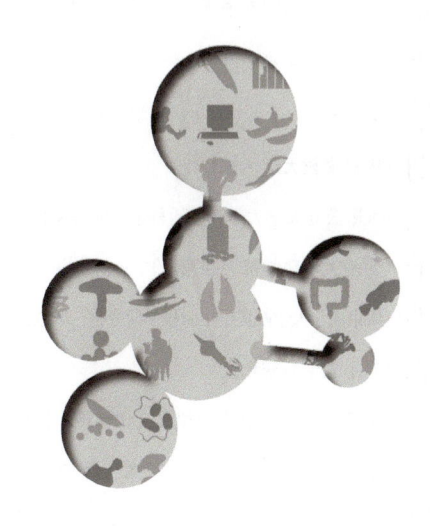

化学同人

シリーズ編集委員

小川　　　正（京都大学名誉教授）
下田　　妙子（東京医療保健大学名誉教授）
上田　　隆史（元 神戸学院大学名誉教授）
大中　　政治（関西福祉科学大学健康福祉学部 教授）
辻　　　悦子（神奈川工科大学応用バイオ科学部 教授）
坂井堅太郎（広島女学院大学生活科学部 教授）

執筆者一覧

氏名	所属	担当
乾　　　　博	（大手前大学健康栄養学部　教授）	7.5, 7.6
福村　　智恵	（大阪公立大学大学院生活科学研究科　教授）	4.1, 4.2, 4.3, 4.4, 4.5, 4.6, 4.7, 4.8
◎金本　　龍平	（京都大学名誉教授）	1章, 2章, 3章
金　　　東浩	（大阪公立大学大学院生活科学研究科　准教授）	9章
黒川　　知則	（広島文教大学名誉教授）	11章
佐伯　　　茂	（大阪公立大学大学院生活科学研究科　教授）	9章
竹中　　麻子	（明治大学農学部　准教授）	6.1, 6.2, 6.3
高橋伸一郎	（東京大学大学院農学生命科学研究科　准教授）	6.1, 6.2, 6.3
長澤　　孝志	（岩手大学名誉教授）	6.5
中村　　考志	（京都府立大学文学部和食文化学科　教授）	10章
福田ひとみ	（帝塚山学院大学人間文化学部　教授）	5章
福渡　　　努	（滋賀県立大学人間文化学部　教授）	7.1, 7.2, 7.3, 7.4
細田　　明美	（東京医療保健大学医療保健学部　准教授）	4.1, 4.2, 4.3, 4.4, 4.5, 4.6, 4.7, 4.8
真部真里子	（同志社女子大学生活科学部　准教授）	8章
三浦　　　豊	（東京農工大学大学院共生科学技術研究院　准教授）	4.9
吉澤　　史昭	（宇都宮大学農学部　教授）	6.4

（五十音順，◎印は編者）

はじめに

　分子栄養学は，これまでの栄養学に分子生物学的手法を取り入れ，食物と遺伝子との相互作用を明らかにし，健康増進に役立てることを目的とする新しい学問分野である．

　社会が高齢化するにつれ，生活習慣病をはじめとする慢性疾患の罹患率が増加し，より積極的な健康増進対策が望まれている．とくに生活習慣病は，私たちそれぞれのもつ遺伝的背景に，生活習慣や生活環境といった複数の因子が重なり合って発症する代謝性の慢性疾患であり，この予防法と治療法の確立に分子栄養学の貢献が期待されている．

　ところで，分子栄養学分野での研究が展開するにつれて，栄養素や食品成分のもつ一部の生理機能だけに注目が集まり，それが健康増進に及ぼす作用に過大な期待を抱くような風潮が出てきたように思われる．栄養素のもつ最も基本的な役割はエネルギー源や体成分の供給であり，将来管理栄養士を目指す学習者は，このことをまず十分認識しなければならない．また，分子栄養学は発展途上の学問分野でもあり，十分に体系化されているとは言い難い．本書の編集にあたっては，これらの点を考慮に入れ，これまで培われてきた栄養学の体系を分子栄養学という観点からリメイクし，そこに新たな知見を組み入れるという手法を取った．

　3章から7章は本書のコアをなし，消化・吸収，糖質，脂質，タンパク質，ビタミン・ミネラルの順に配し，一般的な栄養学の教科書と対比できるように解説した．なお，3章の始めには，近年急速に研究が展開されている摂食制御の項を設けた．1章では遺伝子と栄養素の相互作用を概説し，2章では遺伝子の発現制御に関する必要最低限の知識を述べ，分子生物学になじみの薄い初学者が本書を理解するうえでの助けとなるように配慮した．8章には食物の選択には欠かせない味とにおいの情報伝達について，9章，10章には生活習慣病の要因とその予防について，肥満と非栄養素成分に関する最近の知見を取り上げてそれぞれ解説した．11章では今後の解明がますます望まれる老化について，現在わかっている基本的な知見を解説した．各章にはコラムを設け，身近な話題を取り上げたり，補足解説を付け加えて，初学者によりなじみやすくなるように工夫を凝らした．

　本書は管理栄養士を目指す学習者を対象に書かれたものであるが，分子栄養学に興味を抱く読者の入門書ともなれば望外の喜びである．

　おわりに，本書の刊行にあたり，種々引用させていただいた資料，図版の著書に対し，また多大のご協力をいただいた化学同人の方々，とくに編集部の山本富士子さんと，岩井香容さんに，心からお礼を申し上げる次第である．

　2005年10月

執筆者を代表して
金本龍平

エキスパート管理栄養士養成シリーズ　シリーズ刊行にあたって

　社会環境とライフスタイルの著しい変化により飽食化が進み，生活習慣病が大きな社会問題となるにつれて，栄養指導概念を見直す必要に迫られてきた．科学の世界では，ヒトゲノムの全容が解明され，生命現象や多くの疾患が遺伝子レベルで解明されようとしている．これらを背景として，年々進行する少子・高齢化社会にも対応した栄養指導を行える管理栄養士の養成が望まれるようになった．

　平成14年4月に「栄養士法の一部を改正する法律」が施行されるとともに，制度と教育についての検討が行われ，管理栄養士の位置付けが明確にされた．新しいカリキュラムの修了者には，新制度による管理栄養士国家試験（平成18年3月実施予定）が課せられ，すでに出題基準（ガイドライン）も提示されている．

　【エキスパート管理栄養士養成シリーズ】は，こうした状況に応えるべく企画された教科書シリーズである．新ガイドラインに含まれる項目をすべて網羅し，各養成施設校では新カリキュラムの講義がどのように行われているか，その実情を先生方にうかがいながら構成を勘案し，まとめ上げた．かなりの冊数のシリーズとなったが，管理栄養士養成校における教科書の範ともいえるかたちを示せたのではないかと考えている．

　このシリーズでは，各分野で活躍しておられるエキスパートの先生方に執筆をお願いした．また，さまざまな現場で実務に従事しておられる方がた，学生の教育に携わっておられる方がたからアドバイスを多くいただき，学生にもまた教師にも役立つ情報を随所に挿入した．さらに，学ぶ側の負担を必要以上に重くしないよう，また理解を少しでも助けるために，全体にわたって平易な記述を心がけた．こうしてできあがったシリーズの各冊は，高度な知識と技術を兼ね備えた管理栄養士の養成に必須の内容を盛り込めた教科書だと考えている．

　加えて，各分野で研究に携わっている専門の先生方に細部にわたって検討していただき，それぞれが独立した専門書として利用できる，充実した内容となるようにも努めた．学生諸君が卒業後も使うことができるシリーズであると信じている．

　栄養指導の業務がますます複雑多様化していくと考えられるいま，この教科書シリーズが，これらの業務に対応しうる栄養士・管理栄養士のエキスパート育成に役立つことを期待している．

エキスパート管理栄養士養成シリーズ
編集委員

分子栄養学 目次

1章 栄養と遺伝子

- 1.1 栄養と遺伝子発現 ……………………………………………………… 1
- 1.2 栄養要求性や代謝応答能の遺伝的背景 ………………………… 2
- 1.3 遺伝子多型と栄養 ……………………………………………………… 3
  - 1.3.1 感受性遺伝子 ……………………………………………… 3
  - 1.3.2 感受性遺伝子と生活習慣病 …………………………… 4
- コラム 生活習慣病は病名ではない …………………………………… 5
- 1.4 非栄養素の三次機能と情報伝達 …………………………………… 6
- コラム 機能性食品とフードファディズム …………………………… 7
  - 予想問題 ………………………………………………………… 7

2章 栄養と情報伝達システム

- 2.1 栄養素による遺伝子発現のオンとオフ ………………………… 9
- 2.2 情報伝達システムと栄養 …………………………………………… 12
  - 2.2.1 細胞間情報伝達システム …………………………… 12
  - 2.2.2 細胞内情報伝達システム …………………………… 15
- コラム 地下鉄サリン事件とコリンエステラーゼ ……………… 15
  - NO（一酸化窒素）とニトログリセリン ……………………… 16
  - 情報伝達とがん原遺伝子 …………………………………… 22
  - 予想問題 ……………………………………………………… 23

3章 摂食制御の情報伝達

- 3.1 摂食制御とエネルギーバランス ………………………………… 25
- 3.2 満腹中枢・摂食中枢と摂食制御 ………………………………… 26
- 3.3 摂食制御の体液性伝達と神経性伝達 ………………………… 28
  - 3.3.1 体液性伝達による摂食制御—糖定常説と脂肪定常説 …… 28
  - 3.3.2 神経性伝達による摂食制御 …………………………… 29
- 3.4 神経内分泌系による摂食制御 …………………………………… 30
  - 3.4.1 脳内アミンによる摂食制御 ………………………… 30

　　　　3.4.2　摂食調整ペプチド……………………………………………31
　　　　3.4.3　サイトカインと摂食制御…………………………………33
　コラム　食欲のアミノ酸調節説……………………………………………31
　3.5　摂食制御の一次中枢と二次中枢…………………………………33
　3.6　消化吸収の信号伝達………………………………………………35
　　　　3.6.1　栄養素の吸収と膜輸送体の発現…………………………35
　　　　3.6.2　栄養素と消化管ホルモンの分泌制御……………………37
　　　　3.6.3　自律神経と消化管ホルモンによる消化・吸収過程の制御……40
　　　予想問題………………………………………………………………42

4章　糖質の利用と糖質代謝酵素の組織特異的発現

4.1　糖質の種類……………………………………………………………45
4.2　糖質の消化……………………………………………………………46
4.3　糖質の吸収……………………………………………………………47
4.4　糖質の利用と血糖値のホメオスタシス……………………………48
4.5　グルコース輸送体ファミリーの組織特異的発現と糖の利用……49
　コラム　GLUT4のトランスロケーションと運動…………………………51
4.6　グルコース代謝経路の組織特異的機能……………………………51
　　　4.6.1　解糖系………………………………………………………52
　　　4.6.2　糖新生系……………………………………………………53
　　　4.6.3　ペントース-リン酸回路……………………………………53
　　　4.6.4　グリコーゲン代謝系………………………………………54
　　　4.6.5　コリ回路とグルコース-アラニン回路……………………54
　コラム　糖新生とおやつ……………………………………………………53
4.7　グルコース代謝にかかわる酵素の組織特異的発現………………56
　　　4.7.1　ヘキソキナーゼとグルコキナーゼ………………………56
　　　4.7.2　グルコース-6-ホスファターゼ……………………………57
　　　4.7.3　グリセロールキナーゼ……………………………………57
　　　4.7.4　乳酸脱水素酵素……………………………………………58
　　　4.7.5　ピルビン酸キナーゼ………………………………………58
　　　4.7.6　ホスホエノールピルビン酸カルボキシキナーゼ………58
4.8　インスリンとグルカゴンによる血糖調節機構……………………59
　　　4.8.1　インスリンの生合成と分泌………………………………59
　　　4.8.2　インスリンのシグナル伝達………………………………60
　　　4.8.3　グルカゴンの生合成と分泌………………………………61
　　　4.8.4　グルカゴンのシグナル伝達………………………………61
　　　4.8.5　インスリンとグルカゴンの拮抗作用による血糖値の制御……62
　コラム　インスリンの単位…………………………………………………59
4.9　炭水化物による遺伝子発現調節機構………………………………63

4.9.1 ChREBP の分子構造 ･････････････････････････････････ 63
4.9.2 リン酸化による ChREBP の活性抑制機構 ･･････････････ 64
4.9.3 炭水化物による ChREBP の活性化機構 ････････････････ 65
予想問題 ･･ 65

5章　脂質の摂取と遺伝子発現

5.1 脂質の消化吸収と胆汁酸の腸肝循環 ･･･････････････････････69
5.1.1 脂質の消化吸収と胆汁酸 ･･･････････････････････････ 69
5.1.2 胆汁酸の腸肝循環とコレステロール代謝 ･･････････････ 71

コラム　エネルギーを計算してみよう！ ･･････････････････････････ 70

5.2 リポタンパク質と脂質の体内輸送 ･････････････････････････72
5.2.1 アポリポタンパク質とリポタンパク質の代謝運命 ･･････ 74
5.2.2 LDL 受容体とスカベンジャー受容体 ･･････････････････ 77
5.2.3 リポタンパク質代謝の遺伝子疾患 ････････････････････ 78

コラム　水鳥はかなづち？ ････････････････････････････････････ 76

5.3 インスリンとグルカゴンによる脂質代謝の制御 ･････････････79
5.3.1 インスリンと脂肪酸合成 ･･･････････････････････････ 79
5.3.2 グルカゴンと脂肪動員 ･････････････････････････････ 80

5.4 β_3 アドレナリン受容体と褐色脂肪組織 ･･････････････････82

5.5 核内転写因子と脂質代謝 ･････････････････････････････････84
5.5.1 核内転写因子とコレステロールホメオスタシス ･･････ 84
5.5.2 PPAR と脂肪酸代謝 ････････････････････････････････ 87

5.6 エイコサノイドと必須脂肪酸 ･････････････････････････････88
予想問題 ･･ 90

6章　タンパク質摂取と信号伝達

6.1 タンパク質栄養 ･･91
6.2 タンパク質の栄養価とタンパク質の必要量 ･････････････････92
6.3 タンパク質栄養と成長のシグナル伝達 ･････････････････････93
6.3.1 IGF-I と動物の成長 ････････････････････････････････ 93
6.3.2 IGF-I, IGF タンパク質, IGF 受容体 ･･･････････････････ 94
6.3.3 タンパク質栄養状態による IGF-I 活性の制御 ･･････････ 98

コラム　インスリン／IGF-I シグナル伝達経路と寿命 ････････････････ 98

6.4 タンパク質合成のシグナル伝達 ･･････････････････････････100
6.4.1 必須・非必須アミノ酸とタンパク質合成 ･･････････････100
6.4.2 タンパク質の栄養価とポリソーム形成 ････････････････101
6.4.3 ロイシンとタンパク質合成のシグナル伝達 ････････････102

コラム　サプリメントとしてのアミノ酸 ･････････････････････････103

6.5 タンパク質摂取とタンパク質分解のシグナル伝達 …………105
- 6.5.1 細胞内タンパク質の分解 …………105
- 6.5.2 アミノ酸の異化 …………107
- 6.5.3 タンパク質の過剰摂取とアミノ酸の異化 …………109
- 予想問題 …………109

7章 ビタミン・ミネラルと遺伝子の発現調節

7.1 ビタミンA …………113
- 7.1.1 体内動態 …………113
- 7.1.2 レチナールと視覚の情報伝達 …………115
- コラム ノックアウトマウスを利用したビタミンAの機能解析 …………115

7.2 ビタミンD …………115
- 7.2.1 体内動態 …………115
- 7.2.2 腸管カルシウム吸収の調節作用 …………117

7.3 核内受容体を介した遺伝子発現調節 …………118

7.4 その他のビタミン …………120
- 7.4.1 ビタミンEの体内動態と機能 …………120
- 7.4.2 ビタミンB_6による遺伝子発現調節 …………122
- 7.4.3 ビタミンCと遺伝子発現調節 …………123
- コラム 新しいビタミン？ …………121
- 寿命とニコチンアミド代謝 …………122
- 先天性アスコルビン酸生合成代謝異常 …………123

7.5 カルシウムと骨形成 …………124
- 7.5.1 カルシウムの体内動態とその制御 …………124
- 7.5.2 細胞内カルシウム濃度の調節 …………125
- 7.5.3 カルシウムを介した細胞内情報伝達 …………126
- 7.5.4 骨形成とその調節 …………127
- 7.5.5 骨粗鬆症 …………128

7.6 その他のミネラル …………128
- 7.6.1 鉄の体内動態とその調節 …………128
- 7.6.2 セレンとセレノタンパク質の生合成 …………129
- コラム ニコチン酸受容体の発見 …………129
- 予想問題 …………130

8章 味とにおいの信号伝達

8.1 味の情報伝達機構 …………133
- 8.1.1 味の種類とその感受性 …………133
- 8.1.2 味覚器 …………137

		8.1.3 味の受容と伝達 ……………………………………………… 140
コラム		果物は冷やして食べると甘くなる ………………………………… 134
		味見は供食温度で ……………………………………………………… 135
		だしを使って減塩調理 ………………………………………………… 136
		偏食とダイエットの行き過ぎにご注意 …………………………… 139

8.2　においの情報伝達機構 …………………………………… 142
  8.2.1　においの種類とその感受性 ……………………………………… 143
  8.2.2　嗅覚器 ………………………………………………………………… 144
  8.2.3　においの受容と伝達 ……………………………………………… 146
コラム　嗅覚の仕組みを解明した研究がノーベル医学生理学賞に！ ……… 147
  予想問題 ……………………………………………………………………… 148

9章　肥満の分子メカニズム

9.1　肥満と肥満症の診断基準 ………………………………… 151
9.2　メタボリック症候群と内臓脂肪蓄積 …………………… 155
9.3　肥満遺伝子レプチンの発見 ……………………………… 156
コラム　遺伝病の原因遺伝子のクローニング ……………………………… 158
9.4　アディポサイトカイン …………………………………… 159
  9.4.1　アディポネクチンと腫瘍壊死因子α ………………………… 159
  9.4.2　PAI-1 ………………………………………………………………… 161
  9.4.3　レジスチン …………………………………………………………… 161
  9.4.4　その他 ………………………………………………………………… 161
コラム　やせ過ぎの人もご注意！ …………………………………………… 159
  　　　RNAi とは ………………………………………………………… 162
9.5　脂肪細胞の分化と肥大 …………………………………… 163
9.6　遺伝要因と環境要因 ……………………………………… 164
9.7　倹約遺伝子 ………………………………………………… 164
9.8　肥満と遺伝子多型 ………………………………………… 165
  予想問題 ……………………………………………………………………… 166

10章　食品中の非栄養素成分と疾病予防の分子機構

10.1　食品中の非栄養素成分と疾病予防 …………………… 169
  10.1.1　ワインフラボノイドと心臓疾患予防 ………………………… 169
  10.1.2　大豆イソフラボンと乳がんの予防（エストロゲンレセプター） ………… 173
  10.1.3　とうがらしカプサイシンと体脂肪の蓄積抑制効果 ……………… 175
コラム　赤ワインと白ワインの違い ………………………………………… 173

10.2　食品中の非栄養素成分と発がん抑制にかかわる分子機構 …176
　　10.2.1　発がんと発がん抑制機構 …………………………176
　　10.2.2　DNA 修復と発がん抑制 ……………………………177
　　10.2.3　アポトーシスと発がん抑制 ………………………180
　　10.2.4　NF-κB にかかわる成分の複合的な発がん抑制 …182
コラム 野菜の摂取と大腸がん ……………………………183
予想問題 ………………………………………………184

11章　老化と栄養

11.1　老化とは …………………………………………185
11.2　老化と栄養素の代謝 ……………………………186
　　11.2.1　カロリー制限と寿命 …………………………186
11.3　老化と酸化的ストレス …………………………186
　　11.3.1　老化と生体内成分の酸化 ……………………187
　　11.3.2　老化とミトコンドリア ………………………189
　　11.3.3　抗酸化系の種類と働き ………………………190
コラム 哺乳動物の寿命延長とカロリー制限との関連性―線虫を用いた実験結果からの推察 …187
　　　　SOD の種類 ………………………………………194
11.4　老化に伴う脳機能の変化 ………………………195
　　11.4.1　脳老化に関連した疾患 ………………………195
コラム ペルオキシソームにおける脂肪酸のβ酸化 …195
　　　　ミトコンドリアが関与するアポトーシス ……197
予想問題 ……………………………………………199

参考書 ………………………………………………201

索　引 ………………………………………………203

章末の予想問題の解答・解説は，小社ホームページ上に掲載されています．
→ http://www.kagakudojin.co.jp/

1章 栄養と遺伝子

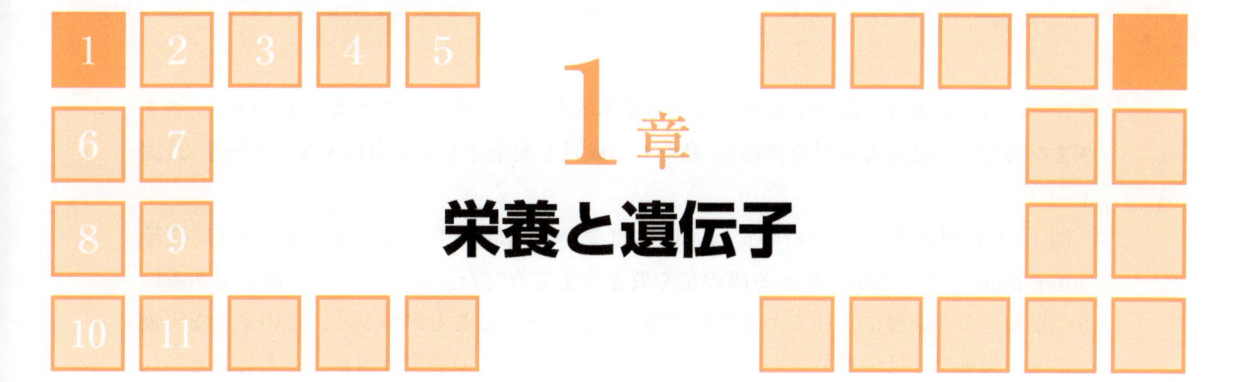

1.1 栄養と遺伝子発現

　私たちはおよそ 35,000 の遺伝子(gene)をもつといわれている．そこには，私たちそれぞれがもつ生命としての特徴，すなわち人種，性別，体型，環境への応答能，栄養の要求性，さらには寿命までもが情報として保存されている．

　私たちの体はおよそ 60 兆個の細胞(cell)から成り立っており，これらは一つの受精卵が分裂し増殖を繰り返すことによって，つくられたものである．つまり，体を構成するすべての細胞は，あらゆる身体的特徴を表現するために必要なすべての遺伝子をもっているわけである．しかし，目や鼻，皮膚や骨といった体の部分を形づくる器官や組織は，形も違えば果たす役割も大きく異なっている．また，発生や成長の過程では，姿や形，大きさが変化する．つまり，遺伝子はすべての細胞で等しく発現しているわけではなく，時間，空間，環境などさまざまな因子によって，その発現が制御(regulation)され，調節(control)

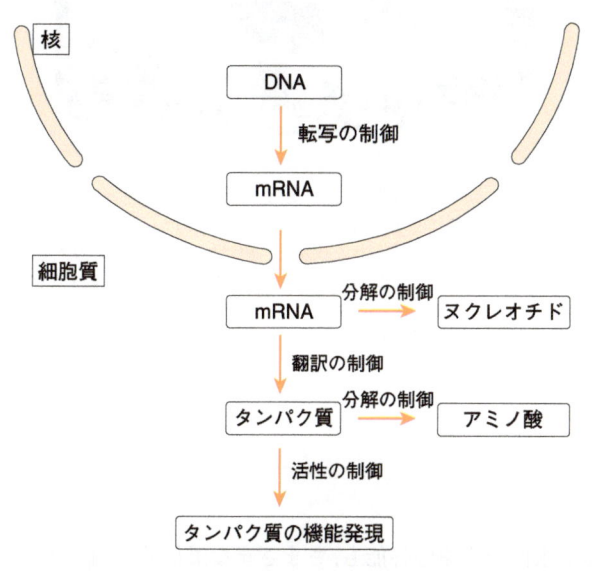

図 1-1　遺伝子の発現とおもな制御ポイント
遺伝子発現の制御といった場合，しばしば「転写の制御」を指すことが多い．しかし遺伝形質はタンパク質の機能によってもたらされるので，タンパク質の機能発現に至るすべての過程が遺伝子発現の制御対象となる．栄養はこれらの過程にさまざまな形で関与する．

されている．栄養は，遺伝子の発現に至る基本的な流れを変えることはできないが，さまざまな形でそこに至る過程を修飾し，私たちの成長と健康そして寿命に大きく影響する（図1-1）．

　図1-2に見られる3頭のブタは，同じ母親から同時に生まれた子ブタたち〔同腹子（litter mate）〕であるが，与える餌の量や質を変えて育てた．遺伝的背景は同じであるにもかかわらず，栄養によって大きさや体型が大きく異なることがわかる．このような現象は従来の栄養学では栄養欠乏として扱われ，欠失している栄養素は何か，また必要とされる量はどれほどかということに焦点が当てられ，このような違いが出る理由や，その機構にまで関心が及ぶことはなかった．また，それを追求する適切な方法も存在しなかった．しかし，分子生物学のめざましい発展によって，今では栄養素と遺伝子の相互作用という観点から研究されるようになり，栄養素が単にエネルギー源や体の構成成分として利用されるだけでなく，情報伝達物質（signal transducer）としての機能ももち，遺伝子発現の制御にかかわることが明らかになってきた．これに伴い，これまで不明であった栄養素の生理機能の分子レベルでの解明が進み，栄養学もこれまでの栄養欠乏を防ぐことで健康を維持するという「欠乏の栄養学」から，より積極的に摂取することで健康増進を図ろうとする「健康増進の栄養学」へと大きく変わってきた．

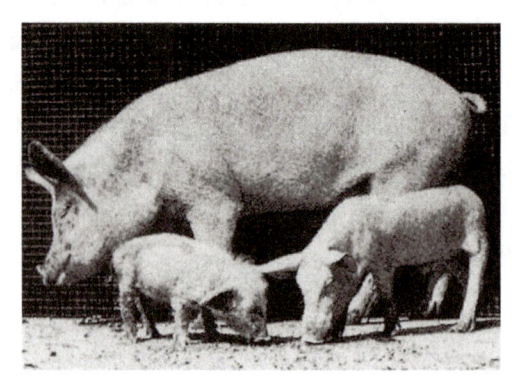

図1-2　栄養と成長

まったく同じ遺伝子をもった同腹子でも，餌の量と質でその発現にも大きな差が出る．大きなブタには良質の餌を好きなだけ与えている．最も小さなブタは，同じ餌だが，与える量をなんとか生きることはできるが，成長には不十分であるように制限した．3番目のブタは，餌の量は最も小さいものと同じであるが，同時に砂糖を好きなだけ与え育てた．
J. S. Garrow, W. P. T. James, A. Ralph 編，「Human Nutrition and Dietetics（HARCOURT MEDICAL）」，Churchill Livingstone（2000）．

1.2　栄養要求性や代謝応答能の遺伝的背景

　栄養素に対する要求性や代謝応答能も，さまざまな遺伝的要因によって規定されている．
　必須栄養素の存在は，それらを合成する酵素遺伝子の欠損と考えることができる．たとえば，ビタミンCはヒトにとっては必須栄養素であるが，ほかのほとんどの哺乳動物ではそうでない．これは，ヒトにビタミンCを合成する酵素の遺伝子が欠失しているためであ

る（7章参照）．必須（不可欠）アミノ酸（essential amino acid）は，その炭素骨格を合成する酵素が欠失しているからで，必須（不可欠）脂肪酸（essential fatty acid）の存在は $n-6$ 位を越えてメチル基側を不飽和化する酵素がないからである．

　一方，栄養素に対する代謝応答能には人種間や個人間で差があることもよく知られている．たとえば，日本人を含め東洋人は，欧米人に比べ酒に弱い人が多い．その原因の一つに，アルコールを代謝する酵素の一つであるアルデヒド脱水素酵素2（ALDH2：aldehyde dehydrogenase 2）遺伝子の変異がある．ALDH2 には ALDH2・1 型と ALDH2・2 型が存在する．2・2 型の遺伝子は 2・1 型遺伝子の特定部分の ACTGAA という配列におけるわずか1塩基（base），つまり G が A に変異したものである（図1-3）．しかし，この変異のために酵素タンパク質のアミノ酸配列（amino acid sequence）にあるグルタミン酸がリシンに変わり，その結果，2・1 型に比べアセトアルデヒドを分解する活性が弱くなってしまっている．2・2 型の遺伝子はネオモンゴロイドだけに見られ，したがって東洋人には酒に弱い人が多いということになる．

```
ALDH 2・1 型・・・   ACT GAA GTG AAA ACT GTG AGT・・・
                        ↓
ALDH 2・2 型・・・   ACT AAA GTG AAA ACT GTG AGT・・・
                      Glu → Lys
```

図1-3　ALDH2 の人種間による相違

1.3　遺伝子多型と栄養

1.3.1　感受性遺伝子

　同一遺伝子のわずかな相違を多型（polymorphism）という．なかでも，ALDH2 の二つの型で見られるような，たった1塩基の違いで生じる多型を一塩基多型（SNP：single nucleotide polymorphism，スニップと呼ばれる）という．私たちの遺伝子はおよそ30億塩基からなり，1,000塩基に1個の割合でSNPが存在すると考えられているが，ほとんどの場合，遺伝子発現に直接影響を及ぼすことはない．しかし，この変異が特定遺伝子の決定的な箇所で起こった場合は，フェニルケトン尿症やガラクトース血症のような単一遺伝子病（single gene disorder）となる．一方，「風邪をひきやすい」，「太りやすい」など，これまで「体質」とあいまいに表現されてきたものが，遺伝子の多型による個体差であることが明らかとなってきた．これらの遺伝子の多くはその機能が欠失するわけではなく，その産物であるタンパク質の発現量や性質，たとえば酵素タンパク質に対する基質（酵素によって触媒作用を受ける化合物，または分子）や受容体に対するリガンド（タンパク質と特異的に結合する物質）の親和性などに変化が生じる．このため，代謝応答能や栄養要求量（nutritional requirement）にわずかな差が生じ，これが栄養や環境のストレスに対する感受性の差となって現れる．このような遺伝子は単一遺伝子病の原因となる病因遺伝子（責任遺伝子，responsible gene）と区別して，感受性遺伝子（sensitive gene）と呼ばれる．

感受性遺伝子は正常な遺伝子の中でのゆらぎであり，体質は複数の感受性遺伝子の組合せで形成される．たとえば肥満にかかわる遺伝子は70以上もあると推測されている．したがって，一言に「肥満体質」といってもその遺伝的背景は多様で，環境とのかかわり合いによって肥満になったり，ならなかったりする．また，それが有利に働くか不利に働くかは，やはり環境によって異なる．最近，いくつかの肥満遺伝子(obese gene)が特定されているが，それらは倹約遺伝子(thrifty gene)とも呼ばれ，エネルギーの消費を抑え，貯蔵を促進するように働く．つまり，豊かな社会では肥満を発症するが，貧しい社会では少ない栄養摂取で生命を維持するのに有利に働くことになる(9章参照)．

1.3.2　感受性遺伝子と生活習慣病

　肥満，糖尿病，動脈硬化や，ある種のがんなどは生活習慣病(lifestyle disease)と呼ばれ，個人のもつ遺伝的背景，すなわち体質に食生活や運動習慣などの生活習慣が要因となって発症する現代病である(図1-4)．それぞれの生活習慣病には多くの感受性遺伝子が関与しており，人種や民族間で差が見られることも多い．表1-1に，いくつかの国の肥満者の割合を年代別に示した．国別に見られる肥満者の割合の差は遺伝的素因が異なるためと考えられる．しかし，アメリカでは1960年から20年近く肥満者の割合にほとんど変化が見られなかったにもかかわらず，その後の10年余りで1.5倍にも増えている．イギリスでは，わずか10年ほどでその割合は2倍にもなり，もともと肥満者が多いサモアでも都市と地方，年代によっても大きな差が見られる．これは，感受性遺伝子の発現に社会環境の変化が強く影響することを示している．

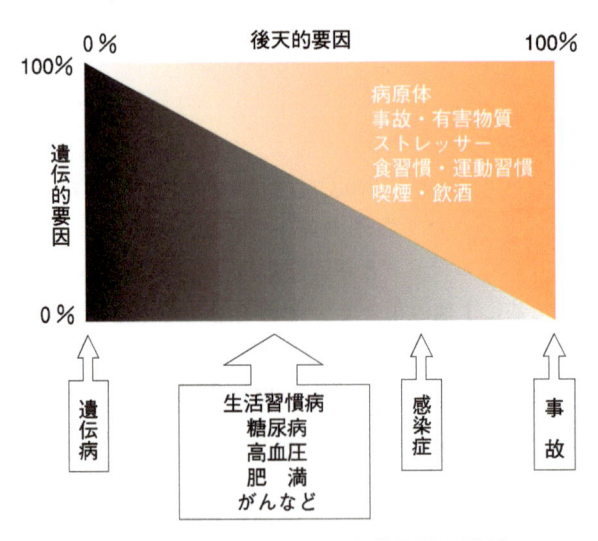

図1-4　生活習慣病と遺伝的要因の関係

　ところで，感受性の差が生活習慣病となって現れるのには長い期間を必要とし，多くの場合，中・高年になって発症する．このため，かつては「成人病」とも呼ばれていた(図1-5)．

　生活習慣病は，遺伝子多型，生活習慣，生活環境といった複数の因子が重なり合って発症するため，いったん発症すると完治することは困難である．しかし，生活習慣を改める

表1-1　国別・年代別の肥満（BMI＞30）頻度（％）[*1]

国	年	年齢幅	男	女
イギリス	1980	16〜64	6.0	8.0
	1991		12.7	15.0
アメリカ	1960	20〜74	10.0	15.0
	1978		12.0	14.8
	1991		19.7	24.7
日本[*2]	1976	20〜	0.7	2.8
	1993		1.8	2.6
サモア（都市部）	1978	25〜69	38.8	59.1
	1991		54.8	76.8
サモア（地方）	1978		17.7	37.0
	1991		41.5	59.2

[*1] WHO（1998年）のデータから抜粋．WHOではBMI＞30を肥満と定義している．
[*2] 日本ではBMI＞25を肥満としている．WHOの定義では，ほとんど肥満者がいないことになる．

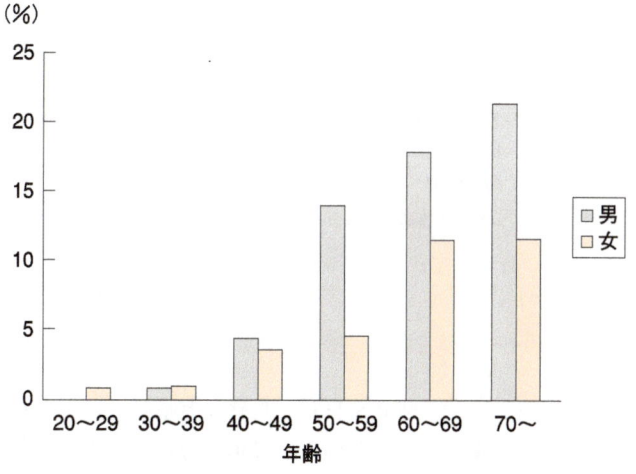

図1-5　糖尿病が強く疑われる人の年齢階級別割合
資料：厚生労働省，「平成14年糖尿病実態調査」．

1.3　遺伝子多型と栄養

Column　コラム　生活習慣病は病名ではない

　生活習慣病とは，生活習慣が発症および進行に関与する一群の疾患を総称する行政用語である．高血圧，肥満，糖尿病，循環器（動脈硬化症，心筋梗塞，脳卒中など），大腸がん，アルコール性肝炎，歯周病などが含まれる．厚生省（当時）公衆衛生審議会によって1996年に定められた．かつては中・高年以後に発病することから「成人病」と呼ばれていたが，生活習慣によっては若年層にも見られることから，この名称がつけられた．ドイツでは文明病，スウェーデンでは裕福病と呼ばれ，一握りの先進国における飽食の時代といわれる現代社会を反映している．

ことで改善でき，また予防も可能である．なかでも食生活は生活習慣病の大きな要因の一つとなっており（表1-2），遺伝子と栄養素のかかわりを明らかにすることは，生活習慣病を予防するうえできわめて重要である．

表1-2 生活習慣病の原因となる代表的な生活習慣

	引き起こされる生活習慣病
食習慣	高血圧とそれに続く脳卒中 肥満とそれに続く脂質異常症（家族性のものを除く） 高血圧 2型糖尿病 大腸がん（家族性のものを除く） 高尿酸血
運動不足	肥満 脂質異常症 2型糖尿病 高血圧
喫　煙	肺扁平上皮がん 肺気腫 慢性気管支炎 循環器病
飲　酒	アルコール性肝疾患 食道がん 高尿酸血

資料：厚生省公衆衛生審議会，1996年．

1.4　非栄養素の三次機能と情報伝達

　食物成分の栄養特性を**一次機能**，味覚や臭覚，食感など嗜好性にかかわる特性を**二次機能**，生理作用にかかわる特性を**三次機能**という．近年，食物に含まれる**非栄養素成分**に多彩な三次機能が見いだされ，生活習慣病の予防に，その有効性が期待されている．これらのなかには細胞の情報伝達系に働きかけて作用を発揮するものもいくつか明らかにされている（10章参照）．

　たとえば，**大豆イソフラボン**（soy isoflavone）のダイゼインはエストロゲンと構造が類似しているため，エストロゲンレセプターと結合することができる．このため，エストロゲンのエストロゲンレセプターへの結合を拮抗的に阻害し，エストロゲンによって誘発される乳がんに対して予防効果があるとされている．その一方で，閉経後の女性に対してはエストロゲン様作用を発揮し，骨粗鬆症予防への効果が期待されている．

　とうがらしの辛味成分である**カプサイシン**（capsaicin）も熱を感受するバニロイドレセプターに作用し，熱代謝を亢進するため抗肥満効果があるとされている．

　また，最も初期に三次機能が注目された**食物繊維**（dietary fiber）は，難消化性のため保水性，粘性，胆汁酸結合能力，陽イオン結合能力，発酵性，消化酵素の阻害などの**物性**が機能を発揮する．たとえば，保水力によって消化管内で膨潤し，胃内では食塊量が増え，

その機械的刺激が信号となって視床下部に伝わり，摂食を抑制する．また，大腸に至っては糞便量が増え，それが信号となり排便を促進するので，発がん物質などの粘膜への接触時間が短縮され，大腸がんを予防すると考えられている．このような物性に加え，食物繊維は腸内細菌（enteric bacteria）の発酵基質となり，生成する酪酸（butyric acid）が細胞増殖の情報伝達過程に作用し，大腸がんの抑制に効果があるとの報告も数多く見られる．

このほか，ポリフェノール（polyphenol）やカロテノイド（carotenoid）の抗酸化作用がさまざまな形で細胞の情報伝達過程に関与し，抗発がん，抗動脈硬化さらに老化抑制に効果があると注目されている．

このように，非栄養素の多彩な機能特性に多くの期待が寄せられている．しかし，これらの効果のほとんどは実験動物や，培養細胞などを用いた単純な系で得られたものであり，ヒトの食生活のなかでどれほどの効果を発揮できるのか，今後の発展を見守る必要がある．

Column コラム　機能性食品とフードファディズム

食品のもつ新たな機能性が明らかにされるにつれて，○○を食べるとがんが治るとか，××食品は体に悪いといったように，食品の栄養供給源としての本来の役割を忘れ，その機能のみを期待する風潮がある．その結果「食物信仰（フードファディズム，food faddism）」ともいえる状況が形づくられている．

フードファディズムとは「食物や栄養が健康や病気に与える影響を過大に信じたり評価すること」で，大きく三つのタイプに分類できる．
① 食物の成分に薬効を期待させ治療に使う．
② 万能薬的効果をうたう目新しい食品を流行させる．
③ 食品を非常に単純に，体に"いい""悪い"と決めつける．

医食同源といわれるように，食と健康が密接に関係することは間違いないが，それは長期間にわたる食生活が健康に反映されるということで，特定の食べ物だけで健康が得られるということではない．〔高橋久仁子，『「食べもの情報」ウソ・ホント』，講談社（1998）より〕．

食物の機能性に関する最新の情報は（財）国立栄養・健康研究所のホームページで公開されている（http://www.nih.go.jp/eiken/）．

予想問題

1 遺伝子に関する記述である．正しいものの組合せはどれか．
　a．私たちの身体的特徴は遺伝子によって規定されている．
　b．遺伝的背景が同じだと，体の大きさも同じになる．
　c．食事の質や量によって，遺伝子の発現は修飾される．
　d．一つの個体でも，目をつくる細胞と鼻をつくる細胞の遺伝子は異なっている．
　e．遺伝子は，すべての細胞で等しく発現する．
　　(1) aとb　　(2) aとc　　(3) bとd　　(4) dとe　　(5) cとe

2 生活習慣病に関する記述である．正しいものの組合せはどれか．

a．生活習慣病には多くの病因遺伝子が関与している．
b．生活習慣病は発症までに長期間を要するので，若年層には見られない．
c．2型糖尿病は，代表的な生活習慣病の一つである．
d．生活習慣病は遺伝する．
e．生活習慣病は発症した後も，生活習慣を改めることで改善できる．
　(1) a と b　　(2) a と c　　(3) b と d　　(4) d と e　　(5) c と e

3 遺伝子の多型に関する記述である．正しいものの組合せはどれか．

a．体質は，遺伝子の多型による個体差であるといえる．
b．一塩基多型(SNP)によって，代謝応答能に差の出ることもある．
c．一塩基多型が生じると，ほとんどの場合タンパク質のアミノ酸配列が変化する．
d．一塩基多型が生じると，遺伝子の多くはその機能を欠失する．
e．肥満遺伝子に一塩基多型をもつ人は中高年に肥満になる．
　(1) a と b　　(2) a と c　　(3) b と d　　(4) d と e　　(5) c と e

1章　栄養と遺伝子

2章 栄養と情報伝達システム

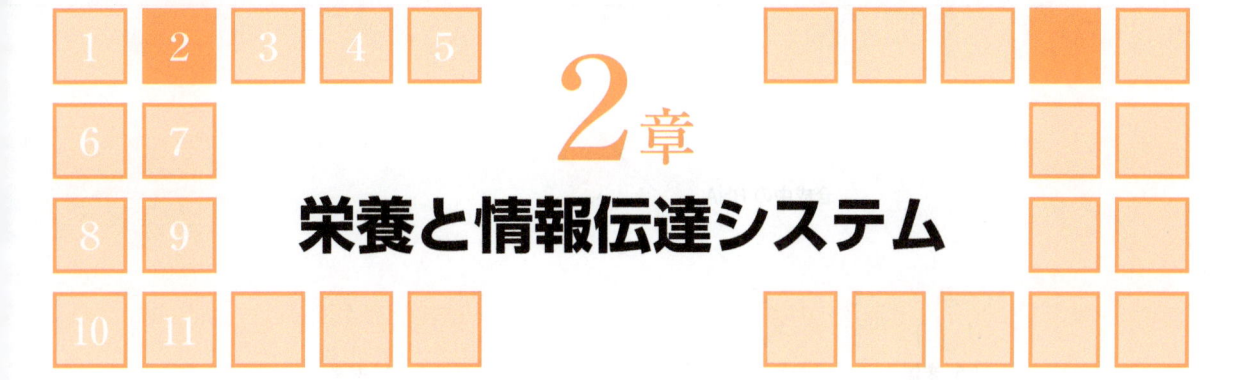

　私たちの体を構成する細胞は，外界からの刺激や体の中の状況に対してさまざまな細胞応答をする．このとき外界・内界の情報を細胞内に伝達する過程を**細胞情報伝達**（cellular signaling），あるいはもっと簡単に**シグナル伝達**（signal transduction）という．食物摂取に伴って起こる栄養環境の変化も，この情報伝達システムによって細胞に伝えられる．体を構成する細胞は，等しくすべての情報を受け取るわけではなく，その役割に応じて情報をより分け，必要な栄養素を細胞内に取り込み代謝することで，体の成長を促し，恒常性を維持している．この章では，このような情報伝達機構の基本的な仕組みを解説する．

2.1　栄養素による遺伝子発現のオンとオフ

　栄養素が情報伝達物質として，遺伝子の**転写**（transcription）を制御することは古くから知られていた．それは，細菌が増殖培地の組成の変化にどのように適応するかという研究から始まり，1950年代半ばに明らかにされた．

　原核生物でも真核生物でも，遺伝子の転写は，転写開始点の5′-上流にある**プロモーター**（promoter）部位に，転写酵素である**RNAポリメラーゼ**（RNA polymerase）が結合し開始する（図2-1）．転写の速度はRNAポリメラーゼがプロモーターに結合して転写を開始する頻度によって決まり，**転写アクチベーター**（transcriptional activator）と**転写リプレッサー**（transcriptional repressor）などの**転写制御因子**（transcription regulatory factor）と呼ばれるタンパク質によって制御されている．

　大腸菌などの原核生物のポリメラーゼは，それ自身プロモーターへの結合活性をもっているが，プロモーター上には調節タンパク質の結合部位があり，ポリメラーゼはそれらの調節タンパク質との相互作用により，プロモーターへの結合を促進あるいは抑制する．細胞外部からのシグナルは，これらの調節タンパク質の活性を変えることで遺伝子発現のオンとオフを行っている．図2-2はその様子を，大腸菌のラクトースオペロンを例にとって示したものである．**オペロン**（operon）とは原核生物に特徴的に見られる転写単位で，関連する複数の遺伝子が一つのプロモーターの制御下で単一のmRNAとして転写された後，それぞれのタンパク質に翻訳される．糖代謝やアミノ酸代謝に関する酵素群に広く見られる．一連の代謝にかかわる遺伝子群を一つのオペロンの支配下に置くことで，代謝の流れを統合するとともに，制御因子の節約も行うことができる．

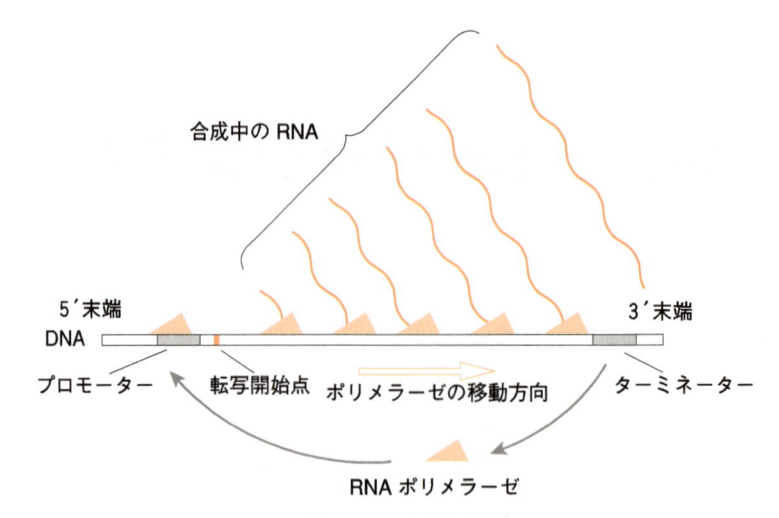

図2-1 転写の概略
転写開始にかかわる DNA 部分をプロモーターといい，RNA ポリメラーゼが結合する．転写の終結に関する DNA 部分はターミネーターと呼ばれる．基本的に転写速度は，RNA ポリメラーゼがプロモーターに結合する頻度で決まる．転写の速度が速いほど，多くのポリメラーゼが遺伝子上に見られる．

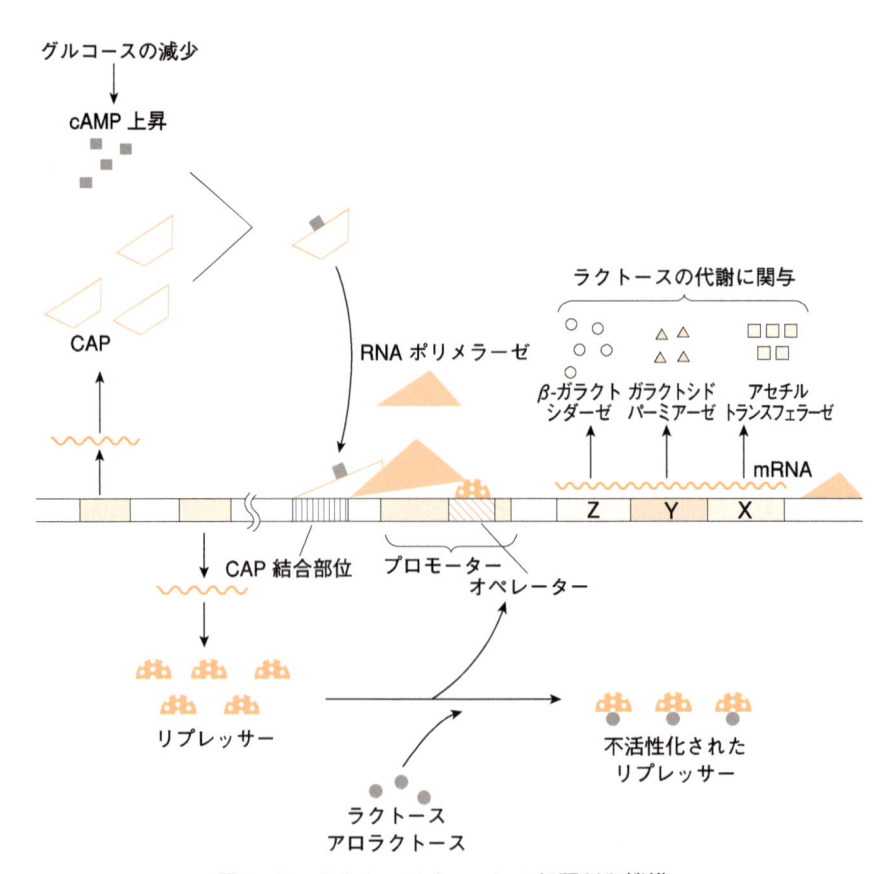

図2-2 ラクトースオペロンの転写制御機構
トランス因子である CAP が活性化（グルコースが減少）し，リプレッサーが不活化（ラクトースが存在）したときに，ポリメラーゼがプロモーターに結合して転写が促進される．

ラクトースオペロンは，ラクトースの細胞内輸送と，代謝に必要なタンパク質の遺伝子をコードしている．この遺伝子は，培地にラクトースがあるときに限って発現する．通常，細菌の中には転写阻害効果をもつリプレッサー(repressor)があり，それがプロモーター直下のオペレーター(operator)に結合してポリメラーゼの働きを阻害する．細胞内に入ったラクトースは，リプレッサーと結合し，これを不活化するため転写のスイッチがオンとなる．ところが，より効率的なエネルギー源であるグルコースが同時に存在すると，ラクトースのシグナルはほとんど効果がなくなり，グルコースが底をついて初めて，十分な発現が見られるようになる．これは細胞内グルコース濃度に応じてサイクリックAMP(cAMP；cyclic AMP)の量が増減するという現象に起因する．

　cAMPはCAP(catabolic activated protein)と呼ばれる転写活性タンパク質を活性化し，ポリメラーゼのプロモーターへの結合を促進する．つまり，ラクトース存在下ではリプレッサーがオペレーターから離れ，かつグルコース枯渇でアクチベーターが活性化され遺伝子のスイッチがオンになるという，二重調節が行われている．

　ところで，オペレーターのような転写制御因子が結合するDNAの配列は同じ遺伝子上にあることからシス因子(*cis*-acting element)と呼ばれ，リプレッサーやアクチベーターのような転写制御因子は異なる遺伝子から生成するためトランス因子(*trans*-acting factor)と呼ばれる．また，ラクトースやcAMPのように，特定のタンパク質と高い特異性と親和性で結合する化合物を総称してリガンド(ligand)と呼ぶ．さらに，この場合のラクトースやグルコースのように細胞外の情報を細胞に伝えるシグナル分子をファーストメッセンジャー(first messenger)，cAMPのようにファーストメッセンジャー(ここでは培地のグルコース濃度)に応答して細胞内で生成し，細胞外の情報を細胞内に伝える物質をセカンドメッセンジャー(second messenger)という．

　真核生物においても，基本的には同じ仕組みで遺伝子のオンとオフが制御されている(図2-3)．しかし，原核生物とは大きく異なり，真核生物のRNAポリメラーゼ(RNAポリ

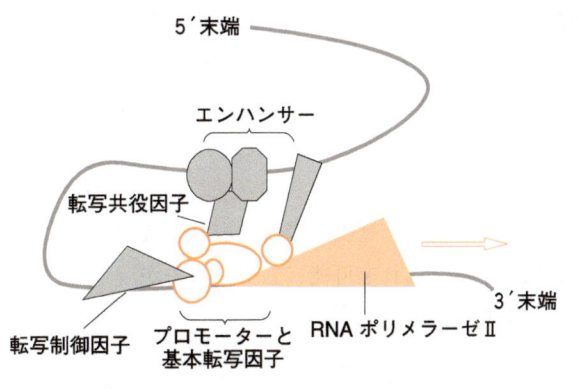

図2-3　真核細胞の転写制御

基本転写因子が結合するプロモーターには，TATAボックスあるいはGCボックスと呼ばれる共通の塩基配列がある．エンハンサーは転写制御因子(トランス因子)の標的となる調節塩基配列(シス因子)で，転写促進に作用する．抑制に働く場合はサイレンサーという．また，外部からの刺激に対して遺伝子発現が応答するとき，その応答の責任配列をとくに応答配列(responsible element)という．たとえばcAMP応答配列などがある．

2・1　栄養素による遺伝子発現のオンとオフ

メラーゼⅡ）は，それ自身プロモーターへの結合活性をまったくもっていない．RNA ポリメラーゼⅡがプロモーターに結合するには複数の転写因子を必要とし，これらは基本転写因子や普遍的転写因子と呼ばれる．これらの転写因子にはさまざまなアクチベーターやリプレッサーが存在し，転写因子のプロモーター上への会合を促進あるいは阻害することによってポリメラーゼの転写速度を調節している．またこのほかにも，それ自身はDNAに結合せず，基本転写因子と制御因子との結合を取りもつ転写共役因子（transcriptional cofactor）があり，この増減によって一つの反応系にかかわる遺伝子群の発現が同調して行われることもある．たとえばPGC1と呼ばれる転写共役因子の増減によって，糖新生系全体の活性が変化する（4章参照）．

　このように一つの遺伝子が複数の因子によって制御を受けるのは，真核生物が原核生物よりはるかに数の多い遺伝子を，限られた数の因子で制御する必要があるためで，その組合せの多様性によって，それを賄っているものと考えられる．さらに制御因子の活性は，外部からのさまざまな信号伝達物質で制御されており，制御因子と信号の組合せや，ときには信号の伝達経路が交錯する〔シグナルのクロストーク（crosstalk）〕ことによって複雑な外部環境の変化に，よりしなやかな対応を可能にしている．ところで，狭いプロモーター部位に多くの因子が結合するには空間的に無理があることから，調節塩基配列はスペーサーDNAを介して，プロモーターから遠く離れた部位に存在することが多い．

2.2　情報伝達システムと栄養

　大腸菌のような単細胞生物では細胞が直接外界と接触しており，外部の栄養素を直接細胞内に取り込むことが可能である．しかし私たち人間やその他の動物は，栄養素を食物として摂取し，消化（digestion）の過程を経て体内に吸収（absorption）し，体循環によって各組織に運搬しなければならない．それぞれの組織は，その役割に応じて体循環を流れる栄養素を選択的に細胞内に取り入れ，利用する．また，体内の栄養環境を一定の範囲に保つため，肝臓や脂肪組織では摂取した栄養素の一部を貯蔵し，必要に応じて供給する．つまり，摂取した栄養素の利用の仕方や消費量，代謝の方向は細胞によってまったく異なる．そこで栄養素の情報は，直接それらの組織に働きかけるだけでなく，むしろ体内でさまざまな信号に変換されて伝えられる（図2-4）．たとえば，グルコースの情報はインスリン（insulin）やグルカゴン（glucagon）という情報伝達物質（signal transducer）によって伝えられる．組織の細胞はそれらの情報を選択的に受け取り，統合し，それぞれの細胞の役割に従ってグルコースを代謝する．これを可能にしているのが，細胞間情報伝達システムと細胞内情報伝達システムである．

2.2.1　細胞間情報伝達システム

　細胞間の情報伝達は，その担う役割によって伝達経路，伝達速度，到達距離が異なり，内分泌系（endocrine system），神経系（nervous system），傍分泌系（paracrine system）の三つのシステムに大別される（図2-5）．いずれのシステムも目的とする細胞（標的細胞，target cell）には化学物質によって情報が伝えられる．それらは，それぞれの情報伝達シ

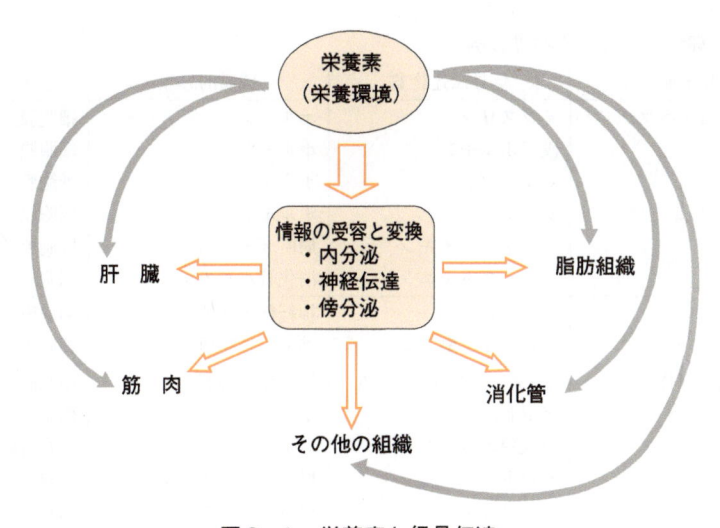

図2-4 栄養素と信号伝達
栄養の情報は多くの場合，細胞間信号伝達物質に変換されて各組織に伝えられるが，栄養素そのものが情報伝達物質となることもある．

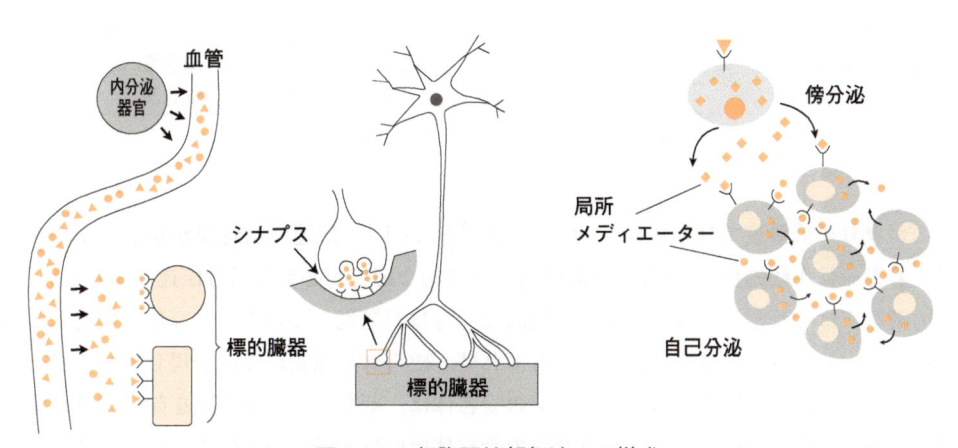

図2-5 細胞間情報伝達の3様式
内分泌型（左），シナプス型（中），パラクリン・オートクリン型（右）．

ステムと対応させて，ホルモン(hormone)，神経伝達物質(neurotransmitter)，局所メディエーター(local mediator)に大別される．また機能や存在場所によって，増殖因子，神経ペプチドと分類されたりする．これらの化学伝達物質(chemical mediator)はシグナル分子(signal molecule)とも呼ばれ，タンパク質や小型ペプチド，アミノ酸，ステロイド，レチノイド，脂肪酸誘導体と多様で，一酸化窒素(NO)なども含まれる(表2-1)．

一方，標的細胞にはシグナル分子を受け取る受容体(レセプター，receptor)が発現している．受容体は必ずタンパク質で，高い特異性と親和性でシグナル分子と結合する．受容体はシグナル分子と結合してその構造を変えることで，シグナルを細胞内に伝える．

（1）内分泌型情報伝達(endocrine signaling)

ホルモンと呼ばれる内分泌細胞(endocrine cell)で合成・分泌された信号伝達物質が，血流を介して標的細胞に到達するため，情報伝達物質と受容体との間には強い親和性があ

表2-1 細胞間信号伝達物質の例

分子種	信号伝達物質	機能的分類	受容体の種類
タンパク質・ペプチド	インスリン	ホルモン	細胞膜
	成長ホルモン	ホルモン	細胞膜
	グルカゴン	ホルモン	細胞膜
	レプチン	ホルモン	細胞膜
	インターロイキン	局所メディエーター	細胞膜
	コレシストキニン	消化管ホルモン	細胞膜
アミノ酸	グリシン	神経伝達物質	細胞膜
	グルタミン酸	神経伝達物質	細胞膜
アミノ酸誘導体	γ-アミノ酪酸(GABA)	神経伝達物質	細胞膜
	アドレナリン	ホルモン	細胞膜
	甲状腺ホルモン	ホルモン	細胞(核)内
	セロトニン	局所メディエーター	細胞膜
	ヒスタミン	局所メディエーター	細胞膜
レチノイド	ビタミンA	ホルモン様物質	細胞(核)内
ステロイド	グルココルチコイド	ホルモン	細胞(核)内
	エストラジオール	ホルモン	細胞(核)内
	ビタミンD	ホルモン様物質	細胞(核)内
脂肪酸誘導体	プロスタグランジン	局所メディエーター	細胞膜
	トロンボキサン	局所メディエーター	細胞膜
無機ガス	一酸化窒素(NO)	局所メディエーター	

り，かなりの低濃度で作用する（一般的に 10^{-8} M 以下）．伝達には時間がかかるが，一方でその寿命は比較的長く（数分から数時間），持続的な応答が必要な信号伝達に適している．標的細胞にはそれぞれのホルモンに特異的な受容体が発現している．受容体を発現している細胞は広く全身に分布していることもあれば，限られた細胞にだけ発現している場合もある．たとえば，後に述べるインスリンの受容体は，脳など一部の組織を除いてほぼすべての細胞に発現しているが，グルカゴンの受容体は肝臓と脂肪組織に限られている．ホルモンの刺激に対して，標的細胞はそれぞれの役割に合った特徴的な機能で応じ，インスリンは血糖値を下げ，グルカゴンは上げるという具合に，全身に大きな生理的変化をもたらす．

（2）シナプス型情報伝達(synaptic signaling)

神経細胞の長く伸びた神経突起が，その末端で化学シナプス(chemical synapse)と呼ばれる特殊な細胞結合で標的細胞に接触している．さらに，神経細胞では秒速100 mにもなる電気インパルスで信号を伝えるため，遠く離れた標的細胞にも瞬時に正確な情報を伝えるのに適している．シナプス内は化学伝達で情報が伝わるが，100 nm以下の距離なので，1ミリ秒もかからない．この化学伝達物質を神経伝達物質という．

シナプスに分泌される神経伝達物質は極微量ではあるが，狭い間隙に分泌されるため，その濃度は 10^{-4} Mと比較的高く，低い親和性でも受容体と結合することができる．一方，シナプスにはそれぞれの伝達物質を分解する酵素が備わっており，分泌された神経伝達物質は速やかに分解される．このことによって，神経伝達の迅速な応答が可能となっている．

神経系のなかでも，自律神経系(autonomic nervous system)は内分泌系とともに内部環境の恒常性維持にかかわっている．自律神経系は交感神経系(sympathetic nervous system)と副交感神経系(parasympathetic nervous system)の2系統があり，互いに拮抗的な作用をすることが多い．たとえば，交感神経系が活動すると，一般的に「闘争か逃避か」(fight or fright)といった緊急状態に対応するのに都合のよい生体反応が生じ，身体活動が増し，エネルギー消費が高まる．これに対し，副交感神経系が活動すると，「休息と消化」といったエネルギーを蓄積するような生体反応が生じ，回復が促進される．また，交感・副交感のいずれかの活動が亢進すると他方は抑制される．なお，交感神経末端からはノルアドレナリン(noradrenalin，神経のアドレナリン)が，副交感神経末端からはアセチルコリン(acetylcholine)が放出される．

(3) パラクリン・オートクリン型情報伝達 (paracrine/autocrine signaling)

分泌された情報伝達物質が，近接する細胞にしか作用しないものをパラクリン(傍分泌)型情報伝達という．そのなかでも，同種のほかの細胞にも，したがって自分自身にも情報を送ることができるものをオートクリン(自己分泌)型情報伝達という．特定の内分泌腺をもたず，さまざまな細胞が分泌する．分泌される情報伝達物質の寿命はきわめて短く，限られた範囲までしか到達しないので，局所ケミカルメディエーターと呼ばれる．免疫反応や炎症反応のように，作用を局所にとどめたい場合の伝達に適している．たとえば免疫応答では，特定の抗原にのみ応答する免疫細胞が必要となる．また損傷の治癒には，損傷を受けた場所の細胞増殖が必要となる．このような場合，同種の細胞のみが速やかに増殖するよう，この情報伝達機構が活躍する．とくにオートクリンは互いに信号を出し，受容するので，局所的な強い信号応答となる．増殖因子(growth factor)やインターロイキン(interleukin)などのサイトカイン(cytokine)類，アラキドン酸やエイコサペンタエン酸から生成するプロスタグランジンやトロンボキサンなどのエイコサノイド(eicosanoid)類などはこれに属する．

2.2.2 細胞内情報伝達システム

細胞間情報システムは，それぞれ独自の方法で情報を伝えるとともに，互いに協調しながら，体内のさまざまな器官や組織に属する細胞の活動を制御している．

一方，細胞はこれらの情報システムから送られる多様な情報伝達物質に常にさらされており，そのなかから必要な情報を選択し受け取る必要がある．また，受け取る情報は一つ

Column　コラム　地下鉄サリン事件とコリンエステラーゼ

サリン(SARIN)は化学兵器のなかの神経剤に区分される有機リン系化合物で，全身の神経末端のシナプスに存在するコリンエステラーゼを阻害する．その結果アセチルコリンが分解されず神経内に過度に蓄積され，全身の臓器に影響を及ぼす．

2・2　情報伝達システムと栄養

とは限らず，複数の場合もあり，そのとき細胞はこれらの情報を連携し，統合することで応答しなければならない．これを可能にしているのがそれぞれの信号を特異的に受け取る受容体と，細胞内情報伝達システムの組合せで，次に示す四つの型に大別することができる．

```
膜受容体 ─┬─ 三量体GTP結合タンパク質（Gタンパク質）結合型受容体
          ├─ キナーゼ型受容体
          └─ イオンチャンネル型受容体
細胞（核）内受容体
```

細胞間の情報伝達物質は，その溶解性から水溶性リガンド（water-soluble ligand）と脂溶性リガンド（fat-soluble ligand）に分かれる．水溶性リガンドは細胞膜を通過することができないので，細胞膜上に局在する膜受容体（membrane receptor）と結合することで情報を細胞内部に伝える．一方，脂溶性リガンドは細胞膜を通過し，細胞内（cellular）あるいは核内（nuclear）に存在する受容体と結合する．

細胞膜受容体は細胞膜を貫通するように存在し，細胞の外側にあるリガンド結合ドメインにシグナル分子が結合すると受容体の立体構造（コンホメーション，conformation）に変化が起こり，細胞内ドメインに信号が伝わる．信号はさらに細胞内のエフェクターシステムを介して伝わっていくが，エフェクターシステムへの作用の仕方によってさらに，①三

Column　NO（一酸化窒素）とニトログリセリン

　NOは血管内皮細胞で生産される局所ケミカルメディエーターで，傍分泌で平滑筋に作用し，平滑筋を弛緩させる．ニトログリセリンなどの硝酸剤の歴史は古く，19世紀後半に狭心症患者に用いられて以来，現在まで狭心症発作の寛解，予防に広く使用されている．これは，ニトログリセリンから発生するNOのため，全身の血管，とくに静脈が広がって心臓に戻ってくる血液の量が減少し，心臓の負担が軽くなるためである．

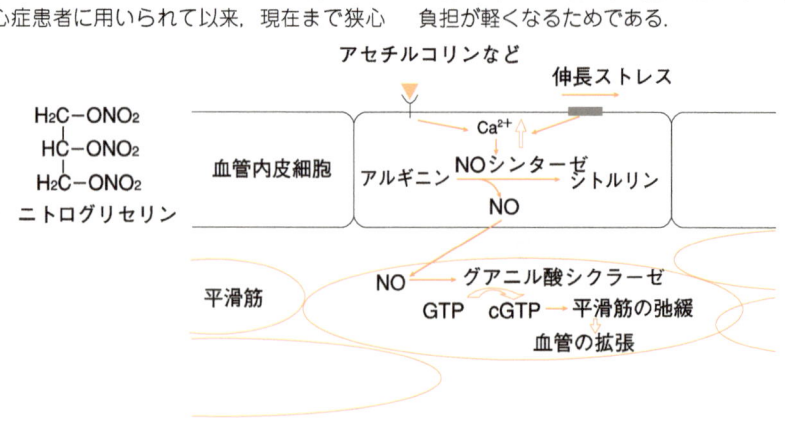

```
H2C-ONO2
HC-ONO2
H2C-ONO2
ニトログリセリン

                              アセチルコリンなど         伸長ストレス
                                       ↓                   ↓
血管内皮細胞      アルギニン → NOシンターゼ → シトルリン
                                 Ca²⁺↑
                                 NO

平滑筋           NO → グアニル酸シクラーゼ
                 GTP      cGTP    →   平滑筋の弛緩
                                       血管の拡張
```

量体 GTP 結合タンパク質（G タンパク質）結合型受容体，②キナーゼ型受容体，③イオンチャンネル型受容体の三つの型に分類できる．

（1）三量体 GTP 結合タンパク質結合型受容体とセカンドメッセンジャー

　三量体 GTP 結合タンパク質は，α，β，γ と呼ばれる三つのサブユニットから成り立っている．このうち α サブユニットは，GTP と結合することから GTP 結合タンパク質，あるいは単に G タンパク質と呼ばれる．ふだんこれらは不活性な三量体として複合体を形成し，細胞膜と結合している．このとき，α サブユニットには GDP が結合している（図 2-6 上）．

　リガンドの結合により受容体のコンホメーションが変化し活性化すると，活性化した受容体は近くの α サブユニットに作用する．次に α サブユニットから GDP が解離し，代わって細胞質中の GTP が結合する交換反応で α サブユニットの活性化が起こる．活性化した α サブユニットは三量体から解離し，細胞膜を拡散してエフェクターシステムに作用し，それを活性化する．エフェクターシステムは細胞内情報伝達物質であるセカンドメッセンジャーを生成し，これが信号をさらに下流に伝える．一方，α サブユニットは GTP アーゼ（guanosine triphosphatase）でもあり，その活性によって結合している GTP を加水分解し GDP にする．その後 α サブユニットは再び元の不活性な三量体に戻る．つまり三量体 G タンパク質は，α サブユニットに GTP が結合している間だけエフェクターシステムを活性化する分子スイッチ（molecular switch）としての役割を担い，信号のオン・オフを行っている（図 2-6 中）．

　エフェクターシステムがアデニル酸シクラーゼ（adenylate cyclase）ならばサイクリック AMP（cAMP）が，ホスホリパーゼ C（PLC；phospholipase C）ならばジグリセリド（DG；diglyceride）とイノシトール-1,4,5-三リン酸（IP_3；inositol-1,4,5-trisphosphate）が，イオンチャンネル（ion chanel）ならば Ca^{2+} などがセカンドメッセンジャーとなり，二次エフェクターシステムともいえる，それぞれのキナーゼ（kinase）を活性化する（図 2-6 下）．

　これらのキナーゼは，さらに下流のキナーゼを活性化するというキナーゼカスケード（kinase cascade）を形成し，最終的には目的とする酵素の活性や転写調節因子の活性を制御することで生理効果を発揮する．図 2-7 には，例として肝臓におけるグルカゴンによるグリコーゲン代謝の制御を示した．グリコーゲンの分解に至るまで四つの酵素の活性化が関与するが，それぞれの段階で 10 分子の酵素が活性化されたとしても，グルカゴン 1 分子のシグナルは，端末では 10,000 倍の酵素活性の変化となって現れる．このようにカスケードの形成によってシグナルは瞬時に増幅されるが，その反面，いったん上流でのシグナルがオフになれば反応は速やかに終息へと向かう．

　ところで，cAMP はさまざまなホルモンのセカンドメッセンジャーとして用いられるが，組織の特異性とともに巧みに使い分けられている（表 2-2）．たとえばグルカゴンとアドレナリンはともに脂肪組織に作用し，同じ働きをする．つまり，レセプター以降は共通の経路を利用し，生理作用を発揮していることを示している．

　一方，筋肉と肝臓は cAMP を介してともにグリコーゲン分解を引き起こすが，肝臓ではグルカゴンが，筋肉ではアドレナリンがファーストメッセンジャーとなっている．これ

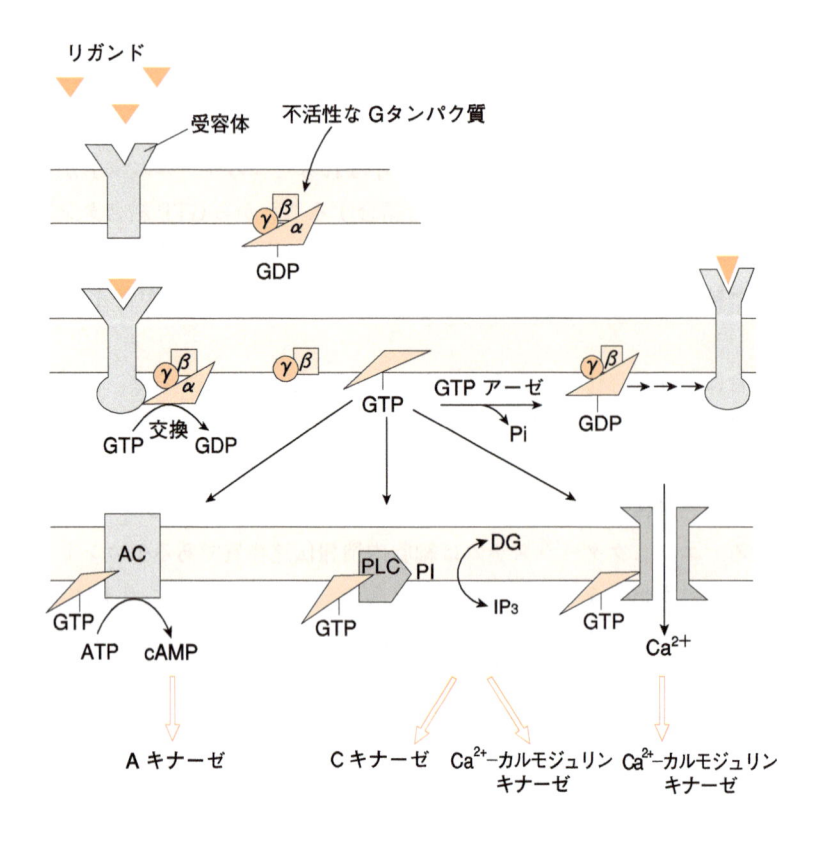

一次エフェクターシステム	セカンドメッセンジャー	二次エフェクターシステム
アデニル酸シクラーゼ（AC）	cAMP	プロテインキナーゼA（Aキナーゼ）
ホスホリパーゼC（PLC）	ジアシルグリセロール（DG）	プロテインキナーゼC（Cキナーゼ）
	イノシトール三リン酸（IP_3）	Ca^{2+}-カルモジュリンキナーゼ
イオンチャンネル	カルシウムイオン	Ca^{2+}-カルモジュリンキナーゼ

図2-6　三量体GTP結合タンパク質結合型受容体とセカンドメッセンジャー
PI：ホスファチジルイノシトール．

は，貯蔵エネルギーの利用の仕方がこれらの組織によって異なるためである．

　グルカゴンは血糖の情報を伝えるホルモンで，空腹時に血糖値が下がると分泌され，肝臓ではグリコーゲンを，脂肪組織ではトリアシルグリセロールの分解を引き起こし，それぞれグルコースと脂肪酸を各組織にエネルギー源として供給する．

　アドレナリンは，先にも述べたが「闘争か逃避か」のときに副腎皮質から分泌され（副腎皮質は交感神経支配を受ける），血糖値とは関係なく筋肉でのグリコーゲン分解を促進し，グルコースを生産する．筋肉はそれを自らのエネルギー源として用い，血糖として供給することはない（4章参照）．さらにこのとき，脂肪組織は脂肪酸をエネルギー源として供給し，心臓は心拍数を増やすことで酸素の供給を増加させ，「闘争か逃避か」の緊急状態に対応する．このように生体は組織の役割に応じ，受容体と信号分子との巧みな組合せによって信号を統合し，さまざまな外部環境，内部環境の変化に対応している．

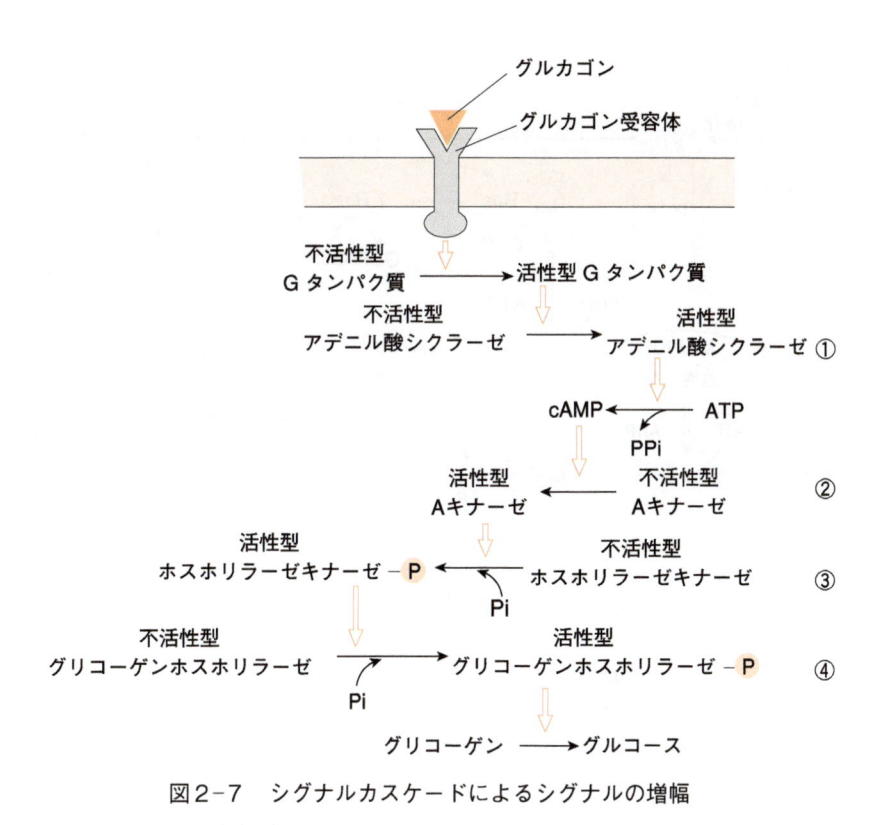

図2-7　シグナルカスケードによるシグナルの増幅

表2-2　cAMPをセカンドメッセンジャーとするホルモンと細胞応答

標的組織	ホルモン	おもな反応
甲状腺	甲状腺刺激ホルモン(TSH)	甲状腺ホルモン合成・分泌
副腎皮質	副腎皮質刺激ホルモン(ACTH)	コルチゾール分泌
卵巣	黄体形成ホルモン(LH)	プロゲステロン分泌
筋	アドレナリン	グリコーゲン分解
骨	副甲状腺ホルモン	骨吸収
心臓	アドレナリン	心拍数, 収縮力増加
肝臓	グルカゴン	グリコーゲン分解
腎臓	バソプレッシン	水の再吸収
脂肪	アドレナリン グルカゴン	トリグリセリド分解

(2) キナーゼ型受容体と(MAP)キナーゼカスケード

　インスリンや多くの増殖因子(EGF, PDGF, IGF-1など)によってもたらされる情報は，おもにキナーゼ型受容体とMAPキナーゼカスケードによって細胞内に伝えられる．これらの受容体は細胞内ドメインにチロシンキナーゼ活性(チロシンのヒドロキシル基をリン酸化する)をもっており，二量体を形成しているか，あるいはリガンドの結合によって二量体となる．どちらの場合もリガンドの結合が細胞内ドメインの近接をもたらし，それによって，それぞれのチロシンキナーゼで互いにリン酸化する(自己リン酸化, autophosphorylation)ことから，リン酸化のシグナルのカスケードが開始する(図2-8).

2・2　情報伝達システムと栄養

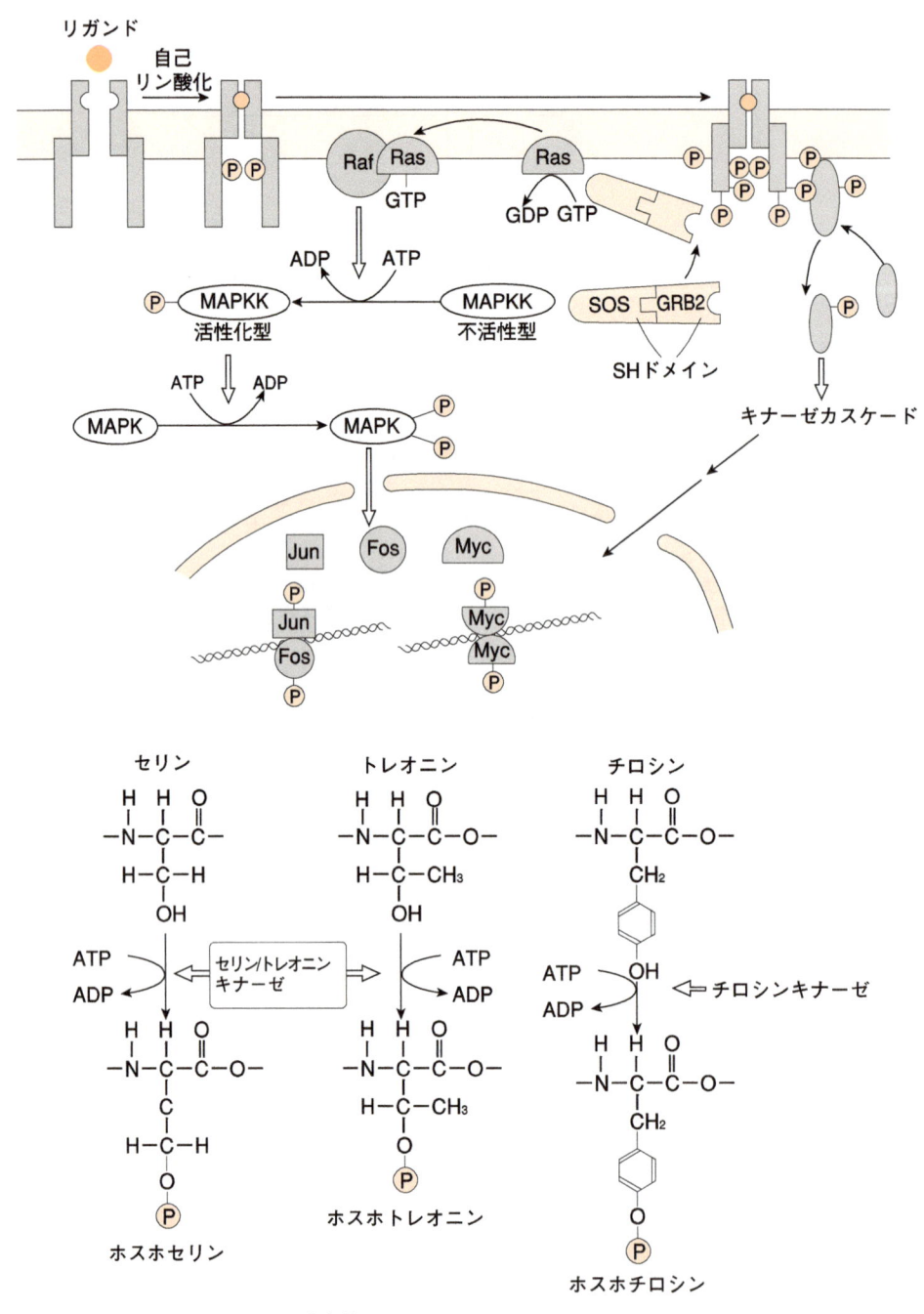

図2-8　受容体キナーゼとキナーゼカスケード
リガンドの結合によってキナーゼドメインがリン酸化されると，受容体キナーゼの活性は劇的に亢進し，さらに細胞内ドメインのチロシン残基をリン酸化する．するとリン酸化チロシンを足がかりに，アダプタータンパク質がレセプターに結合する．受容体キナーゼはこれらもリン酸化し，キナーゼカスケードが開始する．

チロシンキナーゼによって細胞内にもたらされた信号は，セリン/トレオニンキナーゼ（セリン，トレオニンもチロシンと同様に側鎖のヒドロキシル基がリン酸化される）のカスケード（MAPキナーゼカスケード）によって分裂促進物質活性化タンパク質キナーゼ

(mitogen-activated protein kinase, MAPキナーゼ)あるいは細胞外シグナル調節キナーゼ(ERK;extracellular-signal-regulated kinase)と呼ばれる一群のタンパク質キナーゼファミリーに伝わる．活性化されたMAPキナーゼは核内に移行し，*jun*や*myc*などの細胞分裂(mitosis)にかかわる遺伝子の転写調節因子をリン酸化することで遺伝子発現が変化し，細胞の増殖や分化が誘導される．

受容体チロシンキナーゼからセリン／トレオニンキナーゼの橋渡しに，Rasと呼ばれる低分子量Gタンパク質(small G protein)がしばしば介在する．Rasは三量体Gタンパク質のα-サブユニットと同様の機能をもち，単量体で細胞膜に結合して存在する．Rasへの信号はSOS-GRB2複合体によって伝えられる．GRB2は分子内にサークホモロジー(SH;Src homology)と呼ばれる分子と分子の接着を介在する領域(SHドメイン)をもっていて，受容体とSOSを結び付ける．GRB2が受容体のチロシンリン酸化部位を認識し結合すると，SOSが活性化される．SOSはグアニンヌクレオチド交換タンパク質(guanine nucleotide exchange protein)の一種で，Rasに結合しているGDPをGTPに交換し，Rasを活性化する．活性化したRasはエフェクタータンパク質であるRafに働きかけ，これを活性化する．Rafはセリン／トレオニンキナーゼで，MAPキナーゼ・キナーゼ・キナーゼ(MAPKKK)の一つである．以下，MAPKK，MAPKと信号が伝達される．Rasはがん原遺伝子(proto-oncogene)の産物で，多くのがんに*ras*遺伝子の変異が見つかっている．MAPキナーゼカスケードは構造的にも機能的にも関連したタンパク質を含み，さまざまな外部からの増殖刺激を統合し増幅する．Rasはこの経路の上流に位置するため，その変異は高い確率で発がんを促すものと考えられる．

(3) イオンチャンネル型受容体

受容体がイオンチャンネルとなっており，リガンドが結合するとイオンチャンネルが開き，イオンが流入する(図2-9)．流入するイオンがセカンドメッセンジャーとなり，細胞応答を引き起こす．神経細胞などでは，生じたイオンの流れによって標的細胞の膜電位が変化し，興奮した神経細胞からシグナルの伝達が始まる．

(4) 細胞内(核内)レセプターとホルモン応答配列

甲状腺ホルモンやステロイドホルモンなどの脂溶性リガンドは，血液中では輸送タンパク質と結合して運ばれる．これらは標的細胞にたどり着くと，輸送タンパク質から解離した後，細胞膜を通過し，細胞内(グルココルチコイドなど)あるいは核内(ステロイドホルモン，甲状腺ホルモンなど)で受容体と結合する(図2-10)．細胞(核)内受容体は構造的

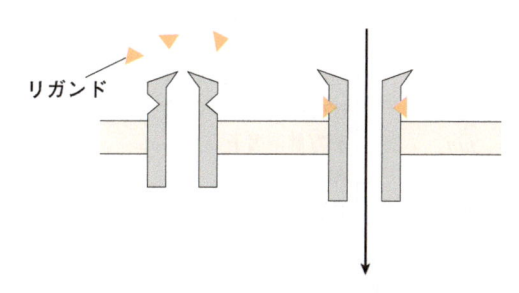

図2-9　イオンチャンネル型受容体

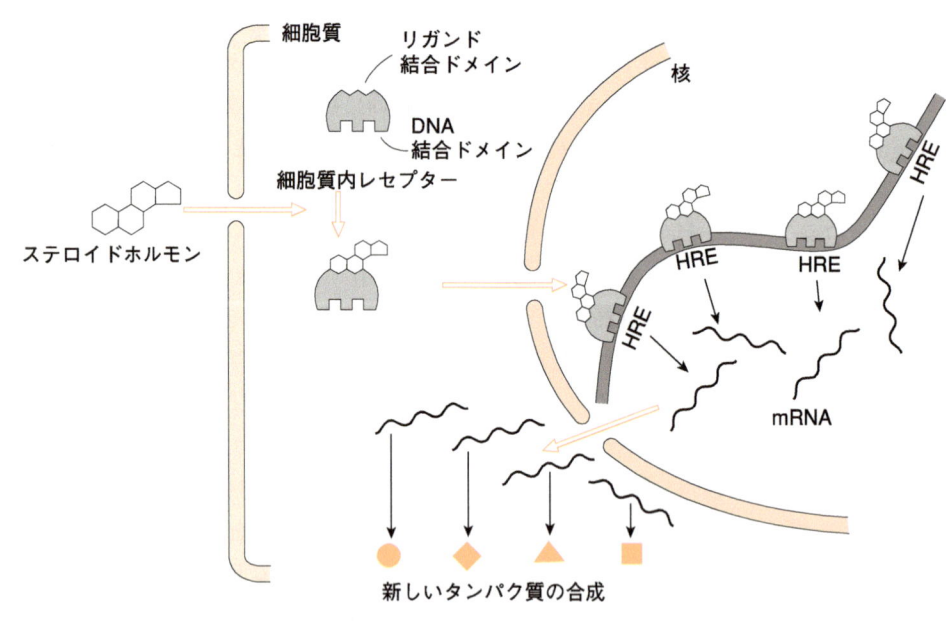

図2-10 細胞（核）内受容体とホルモン応答配列
複数の遺伝子が同じ，あるいは相同性の高い HRE の支配下にあるため，広範囲にわたって遺伝子の発現が変化する．

Column コラム　情報伝達とがん原遺伝子

　がん原遺伝子は本来，細胞の増殖や分化の信号伝達に関与するタンパク質，あるいは転写制御因子の遺伝子で，その変異によって発がんが誘発されるものをいう．もともとはレトロウイルスのがん遺伝子の起源となる細胞遺伝子の総称として用いられた．そのため，本来の細胞内（cellular）に見られる遺伝子を c-ras，それがウィルス（virus）に取り込まれ，変異したものを v-ras と区別している．

代表的ながん原遺伝子

がん原遺伝子	機　能
sis	血小板由来増殖因子
erbB	上皮細胞増殖因子受容体
src	チロシンキナーゼ
raf	セリン/トレオニンキナーゼ
ras	GTP結合タンパク質
jun	転写制御因子
fos	転写制御因子
myc	DNA結合タンパク質（転写制御因子？）

2章　栄養と情報伝達システム

にはDNA結合タンパク質(DNA-binding protein)に類似したファミリーを形成し，分子内にリガンド結合部位とDNA結合をもっている．

リガンドの結合によって活性化された受容体(受容体-リガンド複合体)は，ホルモン応答配列(HRE；hormone responsible element)といわれるDNA上の特定の配列に結合し，その支配下にある遺伝子の発現を促進あるいは抑制する．同じ配列からなるHREが，50〜100種の遺伝子上にあると考えられている．また，同一の受容体-リガンド複合体が，相同性の高いHREに同時に結合することもある．その結果，性ホルモンによる第二次性徴の発現に見られるように，ステロイドホルモンは広範囲にわたる遺伝子発現の変化を誘導する．

予想問題

1 遺伝子の転写に関する記述である．正しいものの組合せはどれか．
 a．DNAからRNAが合成される過程を転写という．
 b．DNAを鋳型にRNAを合成する酵素をDNAポリメラーゼという．
 c．リプレッサーはオペレーターに結合し，転写を抑制する．
 d．転写制御因子のことをプロモーターという．
 e．転写制御因子のことをシス因子ともいう．
　(1) aとb　(2) aとc　(3) bとd　(4) dとe　(5) cとe

2 情報伝達に関する記述である．正しいものの組合せはどれか．
 a．細胞外の情報を細胞に伝えるシグナル分子をセカンドメッセンジャーと呼ぶ．
 b．インスリンなどのホルモンはファーストメッセンジャーである．
 c．インスリンの受容体は細胞内にある．
 d．グルカゴンはパラクリン型情報伝達で情報を伝える．
 e．cAMPはセカンドメッセンジャーである．
　(1) aとd　(2) aとc　(3) bとd　(4) bとe　(5) cとe

3 転写制御に関する記述である．正しいものの組合せはどれか．
 a．転写促進因子の結合するシス因子をエンハンサーという．
 b．TATAボックスはプロモーター中にあるシス因子で，基本転写因子が結合する．
 c．転写共役因子はDNA結合領域をもち，転写促進に作用する．
 d．cAMPなどのセカンドメッセンジャーが結合する配列を応答配列という．
 e．cAMPはトランス因子の一つで，転写を制御している．
　(1) aとb　(2) aとc　(3) bとd　(4) dとe　(5) cとe

4 情報伝達物質に関する記述である．正しいものの組合せはどれか．
 a．ホルモンなどの情報伝達物質のほとんどは，アミノ酸やレチノイドなどの低分子物質である．
 b．傍分泌型情報伝達にかかわる化学伝達物質のことをホルモンと呼ぶ．
 c．プロスタグランジンは傍分泌型の情報伝達物質である．

d．アセチルコリンは交感神経末端から分泌される．
　　e．ノルアドレナリンは交感神経末端から分泌される．
　　　(1) a と d　　(2) a と c　　(3) b と d　　(4) b と e　　(5) c と e

5 情報伝達システムに関する記述である．正しいものの組合せはどれか．
　　a．水溶性リガンドの受容体は細胞膜上にある．
　　b．インスリンの情報は G タンパク質によって仲介され，細胞内に伝わる．
　　c．グルカゴンとアドレナリンのセカンドメッセンジャーは cAMP である．
　　d．細胞膜受容体の下流には，必ず三量体 GTP 結合タンパク質が存在する．
　　e．cAMP は C キナーゼを活性化する．
　　　(1) a と b　　(2) a と c　　(3) b と d　　(4) d と e　　(5) c と e

6 細胞内情報伝達システムに関する記述である．正しいものの組合せはどれか．
　　a．低分子 G タンパク質は A キナーゼを活性化する．
　　b．*myc* や *jun* は MAP キナーゼによって活性化される．
　　c．受容体チロシンキナーゼはアデニル酸シクラーゼを活性化する．
　　d．キナーゼ型受容体は自己リン酸化活性をもつ．
　　e．cAMP は C キナーゼを活性化する．
　　　(1) a と d　　(2) a と c　　(3) b と d　　(4) b と e　　(5) c と e

7 細胞内情報伝達システムに関する記述である．正しいものの組合せはどれか．
　　a．細胞(核)内受容体もキナーゼ活性をもっている．
　　b．G タンパク質は GTP アーゼ活性をもっている．
　　c．MAP キナーゼカスケードは，ステロイドホルモンの情報を核に伝える．
　　d．ビタミン A やビタミン D も MAP キナーゼカスケードを活性化する．
　　e．細胞内(核)受容体は，活性化されると DNA に直接結合する．
　　　(1) a と d　　(2) a と c　　(3) b と d　　(4) b と e　　(5) c と e

3章 摂食制御の情報伝達

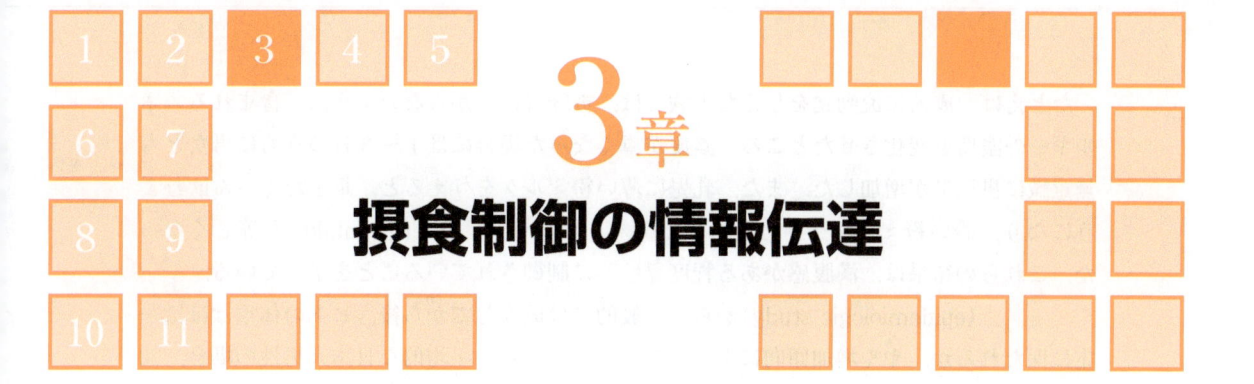

　私たちは空腹で食べるのでなく，食欲で食べるといわれている．空腹感が食欲の引き金となることは確かである．しかし，「すき腹にまずいものなし」といわれる一方で，「甘いものは別腹」ともいわれるように，空腹感や満腹感が必ずしも食欲に結び付かないことは日常よく経験する．空腹感は，長く食物を摂取しなかったときに生じる生理的現象で，生命を維持するために食物を求める基本的な信号の一つである．これに対し，食欲は味覚や風味などの食べ物に対する好き嫌い，そのときの感情や健康状態，暑い，寒いといった自然環境，あるいは学習，体験，地域の伝統や食習慣といった社会環境などさまざまな因子によって流動的に変化し，意志によっても変わる（図3-1）．正しい食習慣によって正しく食欲をコントロールすることが，健康維持に重要である．

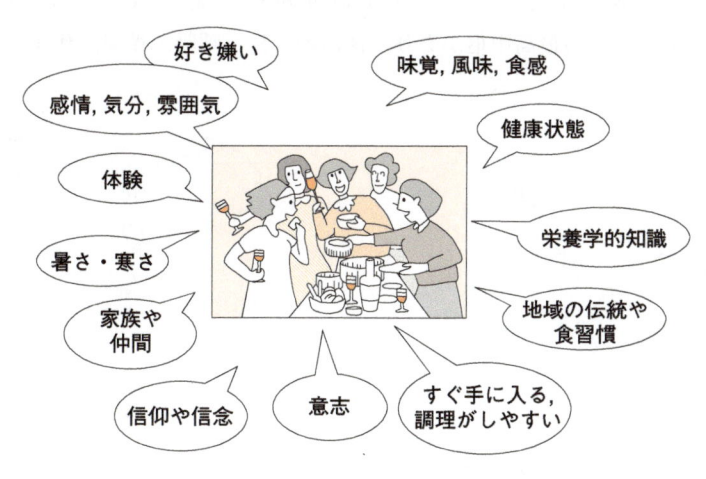

図3-1　食欲に影響を与えるさまざまな因子

3.1　摂食制御とエネルギーバランス

　エネルギーバランス（energy balance）が，食欲を決定する第一の要因であることは間違いない．しかし，空腹と食欲と満腹の感覚が，エネルギーバランスと適切な栄養摂取の複雑なプロセスにどうかかわっているかについては未解明な部分も多く，ヒトのエネルギー収支が正確に制御されているかどうかに関して，さまざまな角度から研究されている．

たとえば，成人に流動食を与えた実験では，被験者にわからないように，含まれるエネルギーの濃度を変化させたところ，濃度が薄くなった場合には1〜3日のうちに男女とも無意識に摂取量が増加した．また，乳児に薄い粉ミルクを与えると，量をたくさん飲むようになり，濃い粉ミルクを与えた場合とエネルギー摂取量(energy intake)が等しくなった．これらの結果は，満腹感がある程度反射的に制御されていることを示している．

疫学調査(epidemiologic study)から，一般的には成人してから後，ヒトの体重はほぼ一定に保たれるか，やや増加傾向にあると考えられている．平均的な日本人男性の場合，20〜60歳の体重の増加傾向は1年間当たり約250gと推定される．この250gの増加が脂肪組織だけによるとすると，エネルギー換算では約1,800 kcalの蓄積となる(脂肪組織のエネルギー密度=7 kcal/g)．平均的な日本人男子は1年間におよそ90万kcal(2,400 kcal/日)を摂取しているので，増加した体重は摂取カロリーの0.2%程度となる．

このようなことから，摂食の本来的な制御は，エネルギーバランスによってかなり厳密に行われていることがわかる．しかし，表1-1に示したように，イギリスやアメリカでの肥満者の増加，あるいはサモアでの極端な肥満者の割合を考えると，社会的要因や遺伝的背景もエネルギーバランスの制御に大きく関与していることがうかがえる(9章参照)．

3.2 満腹中枢・摂食中枢と摂食制御

大脳の下の間脳にある視床下部(hypothalamus)と呼ばれる部分には，自律神経(autonomic nervous)の最高中枢があり，体温の維持，呼吸，循環，代謝などの生命維持

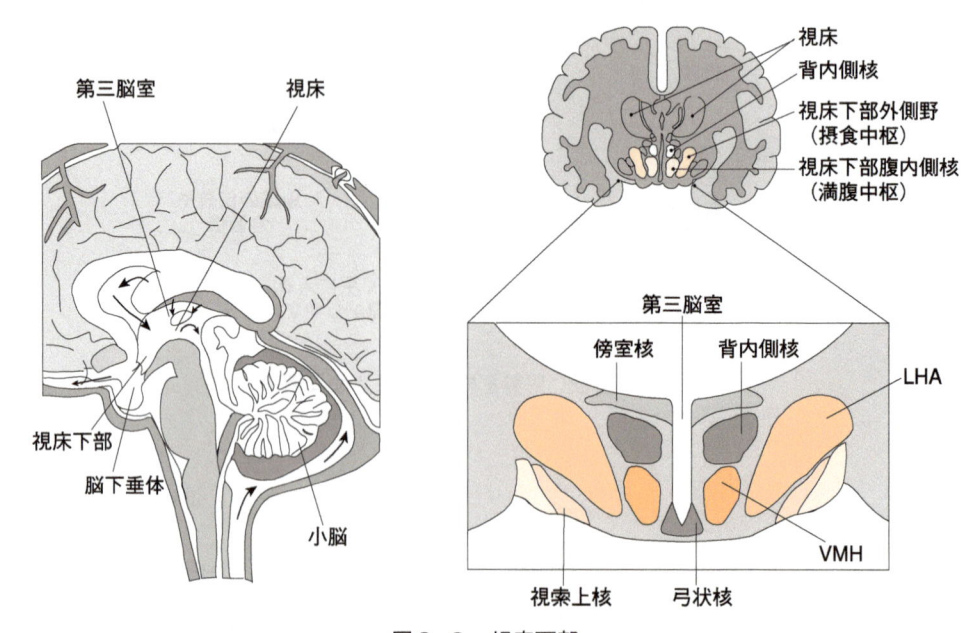

図3-2 視床下部
第三脳室を取り囲むように視床と視床下部がある．矢印は脳脊髄液の流れを示す(左)．
視床下部には摂食制御に関与するさまざまな神経核が存在する(右)．

に必要な基本的機能を支配している．動物が生存していくための基本的な欲求としての摂食行動を調節する中枢もここにある（図3-2）．

視床下部の腹内側核（VMH；ventromedial hypothalamic nucleus）と，外側野（LHA；lateral hypothalamic area）には，満腹（飽食）中枢と摂食（空腹）中枢と呼ばれる摂食を制御する中枢があり，それぞれ交感神経（sympathetic nerve）と迷走神経〔vagus nerve（副交感神経）〕が接続している．

満腹中枢は満腹感を発生する中枢で，人工的に刺激すると，たとえ空腹のために夢中で食べている状態でも直ちに摂食は抑制され，摂食量も減少する．VMHを破壊すると満腹感を感じなくなるので，過食による肥満を生じる．これとは逆に，摂食中枢は空腹感を発生する中枢で，刺激すると満腹状態で眠っているときでも直ちに覚醒し摂食を開始する．LHAを破壊すると空腹を感じなくなるので，動物は摂食をやめ，やがて餓死に至る（図3-3）．

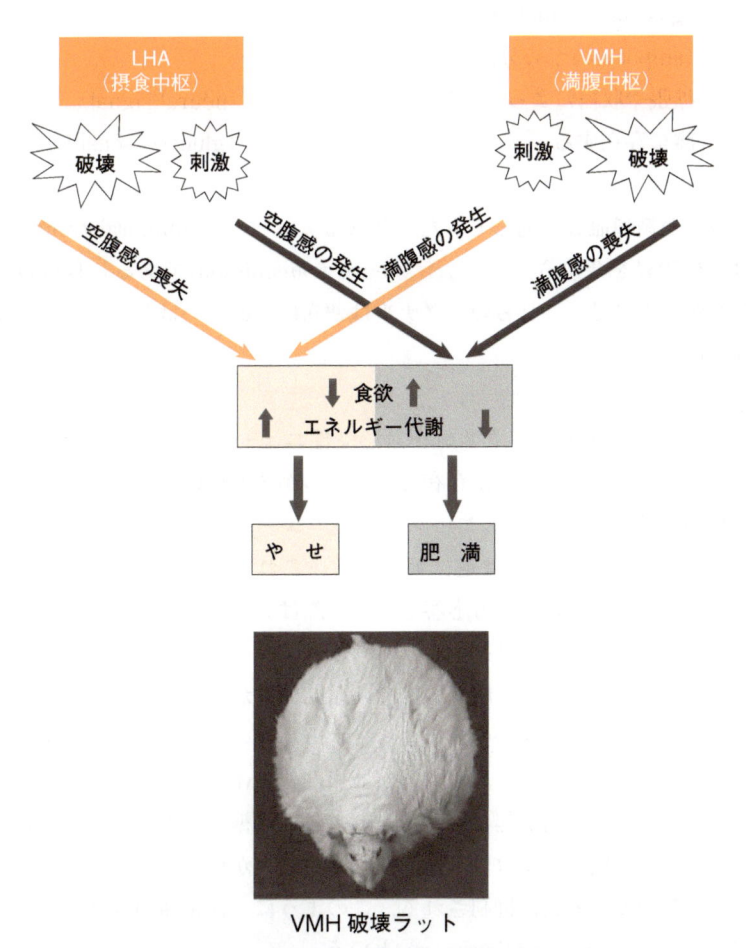

図3-3　食欲とエネルギー代謝の制御
LHAとVMHは相反する作用で食欲とエネルギー代謝を制御している．
自然科学研究機構生理学研究所　生殖・内分泌系発達機構研究部門，箕越靖彦教授．

3・2　満腹中枢・摂食中枢と摂食制御

また，この中枢はエネルギー代謝にも関与しており，VMHの破壊によりエネルギー消費量が低下し，LHAの破壊はエネルギー代謝を亢進する．つまり，VMH破壊による肥満は，摂食量の増加とエネルギー消費量低下の両面からもたらされている．

3.3　摂食制御の体液性伝達と神経性伝達

摂食は，満腹中枢と摂食中枢の相反的な活動によって制御されるが，二つの中枢が合目的な機能を営むためには，食物摂取の状況と，体内のエネルギー貯蔵状態の両方をモニターする必要がある．末梢からのこれらのおもなシグナルとして次の六つがあげられる．

① 食物の消化吸収によって得られるグルコースや脂肪酸などの代謝産物
② 栄養素代謝やエネルギー代謝を制御する，インスリン，グルカゴン，アドレナリンなどのホルモン
③ 消化吸収過程を制御するために，消化管に散在する分泌細胞から分泌される消化管ホルモン (gastrointestinal hormone)
④ 脂肪細胞 (adipocyte) から分泌されるホルモン
⑤ 消化管の拡張や収縮によって発生する神経シグナル (neural signal)
⑥ 小腸や肝臓に存在するグルコース感受性ニューロン (glucose-sensitive neuron) からのシグナル

①～④は多くが循環血流を通じてもたらされる体液性伝達 (humoral transmission) で，後の二つは自律神経を介する神経性伝達 (neuro transmisson) である．食物の摂取は生命維持に直接かかわるので，これらのシグナルは独立に，あるいは互いに協調しながら摂食行動の制御に携わっている．

3.3.1　体液性伝達による摂食制御 —糖定常説と脂肪定常説—

LHAとVMHにはそれぞれ，グルコース感受性ニューロンとグルコース受容ニューロンと呼ばれる化学受容ニューロンが存在し，これらが体液性伝達による摂食制御で主要な役割を演じている（図3-4）．グルコース感受性ニューロンはグルコースによって抑制され，グルコース受容ニューロンは逆に興奮する．これらのニューロンは，脂肪酸 (fatty acid) やケトン体 (ketone body) にも応答し，その際はグルコース感受性ニューロンが興奮し，グルコース受容ニューロンは抑制される．

空腹時には，血糖値が低下し，脂肪組織での脂肪分解が亢進して遊離脂肪酸が増加するとともに，肝臓からのケトン体の生成によってケトン体の血中濃度も上昇する．これによってLHAのグルコース感受性ニューロンが興奮し，VMHのグルコース受容ニューロンは抑制されるので，摂食行動が起こる．摂食によって血糖値が上昇し，遊離脂肪酸とケトン体が減少すると，今度はグルコース感受性ニューロンが抑制され，グルコース受容ニューロンが興奮するので，摂食は抑制される．このように，血糖値の変動に応答した摂食制御の考え方を糖定常説 (glucostatic theory) という．

ところで，私たちは太っていてもやせていても，自然の状態では長期にわたって体重を一定に保つと考えられている．このことは，強制的に過食あるいは減食によって体重を変

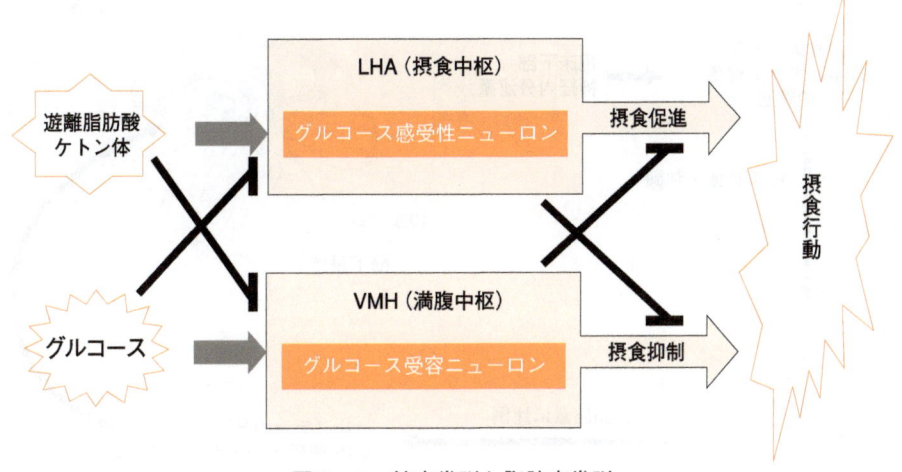

図3-4　糖定常説と脂肪定常説
それぞれの物質は二つのニューロンに相反的に作用する．また，二つの中枢は互いの作用を抑制するように働く．このように，LHAとVMHの相対する作用によって摂食行動が制御される．

化させても，それを止めるといつのまにか元の体重に戻るという実験的検証によっても確かめられている．成人してからの体重の増減は，主として脂肪組織量の変動によっている．脂肪組織の総量は，摂取エネルギーと消費エネルギーとの差を反映しており，体重が一定に保たれるということは，体脂肪量を検知し，それによって摂食量が制御されることを示している．このような考えを脂肪定常説（lipostatic theory）という．

体脂肪量が一定であるということは，体内での脂肪合成と分解が均衡しているためで，この情報が血中脂肪酸濃度に反映され，摂食中枢のグルコース感受性ニューロンとグルコース受容ニューロンに伝えられることで摂食が制御されると考えられてきた．ところが，1994年にレプチン（leptin）と名付けられた肥満遺伝子（obese gene, *ob* 遺伝子）が発見され，この考えが覆された．レプチンは脂肪組織で合成されるペプチドホルモンの一種で，脂肪細胞の肥大に伴いその生産量は増加する．レプチンの血中濃度は体脂肪量と高い相関があることから，レプチンが体脂肪量をモニターして，摂食量を制御することで体重を一定に保っているのではないかと考えられるようになった（図3-5）．事実，摂食中枢にもレプチン受容体が発現しており，レプチンの投与によって摂食量が減少し，体重も低下する．レプチンはまた，短時間の絶食で顕著に減少する．したがってレプチンは，そのときの摂食状態が適当であるか，体のエネルギー貯蔵量が適切かどうかという両方の情報を担っていると考えられている（9.3節参照）．

3.3.2　神経性伝達による摂食制御

食物摂取の情報は，消化器官に分布する迷走神経（副交感神経）によっても伝えられる．これには物理的刺激と化学的刺激がある．たとえば，食物塊によって胃が伸展すると食欲は抑制され，空腹時の胃の収縮は食欲を刺激する．これは胃壁に，胃の伸展を感知する受容体が存在するからである．このため，胃に風船を入れて膨らますだけでも摂食はやむ．逆に胃に穴をあけ，管を通して食物塊を外に出すようにすると胃の伸展はなくなり，摂食

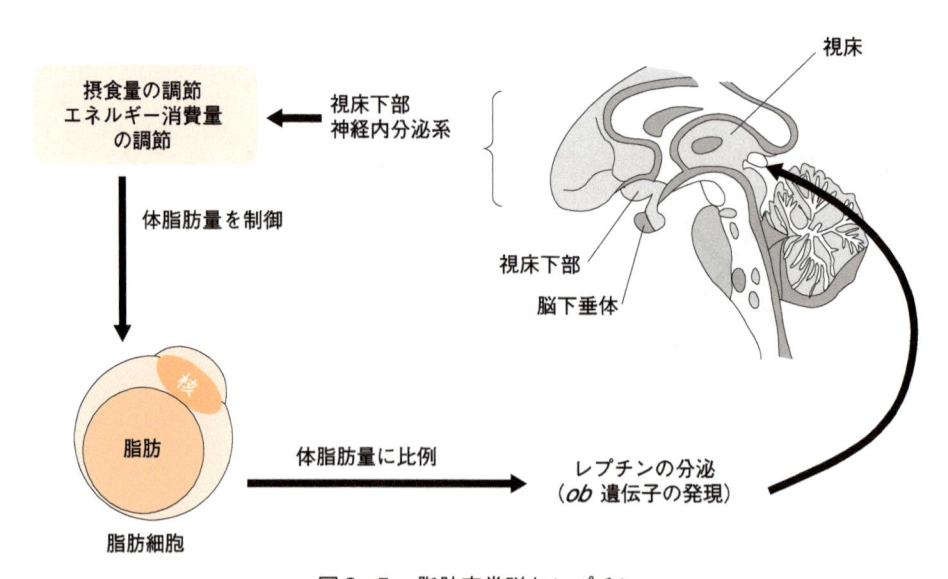

図3-5 脂肪定常説とレプチン
レプチンは，体脂肪量を摂食とエネルギー代謝の中枢である視床下部に伝える．

行動は続くことになる．

一方，小腸と肝臓にもグルコース感受性ニューロンがあり，小腸内や門脈血中のグルコース濃度をモニターし，迷走神経を介して視床下部のLHAに伝える．グルコースはLHAを抑制するように働くので，これらの組織でグルコース濃度が上昇すると，摂食は抑制されることになる．

3.4 神経内分泌系による摂食制御

視床下部にはVMHやLHAのほかに，傍室核，弓状核，視索上核などの摂食制御に関与する多くの神経核があり，さまざまなアミン(amine)やペプチド(peptide)を合成，分泌している(図3-2)．これらの多くは消化管や脂肪細胞でも発現し，中枢では摂食量を制御し，末梢では消化吸収の制御やエネルギー貯蔵量をモニターしている．

3.4.1 脳内アミンによる摂食制御

神経伝達物質(neurotransmitter)であるセロトニン(serotonin)とヒスタミン(histamine)はそれぞれトリプトファンとヒスチジンから，カテコールアミン類であるドーパミン(dopamine)，ノルアドレナリン(noradrenaline)およびアドレナリン(adrenaline)はチロシンから合成される．セロトニン，ヒスタミン，ドーパミンの受容体を活性化すると食欲が抑制される．アドレナリンのα_2受容体の活性化は食欲促進に作用し，β受容体の活性化は食欲抑制に作用するので，これらの物質は摂食制御の一翼を担っていると考えられている．また，これらの受容体は，さまざまな中枢性食欲抑制剤の標的となっており，たとえば，フェンフルラミンという薬はセロトニン受容体系に，マンジドールはアドレナリンのβ受容体系に作用し，食欲を抑制する．

3.4.2 摂食調節ペプチド

レプチン以後，摂食を制御するペプチドが次つぎと発見されている（表3-1）．これらのペプチドとその受容体は，視床下部（hypothalamus），消化管（alimentary canal）および脂肪細胞（adipocyte）で発現している．これらの分子が血流（blood flow）と自律神経（atonomic nervous）を介して中枢と末梢を結び，摂食およびエネルギー代謝を制御することで，エネルギーバランスを短期または長期にわたって維持していると考えられる．

表3-1 おもな摂食調節ペプチド

摂食抑制ペプチド	摂食促進ペプチド
レプチン	ニューロペプチド Y（NPY）
インスリン	グレリン
コルチコトロピン放出ホルモン（CRH）	メラニン凝集ホルモン（MCH）
ユーロコーティン	オレキシン
コレシストキニン（CCK）	アグーチ関連ペプチド（AGRP）
メラノサイト刺激ホルモン（α-MSH）	
ボンベシン	
グルカゴン	

（1）摂食を抑制するペプチド

● レプチン

レプチン（leptin）は脂肪細胞で合成される．血流を介して視床下部に到達し，VMHに働いて摂食を抑制し，エネルギー代謝を亢進する．多くの摂食制御ペプチドの機能発現に関与し，エネルギーバランスの制御に中心的な役割を担っている．

● インスリン

インスリン（insulin）は膵臓β細胞から分泌される内分泌ホルモンで，グルカゴンとともに血糖値のホメオスタシスに中心的な役割を果たしている．中枢ではレプチンとよく似た作用をもち，摂食制御の中心的な役割を果たしていると考えられるが，末梢ではレプチンとは反対にエネルギー蓄積に働く．

● コルチコトロピン放出ホルモン

コルチコトロピン放出ホルモン（CRH；corticotropin releasing hormone）は視床下部で

Column コラム　**食欲のアミノ酸調節説**

糖質の摂取は満腹感をもたらし，セロトニンの前駆体であるトリプトファンの脳への取込みは糖質摂取によって促進される．また，バランスの悪い食事は食欲不振をもたらすが，このとき，血漿中および大脳内のアミノ酸濃度が異常になる．さらに，高タンパク質食摂取によって，食物摂取の抑制と血漿および大脳中のアミノ酸濃度の上昇が起こることから，血漿アミノ酸濃度が摂食をモニターし，それを大脳に伝え，食欲を制御するというアミノ酸調節説がある．しかし，この説に対しては多くの反論があり，神経伝達物質の前駆体としてのアミノ酸と，摂食制御あるいは食物選択能との関係はいまだによくわかっていない．

生産・分泌され，摂食を抑制する．視床下部－脳下垂体系ホルモンの一つで，ストレスに応答し，副腎皮質から**グルココルチコイド**（glucocorticoid）の分泌を促進する．したがって，中枢では食欲を**抑制**し，末梢では異化作用（体タンパク質，貯蔵脂肪，グリコーゲンの分解など）を亢進し，貯蔵エネルギーを**消費**する．**レプチン**はCRHの発現を増加させる．

● ユーロコーティン

ユーロコーティン（urocortin）はCRHに類似した**ペプチドホルモン**（peptide hormone）で，CRHと同様，摂食を抑制し，体脂肪を減少させる．CRHと受容体を共有しているが，CRHより低い濃度で食欲抑制作用のあることから，摂食制御にかかわる因子としてはユーロコーティンのほうが生理的に重要な役割を果たしているのではないかと考えられている．

● コレシストキニン

コレシストキニン（**CCK**；cholecystokinin）は**十二指腸**から分泌される消化管ホルモンで，摂食を抑制する．消化管では**胆汁**（bile）と**膵液**（pancreatic juice）の分泌を促す（3.6.2項参照）．末梢と脳内に受容体が見つかっている．十二指腸を含む消化管上部にアミノ酸や脂質が流入すると分泌される．つまり，末梢では栄養素の消化吸収を促進し，中枢では食欲を抑制する．脳内に直接投与しても摂食は抑制されるが，迷走神経の切断によって末梢からの作用は失われる．

● α-MSH

α-MSH（メラニン細胞刺激ホルモン，melanocyte-stimulating hormone）は皮膚に作用すると色素沈着を促す．視床下部にも受容体があり，摂食を抑制する．

● ボンベシン

ボンベシン（bombesin）は**膵臓**から分泌されるホルモンで，末梢からの投与で食欲が抑制される．迷走神経だけの切断ではその効果は失われず，交感神経とともに迷走神経を切断すると，その効果は失われる．ボンベシン阻害剤の投与によって，摂食が促進される．しかし，生理的にどの程度摂食の制御に関与するのか明らかでない．

● グルカゴン

グルカゴン（glucagon）は，空腹時あるいは絶食などによって血糖値が下がったときに分泌され，血糖値を上げるのが主要な役割である．空腹時に分泌されるにもかかわらず，摂食を抑制する．生理的にどの程度摂食の制御に関与するのか明らかでない．

（2）摂食を促進するペプチド

● ニューロペプチドY

ニューロペプチドY（**NPY**；neuropeptide Y）は36個のアミノ酸からなるペプチドホルモンで，そのN末端とC末端にチロシン残基をもつため，ニューロペプチドチロシンという意味で命名された（Yはチロシンを示すアミノ酸の一文字記号）．脳のいくつかの部分で発現しており，視床下部でも産生され，食欲を亢進する．また，交感神経を抑制するので，エネルギーの消費も抑えられる．絶食時や激しい運動時など，エネルギーバランスが負になると，生産が亢進する．レプチンとインスリンはニューロペプチドYの発現と，放出を抑制すると考えられている．

● グレリン

　グレリン(ghrelin)は成長ホルモン分泌促進ペプチドとして見つかった．おもに胃で産生され，その発現は絶食で増加し，摂食で減少する．成長ホルモンの分泌と摂食を増進して成長を制御する機能をもつと考えられる．NPY遺伝子の発現を増強し，レプチンで誘発される摂食低下を抑えることから，グレリンとレプチンは摂食行動に関して拮抗的に作用するといえる．

● MCH

　MCH(メラニン凝集ホルモン，melanin-concentrating hormone)は視床下部外側野(LHA)や弓状核から分泌される脳内ペプチドで，MCH受容体あるいはNPY受容体を介して標的神経に作用し，摂食を促進する．

● オレキシン

　オレキシン(orexin)はMCHと同様，LHAとその周辺の神経核で生産される．摂食促進だけでなく，覚醒作用もある．エネルギーバランスに応じて覚醒や適応行動を制御することによって，適切な摂食行動を支える役割を担っていることが推測される．

● アグーチ関連タンパク質

　アグーチ関連タンパク質(AGRP；agouti-related protein)は副腎や視床下部で発現し，レプチンに対して拮抗的な作用をもっている．Agoutiマウス(テンジクネズミ)に特徴的な毛の色を規定している遺伝子をAgouti遺伝子といい，通常は皮膚中で発現し，色素沈着を制御している．これが変異するとほぼ全身の臓器で発現し，毛が黄色になるばかりでなく，肥満を呈し，さらに糖尿病と腫瘍を併発する．AGPRはアグーチタンパク質と類似の配列をもつが，色素沈着ではなく摂食を制御する．

3.4.3　サイトカインと摂食制御

　サイトカインは本来，免疫細胞(immuno cell)で生産され，免疫情報を伝達する物質として数多く発見されてきた．ところが，いくつかのサイトカインとその受容体は脳内でも発現しており，サイトカインの脳内への直接投与によって，摂食抑制と体重減少が誘導される．がんやHIV感染などの消耗性疾患では，腫瘍壊死因子(TNF-α；tumor necrosis factor-α)，インターロイキン1(interleukin 1)，インターフェロン(interferon)などのサイトカインの全身または脳での合成が増え，その結果，食欲不振と体重減少が起こるものと考えられる．

3.5　摂食制御の一次中枢と二次中枢

　摂食の情報は，末梢組織におけるエネルギー貯蔵状態や暑さ，寒さなどの生活環境の情報とともに，摂食制御の一次中枢である視床下部に送られる．一次中枢ではVMHとLHAを中心に神経内分泌系(neuroendocrine system)からもたらされる情報と統合され，さらに高次の中枢である摂食の二次中枢に送られる．二次中枢では，見た目や臭い，味，経験などによって，食物がえり分けられる．これに，嗜好や宗教，慣習，さらにはストレスや情動などが加わり，摂食行動が決定される(図3-6)．

3章 摂食制御の情報伝達

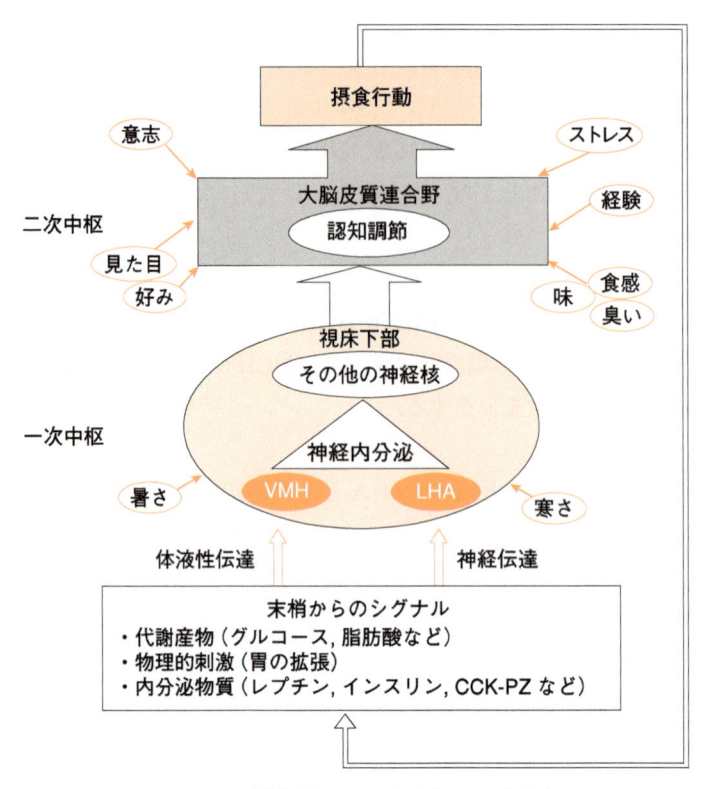

図3-6 摂食制御の一次中枢と二次中枢

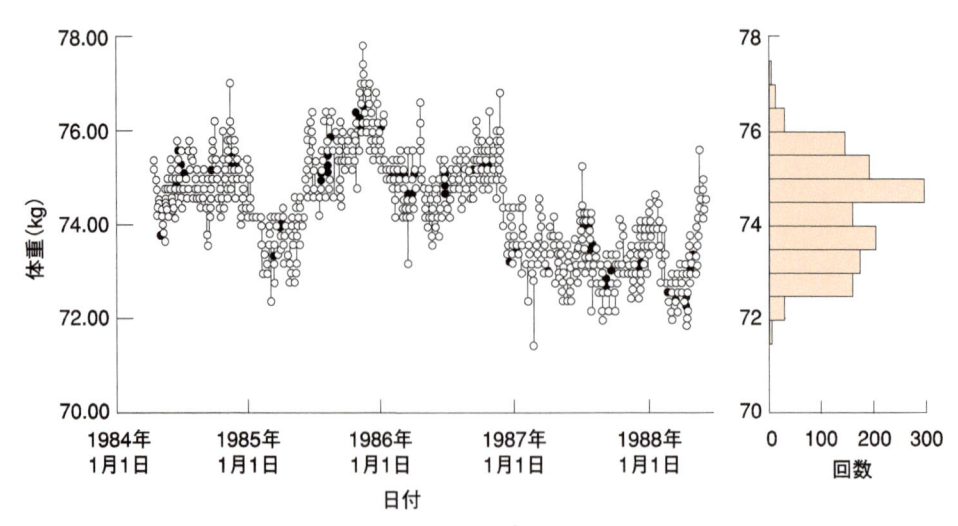

図3-7 非肥満男性(BMI = 22.4 kg/m²)の4年間にわたる体重変動の様子
体重の変動は大きい(季節変化もその原因の一つである)が，最終的な体重は観察開始時とほぼ同じである．
体重の計測値の分布は右図に示す．
J. S. Garrow, W. P. T. James, A. Ralph 編,「Human Nutrition and Dietetics (HARCOURT MEDICAL)」,
Churchill Livingstone (2000) より一部改変．

その結果，私たちの日々の体重は必ずしも一定ではないが，ある期間を通してみると驚くほど精巧に制御されている（図3-7）．一方で，先に述べたように，一部の先進諸国などでは肥満が急速に増えている（1章，表1-1参照）．現在，肥満の40～70％は遺伝によって説明がつくと考えられているが，そのような遺伝子のなかに，摂食の制御やエネルギー代謝にかかわる遺伝子が多数含まれている．これらの遺伝子は飢餓に適応するように進化してきたため，経済が発展し食糧が豊富な社会に対応できず，摂食制御のバランスがわずかにずれることで，肥満へと導くのかもしれない．現在，肥満の治療にはこうした遺伝的背景を考慮に入れて行うのが効果的であると考えられている．そのため，肥満にかかわる遺伝子の探索と，その検査法の開発が盛んである．

3.6 消化吸収の信号伝達

アミノ酸，グルコース，脂肪酸などの主要な栄養素のほとんどは，食物中ではタンパク質，デンプン，トリアシルグリセロールのような高分子（macromolecule）となって，密度の高い固体の形で蓄えられている．このため，私たちは「食事」として短時間に必要な栄養を摂取することができる．しかし，その反面，高分子は細胞膜（cell membrane）を通過できないので，細胞が栄養素を取り入れるためには消化・吸収の過程が必須となる．

私たちの体は，7mにもなる消化管によって貫かれている．消化管は腸管ともいわれ，食道，胃，小腸，大腸からできている．口から摂取した食物は，これらの器官を順次通過する間に消化・吸収され，最後に大腸から排泄される．

消化と吸収の効率は非常に高く，摂取したエネルギーの95％以上が吸収される．健康なヒトでは，痩せていても太っていても消化・吸収の能力に差はなく，また加齢（aging）によって衰えることもない．このような高い効率は，消化管の運動による食物塊の移動と消化液の分泌が巧みに制御されているからである．

消化・吸収の制御はおもに，消化管に分布する自律神経系（autonomic nervous system）と消化管ホルモン（gastrointestinal hormone）によってなされ，私たちの意識に上ることはない．

3.6.1 栄養素の吸収と膜輸送体の発現

（1）栄養素の膜輸送

消化された栄養素のほとんどは小腸絨毛にある吸収上皮細胞（absorption epithelial cell）の管腔側から吸収され，基底膜（basolateral membrane）側から毛細血管に送り込まれる．脂溶性ビタミンや，いくつかのミネラル，脂溶性物質などは単純拡散（simple diffusion）によって膜を透過する．糖質のなかでもフルクトースなどは，促進拡散（facilitated diffusion）で細胞内に取り込まれる．これらは受動輸送（passive transport）で，消化管内と細胞内の濃度勾配に従って輸送される．

しかし，アミノ酸やグルコースは消化管内濃度が十分高いのにもかかわらず，エネルギーを消費する能動輸送（active transport）によって取り込まれる．これは，血液（blood）中のアミノ酸やグルコースの濃度が常に一定の濃度以上に保たれていることによる．吸収さ

れたアミノ酸やグルコースは上皮細胞に取り込まれた後，毛細血管を通って肝臓に運ばれるが，上皮細胞から毛細血管への輸送は促進拡散になっている．そのため，上皮細胞内のこれらの濃度を毛細血管内の濃度より高く保つ必要があり，消化管からの吸収は能動輸送となっている（図3-8）．

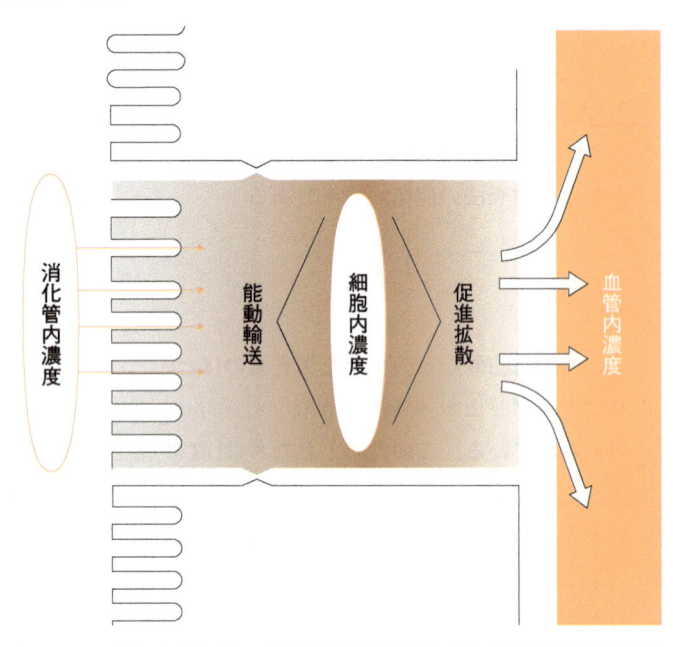

図3-8　吸収上皮細胞の能動輸送（管腔側）と受動輸送（基底膜側）
消化吸収したグルコースやアミノ酸を血管内に送り込むには，細胞内の濃度を血管内濃度以上に保つ必要がある．

このほかごく一部の高分子は，ピノサイトーシス（飲作用，pinocytosis）によって取り込まれ，細胞内で分解される．

（2）小腸上皮細胞の増殖と分化

このような輸送体の発現は小腸の部位によって異なる．栄養素の吸収は均一になされるわけではなく，小腸の部位によって偏りがあるが（図3-9），この一部は栄養素輸送体の部位特異的な発現により，ある程度説明することができる．

小腸の絨毛を覆う粘膜上皮細胞は，栄養素を吸収する吸収上皮細胞，消化管ホルモンを合成分泌する基底顆粒細胞（basal glanular cell），内分泌細胞（endocrine cell），粘液を産生し分泌する杯細胞（goblet cell），および消化管からの細菌感染を防ぐ役割を担っていると考えられるパネート細胞（paneth cell）の4種類から成っている．これらの細胞はすべて，小腸陰窩に存在する同じ幹細胞（stem cell）から生成する（図3-10，左）．小腸の陰窩（crypt）では幹細胞が常に分裂を繰り返し，増殖している．増殖した細胞は押し上げられるように絨毛に沿って移動し（パネート細胞は陰窩に留まる），およそ3〜5日間でその先端に達した後，アポトーシス（apoptosis，プログラムされた細胞死）によって脱落する（図3-10，右）．細胞はこの間，それぞれ異なる機能をもった4種類の細胞へと分化（differentiation）する．同種の幹細胞から，いくつかの異なる機能をもつ細胞に分化する

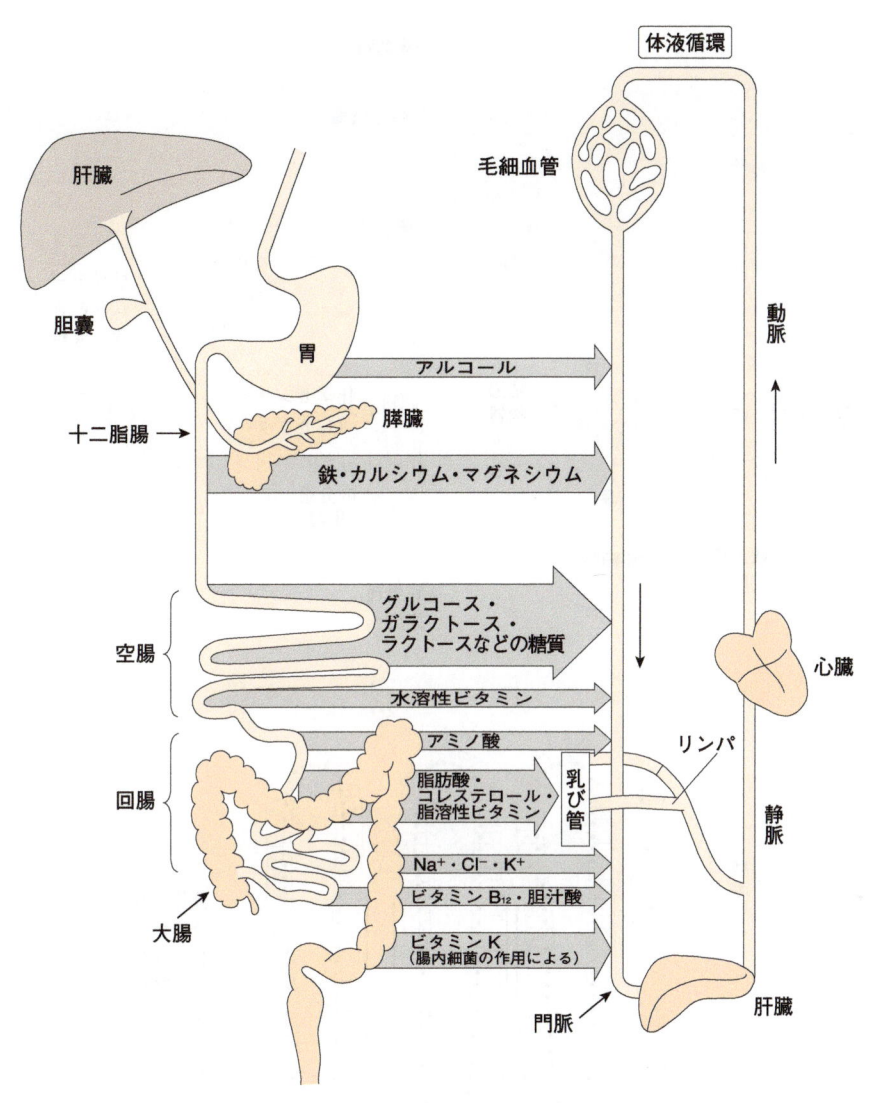

図3-9　栄養素の部位特異的吸収

　幹細胞を多機能性幹細胞(multipotent stem cell)という．幹細胞が分裂し，吸収上皮細胞へと分化する過程で，輸送体の発現が起こると考えられる．しかし，なぜそれが小腸の部位に特異的な形で起こるのか，その機構はわかっていない．

　小腸絨毛の上皮細胞は幹細胞の増殖，分化，アポトーシスによって常に更新され，健康なヒトの絨毛の長さは，ほぼ一定に保たれている．一方，小腸の一部を削除すると，それを補うように絨毛は伸び，飢餓や絶食で短くなることが知られている．

3.6.2　栄養素と消化管ホルモンの分泌制御

　消化管ホルモンは，消化管粘膜に散在する基底顆粒細胞から分泌されるペプチドホルモンで，自律神経とともに食物の消化吸収を制御する．味細胞(8章参照)と同様化学センサー細胞(chemical sensor cell)で，管腔側つまり体の外に向かって，栄養素や消化液の成分に対する受容体(receptor)をもっており，刺激を感じると基底膜側から情報伝達物質を放

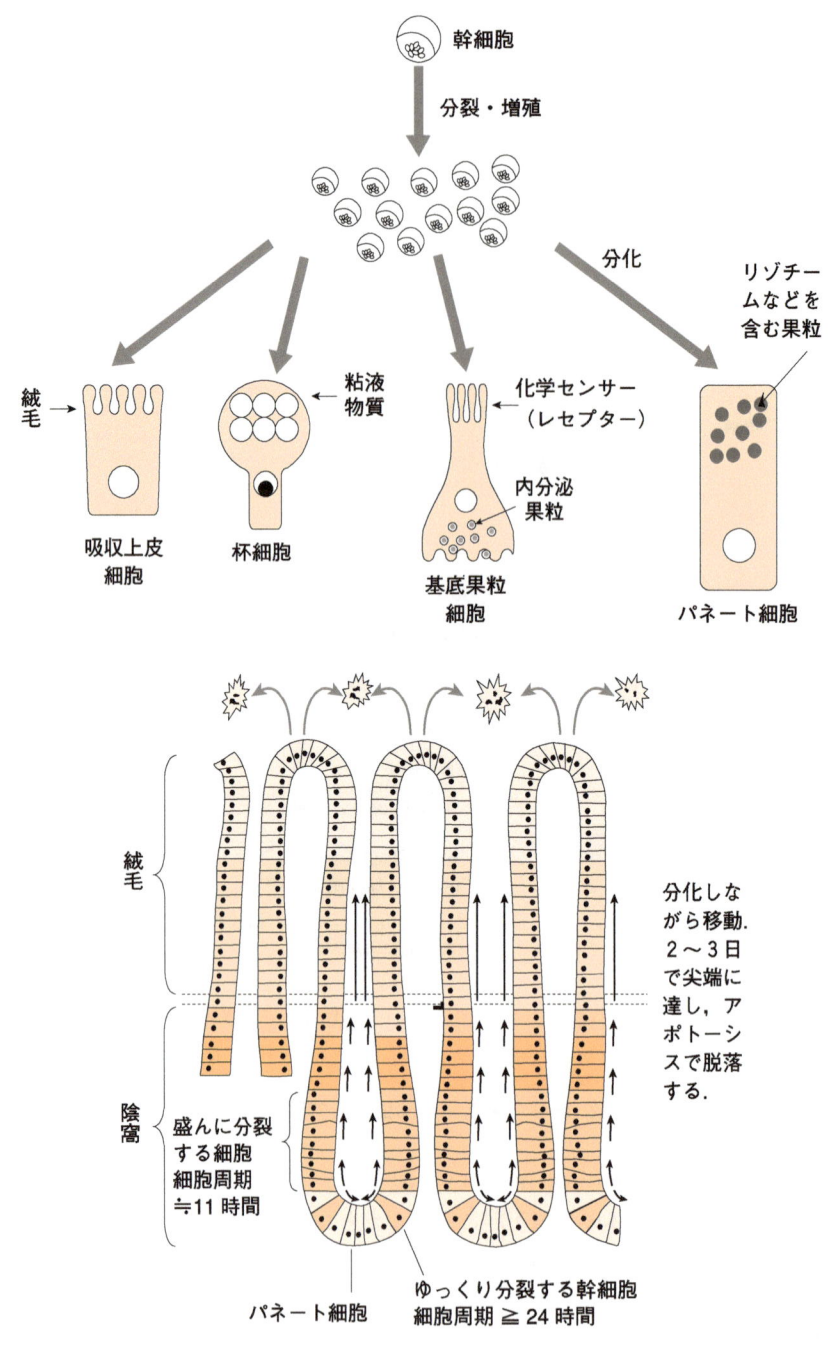

図3-10 小腸絨毛上皮細胞の増殖，分化，アポトーシス

出する．味細胞の場合は，知覚神経とシナプスを形成しているので，分泌される情報分子は神経伝達物質(neurotransmitter)で，その情報は知覚として直ちに大脳で認識される（図3-11，右）．一方，基底顆粒細胞から分泌された情報分子の伝達方式はさまざまで，血流を介してほかの消化器官に伝えられたり，迷走神経を介して視床下部に伝えられたり，あるいは拡散により近傍の筋組織に影響を与えたりする（図3-11，左）．つまり，内分泌

3章　摂食制御の情報伝達

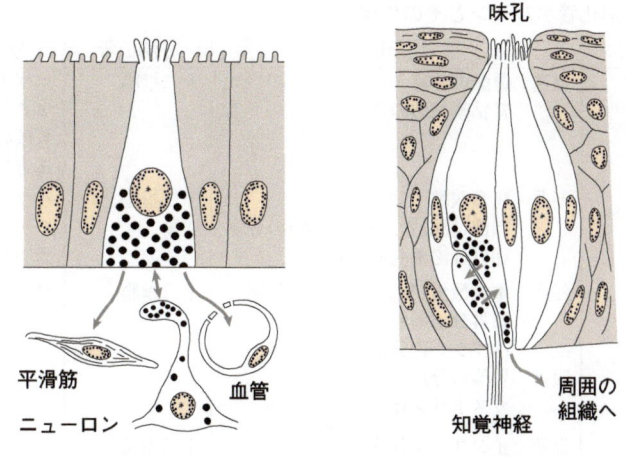

図3-11 小腸の基底顆粒細胞(左)と味蕾の味細胞(右)の比較
藤田恒夫,「腸は考える」,岩波書店(1991),図3-3.

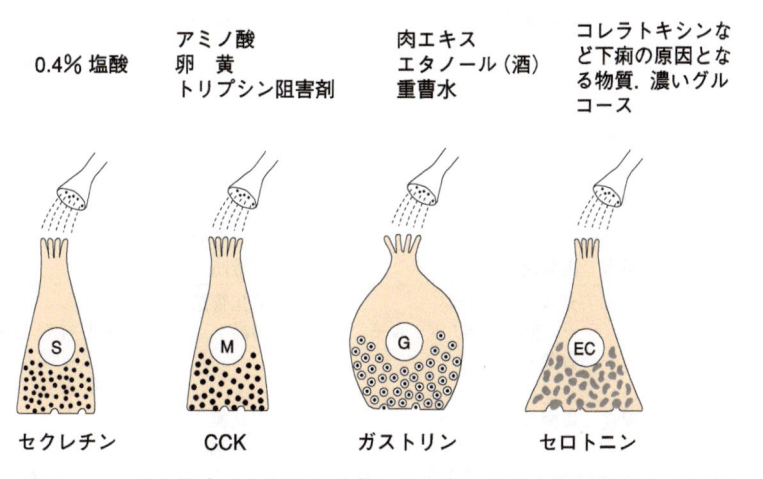

図3-12 消化管内の化学情報物質と基底顆粒細胞(内分泌細胞)の関係
一つの型の細胞から分泌されるホルモンは,必ずしも一つではない.基底顆粒細胞の名称は電子顕微鏡による組織学的な観察にちなんで付けられている.それぞれ,EC細胞;腸クロム親和細胞(enterochromaffin cell),G細胞;胃の(gastric)細胞,S,M細胞;顆粒のサイズがS(小),M(中),を意味している.
藤田恒夫,「腸は考える」,岩波書店(1991),図3-5.

3.6 消化吸収の信号伝達

(endcrine), 神経分泌(neuroserection), 傍分泌(paracrine)の性質をもっていて,自律的に消化・吸収の過程を制御している.図3-12に代表的な基底顆粒細胞と,それらが受容する刺激物質および分泌する消化管ホルモンの関係を示した.また表3-2には消化管ホルモンとその役割をまとめた.

体内の栄養環境は,ホルモンという情報分子に置き換えて伝えられ,それぞれの組織での栄養素の代謝を制御している.一方,体外から摂取する栄養素(食物)の情報は,臭いや味も含め,受容体が体外に露出しており,そこに栄養素そのものがリガンド(ligand)となって結合することで情報を伝え,摂食および消化・吸収の制御がなされている.この場合も細胞内への情報伝達は,主としてGタンパク質を介して行われる.

表3-2　おもな消化管ホルモンとその作用

	消化管ホルモン		作　用	分泌場所	分泌刺激
内分泌	ガストリン	促進	胃酸の分泌 胃粘膜細胞の増殖	十二指腸	ペプチド アミノ酸 胃壁の拡張 迷走神経刺激
	CCK-PZ[*1]	促進	胆嚢収縮 膵液(膵酵素, 重炭酸塩)の分泌 膵外分泌細胞の成長	十二指腸 空腸	ペプチド アミノ酸 脂肪酸
	セクレチン	促進	重炭酸塩(膵液, 胆汁)の分泌 膵外分泌細胞の成長 ペプシンの分泌	十二指腸	酸
		阻害	胃酸の分泌 ガストリン作用		
	GIP[*2]	促進 阻害	インスリン分泌 胃酸分泌	十二指腸 空腸	グルコース アミノ酸 脂肪酸
	モチリン	促進	胃の運動 十二指腸の運動	十二指腸 空腸	不明
神経分泌	VIP[*3]		括約筋の弛緩 胃環状筋の弛緩	消化管粘膜と 平滑筋	脂肪
		促進	腸分泌 膵分泌		
	ボンベシン	促進	ガストリン分泌	胃粘膜	
	エンケファリン		平滑筋の収縮刺激	消化管粘膜と 平滑筋	
		阻害	腸分泌		
傍分泌	ソマトスタチン	阻害	ガストリン分泌 その他のペプチドホルモンの分泌 胃酸分泌	消化管粘膜 膵島	酸 迷走神経刺激 によって分泌 抑制
	ヒスタミン	促進	胃酸分泌	胃粘膜 ECL細胞	不明

[*1] cholecystokinin-pancreozymin；コレシストキニン-パンクレオザイミン，それぞれ胆嚢の収縮，膵液の分泌を促すものとして発見されたが，後に同じ物質であることがわかった．
[*2] gastric inhibitory peptide；胃抑制ペプチド
[*3] vasoactive intestinal peptide；血管作用性小腸ペプチド
S. Klein, S. M. Cohn and D. H. Alpers, "The Alimentary Treaact in Nutrition: A Tutorial in Modern Nutrition in Health and Disease 9th edt.", M. E. Shils et al., Eds., Williams & Wilkins (1999), p.613 より一部改変.

3.6.3　自律神経と消化管ホルモンによる消化・吸収過程の制御

　消化・吸収の制御は，消化管ホルモンによる体液性伝達と自律神経による神経伝達によって基本的には自律的になされている．しかし，自律神経の中心である視床下部は，知覚・認知の中枢である大脳と，内分泌ホルモンの中枢ともいえる脳下垂体の近傍にあり，これらの影響も強く受ける．このことから，消化・吸収の制御は，脳相，胃相，腸相に分けて考えることができる．この様子は胃における消化を例に説明する(図3-13)．
　まず，脳相(cephalic phase)によって食物が認識される．これには，視覚，臭覚あるいはまな板をたたく音など食餌に関するさまざまなことが含まれ，条件反射(conditionated reflex)を引き起こす．一方，食物を口に含んだときの味覚や食感などは無条件反射(unconditionated reflex)を引き起こす．これらの情報が視床下部(hypothalamus)から迷

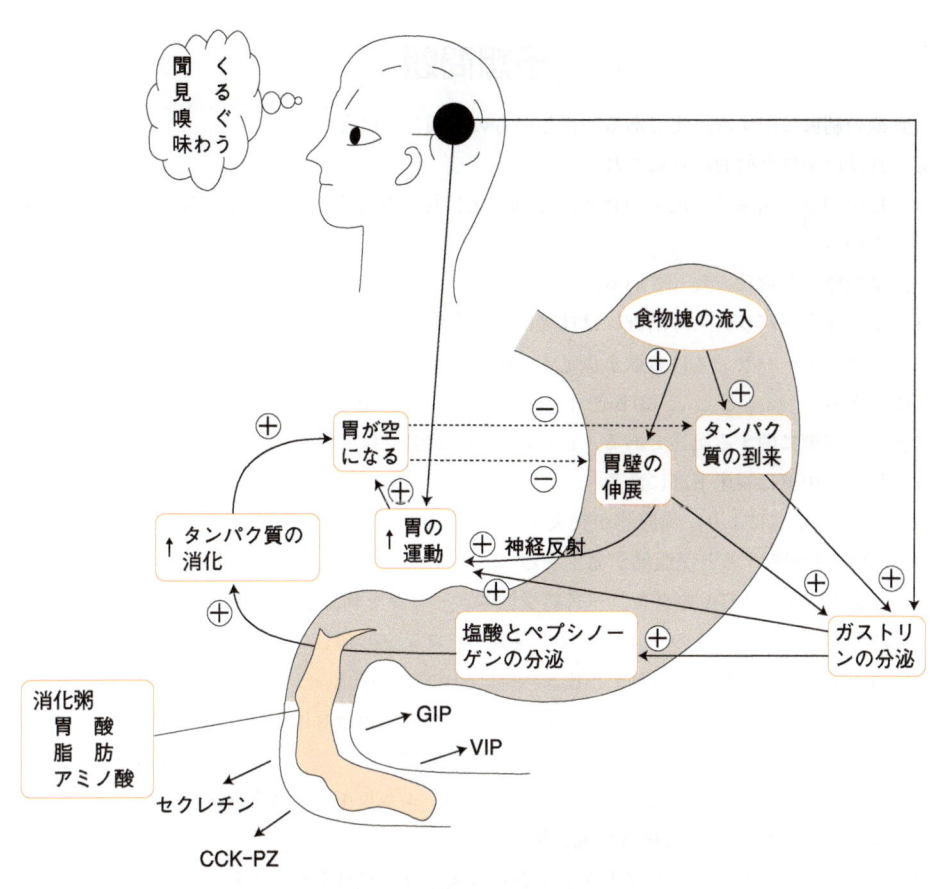

図3-13 消化・吸収の制御機構

走神経を介して胃に伝えられると，食物が来る前に胃の運動と胃液の分泌が始まり，消化の準備を行う．

　続いて胃に食物が達すると，胃壁の拡張によって迷走神経の活動が高まり，胃の運動をさらに活発にする．このとき，食物に含まれるタンパク質がG細胞（G cell）に認識され，迷走神経からの信号とともにガストリン（gastrin）の分泌を促す．ガストリンは胃腺の細胞に働きかけ，塩酸やペプシノーゲン（pepsinogen）を含む胃液の分泌を促進する．胃での消化が進み，消化粥が小腸に送られ胃の内容物が少なくなるにつれて，胃液の分泌と胃の運動も減少する．一方，消化粥が十二指腸に流れ込むと，十二指腸の伸展，胃酸によるpHが低下する．脂肪（fat）やアミノ酸などが情報となり，CCK-PZやGIPなどの消化管ホルモンが分泌されると，胃の活動が低下し，小腸での消化が活発になる．小腸で消化・吸収が進み，小腸の内容物がなくなると十二指腸からのホルモンの分泌が止み，再び胃の活動が活発となり，新たな消化粥が小腸に送り込まれる．

　このようにして，食物塊（消化粥）や栄養素が機械的あるいは化学的情報となり，胃や小腸での消化の進行が迷走神経と消化管ホルモンの共同作業により制御されている．

3・6　消化吸収の信号伝達

予想問題

1 食欲の制御に関する記述である．正しいものの組合せはどれか．
 a．食欲は条件反射的に制御されている．
 b．疫学調査の結果は，成人の体重がほぼ一定に保たれるか，やや増加傾向にあることを示している．
 c．空腹感と食欲は一致している．
 d．エネルギーバランスの制御には社会的要因も大きく関与している．
 e．エネルギーバランスは食欲を決定する唯一の要因である．
　(1) a と b　 (2) a と c　 (3) b と d　 (4) d と e　 (5) c と e

2 摂食の制御に関する記述である．正しいものの組合せはどれか．
 a．摂食の中枢は視床下部にある．
 b．LHA の破壊により，満腹感が喪失する．
 c．VMH を刺激すると満腹感が発生する．
 d．遊離脂肪酸は LHA のグルコース感受性ニューロンを刺激し，摂食を抑制する．
 e．グルコースは VMH のグルコース受容ニューロンを抑制し，摂食を抑制する．
　(1) a と d　 (2) a と c　 (3) b と d　 (4) b と e　 (5) c と e

3 摂食調節ペプチドに関する記述である．正しいものの組合せはどれか．
 a．レプチンは脂肪組織で合成分泌され，摂食を抑制する．
 b．インスリンはレプチンとよく似た作用をもち，エネルギー消費を促進する．
 c．ニューロペプチド Y は摂食促進に働く．
 d．セロトニンは脳内でトリプトファンから合成され，摂食を促進する．
 e．オレキシンは摂食を抑制するペプチドとして見つかった．
　(1) a と b　 (2) a と c　 (3) b と d　 (4) d と e　 (5) c と e

4 栄養素の膜輸送に関する記述である．正しいものの組合せはどれか．
 a．デンプンやトリアシルグリセロールなどの高分子は，細胞膜にある輸送体によって小腸から吸収される．
 b．筋肉へのグルコースの輸送は能動輸送によってなされる．
 c．グルコースは，促進拡散で肝臓に取り込まれる．
 d．促進拡散は能動輸送の一種である．
 e．小腸からのグルコース吸収は能動輸送でなされる．
　(1) a と d　 (2) a と c　 (3) b と d　 (4) b と e　 (5) c と e

5 小腸上皮細胞に関する記述である．正しいものの組合せはどれか．
 a．杯細胞からは消化酵素が分泌される．
 b．小腸で消化された栄養素は，吸収上皮細胞から能動輸送で吸収される．
 c．基底顆粒細胞は消化管ホルモンを分泌する．
 d．吸収上皮細胞は，化学センサー細胞としての性質をもっている．
 e．杯細胞やパネート細胞は，小腸陰窩に存在する同じ幹細胞から生成する．
　(1) a と b　 (2) a と c　 (3) b と d　 (4) d と e　 (5) c と e

6 消化・吸収の制御に関する記述である．正しいものの組合せはどれか．

a．脂肪が小腸に達すると，胆嚢からCCK-PZが分泌されて，脂肪の吸収を助ける．
b．タンパク質やペプチドあるいは胃の拡張は，ガストリンの分泌を促す．
c．ガストリンはトリプシンの分泌を促進する．
d．胃壁の拡張によって迷走神経の活動が高まり，胃の運動は抑制される．
e．セクレチンによってガストリン作用は抑制される．

　(1)aとd　　(2)aとc　　(3)bとd　　(4)bとe　　(5)cとe

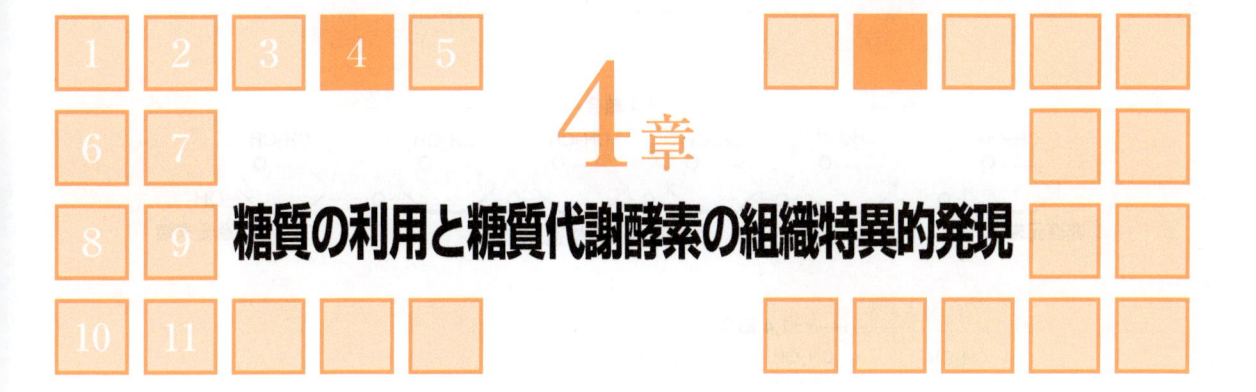

4章
糖質の利用と糖質代謝酵素の組織特異的発現

4.1 糖質の種類

糖質(sugar, glucide)は炭素，水素，酸素から成り，一般式 $C_m(H_2O)_n$ で表されるので，炭水化物(carbohydrate)とも呼ばれ，単糖の重合度によって単糖類(monosaccharide)，二糖類(disaccharide)，少糖類(oligosaccharide)，多糖類(polysaccharide)に分類される．

単糖類にはグルコースとフルクトース，ガラクトースなどがあり，これらが二つに重合*したものを二糖類という．たとえば，グルコースが二つ重合したものはマルトース(麦芽糖)，グルコースとフルクトースが重合したものはスクロース(ショ糖)，グルコースとガラクトースが重合したものはラクトース(乳糖)となる．単糖が数個結合したものは少糖類，それ以上の単糖が結合したものは多糖類という．私たちは，果物や野菜などからはグルコース，フルクトース，スクロースを，乳類からはラクトースを，コーンシロップからはマルトースを，というように食物からさまざまな糖質を摂取している．

また，デンプン，グリコーゲン，セルロースはともにグルコースが重合した多糖類であるが，デンプンは植物，グリコーゲンは動物における糖質の貯蔵分子であり，セルロースは植物の細胞壁を形成する物質である(図4-1)．デンプンは日本人の食生活において重要な位置を占める米・イモ類などの穀類や根菜類に多く含まれる．デンプンはアミロース(amylose)とアミロペクチン(amylopectin)の2種の分子の混合物で構成されている．アミロースはα-1,4結合のみでできた鎖状分子であり(図4-1)，分子はグルコース6単位で1巻きのらせん構造をしている．アミロペクチンはα-1,4結合の鎖状部分とα-1,6結合による枝分かれ構造をもっており，枝分かれ部分の平均鎖長は20〜25で，分子全体は扁平な楕円形をしている．

グリコーゲン(glycogen)はアミロペクチン様の高分子であるが，アミロペクチンよりもα-1,6結合による枝分かれ構造が多く，枝分かれ部分のグルコース鎖の長さも12〜18と短いため，球形をしている．枝分かれが多くあるほど末端はたくさんあるので，これはグリコーゲンを生成したり分解したりするうえで都合のよい構造になっている．また，分子量は 10^8 〜 10^9 程度ときわめて大きいため，細胞内液の浸透圧に与える影響が小さく，

---

* 1種または2種以上の単位化合物分子がほかの物質の脱離または付加を伴うことなく結合し，単位化合物の整数倍の分子量をもつ化合物を生成する化学反応．

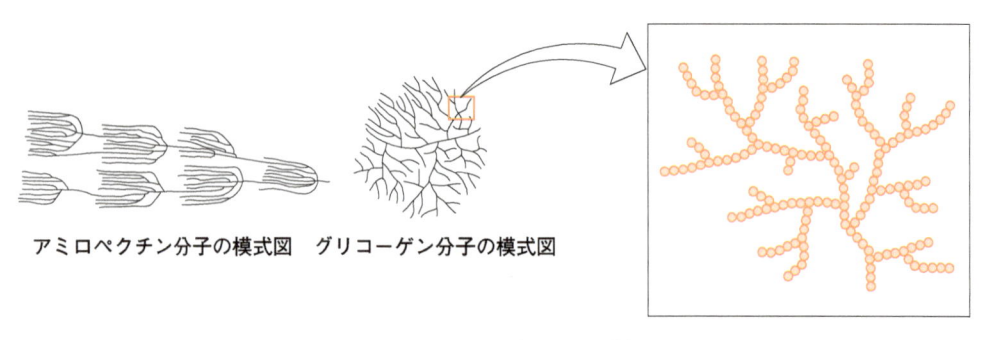

図4-1 おもな多糖鎖の構造

貯蔵物質として適している．

セルロースはグルコースが β-1,4 結合で多数重合しており，分子は直鎖状の形態をした高分子である．ヒトの消化酵素では分解できない食物繊維として整腸作用や糞便形成に重要な役割を担っている．

4.2 糖質の消化

食物として摂取された糖質は最終的に単糖類にまで完全消化された後，腸管から吸収される．その消化の過程には管腔内で起こる管腔内消化（luminal digestion）と，小腸微絨毛

表面で起こる膜消化(membrane digestion)の2段階がある(図4-2). 糖質の管腔内消化に関与する消化酵素は唾液および膵液のα-アミラーゼ(α-amylase)であり, 多糖類はα-アミラーゼの消化作用を受けて少糖類や二糖類にまで分解される. そして小腸の微絨毛膜上にあるα-グルコシダーゼ(α-glucosidase)などの二糖類分解酵素によって単糖まで完全に消化される. 膜消化とはこの最終消化のことをいい, 膜消化を受けると同時に単糖は小腸細胞内に取り込まれる.

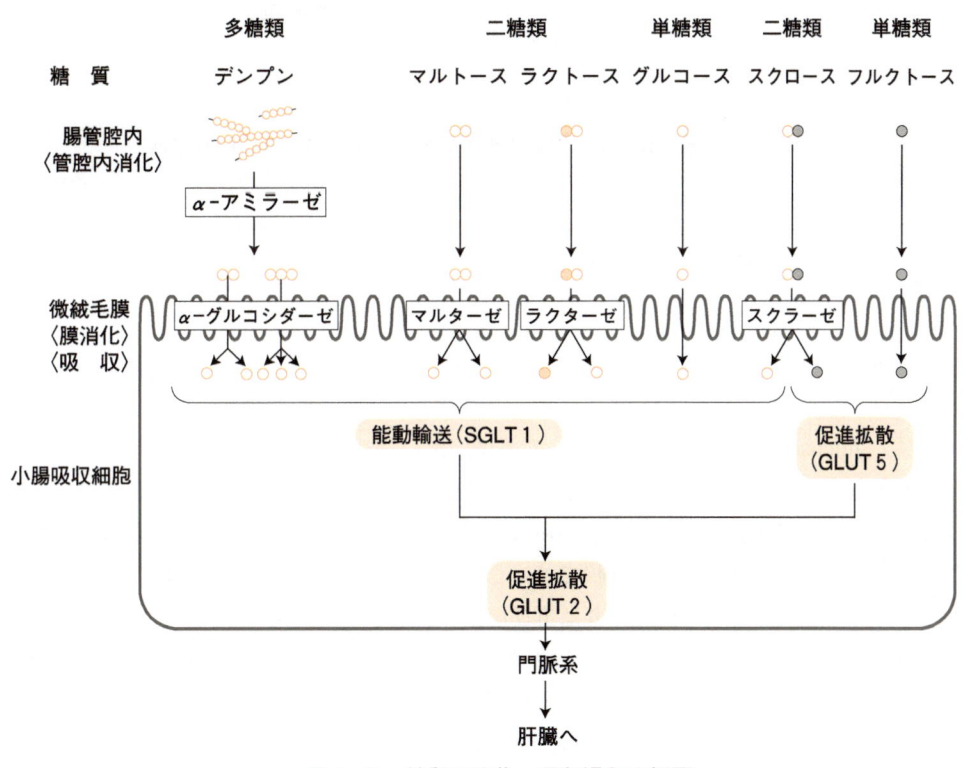

図4-2 糖質の消化・吸収過程の概要

○グルコース, ●ガラクトース, ●フルクトース, SGLT1: sodium dependent glucose transporter 1, GLUT2: glucose transporter 2, GLUT5: glucose transporter 5

武藤泰敏 編著,「消化・吸収―基礎と臨床」, 細谷憲政 監, 第一出版(2003)を一部改変.

4.3 糖質の吸収

小腸で単糖まで消化された糖質は水溶性であるため, そのままではリン脂質を主成分とする細胞膜を通過することができない. そこで, 小腸吸収細胞の細胞膜に存在する輸送体ファミリー(4.5節参照)によって細胞内へと取り込まれる(図4-2参照). 単糖のうち, グルコースとガラクトースは能動輸送型のNa^+-グルコース共輸送体1 (SGLT1; sodium-dependent glucose transporter)を介して, Na^+イオンの細胞内への駆動力を利用して細胞内へと共輸送される(図4-3). フルクトースは促進拡散型の輸送体であるGLUT5(糖

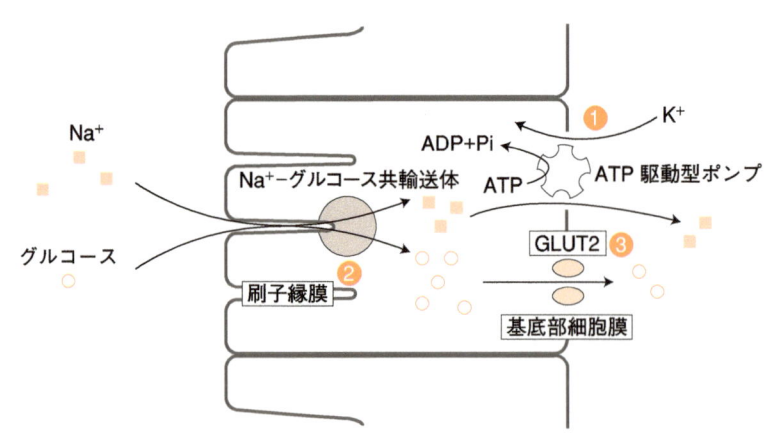

図4-3 小腸吸収細胞と尿細管細胞におけるグルコースの吸収機構

毛細血管にグルコースを送り込むには，グルコースの細胞内濃度を血管内濃度より高く維持する必要がある．一方，細胞は内側の Na^+ 濃度が低く，K^+ 濃度が高い負の電気ポテンシャルを示す．このような勾配は細胞の血管側に存在する ATP 駆動型ポンプ（Na^+, K^+-ATP アーゼ）によって維持されており，細胞内へ輸送された Na^+ を絶えず細胞内から血管に能動輸送している．この Na^+ の濃度勾配を駆動力に，糖をはじめ，さまざまな物質が輸送されている．❶ Na^+, K^+-ATP アーゼによる Na^+ の細胞外への能動輸送，❷ Na^+ 濃度勾配を駆動力にグルコースが SGLT1 を介して共輸送される，❸ 細胞内のグルコース濃度が高くなると，GLUT2 を介して促進拡散でグルコースが毛細血管へ流れ出る．
田川邦夫，「からだの生化学（第2版）」，タカラバイオ（2004）を一部改変．

輸送体，glucose transporter 5）を介して濃度勾配に従って輸送され，細胞内に入る．小腸吸収細胞内の濃度が上昇すると，単糖は，基底膜側に局在する促進拡散型グルコース輸送体である GLUT2（glucose transporter 2）を通って細胞外へと出て行き，毛細血管から門脈を経て，肝臓に流入する．肝臓では，その大半がグリコーゲンあるいはトリアシルグリセロールへと代謝されるが，残りは再び血中に放出され体循環へと入っていく．

小腸と同様の過程で糖の吸収を行う臓器には，ほかに腎臓がある．尿細管の管腔側表面は微絨毛をもった細胞で覆われていて，刷子縁膜を形成している．この膜上に Na^+-グルコース共輸送体が存在し，尿細管腔側から細胞内へ Na^+ との共輸送で，グルコースを再吸収している．尿細管細胞に吸収されたグルコースは，やはり GLUT 2 を介して細胞外へと輸送される．

4.4 糖質の利用と血糖値のホメオスタシス

糖質は生体の各組織においてエネルギー源として用いられるほか，体細胞の構成成分および代謝活性物質となる重要な物質である．なかでもグルコースはエネルギー源として利用される最も重要な糖質であり（図4-4），血流に乗って各組織へと運ばれる．血中を流れるグルコース濃度は血糖値（blood glucose）と呼ばれ，常に一定の範囲で維持されている．なぜなら，血糖値は高過ぎても低過ぎても生体に悪影響を及ぼすからである．血糖値が一定範囲より高くなると，細胞中にある水分が血中に移動して細胞は脱水状態になり，機能障害をきたす．逆に血糖値が一定範囲より低くなると，脳，神経系細胞，および赤血球の機能が，エネルギーの枯渇により停止する．これは，脳では血液脳関門（blood-

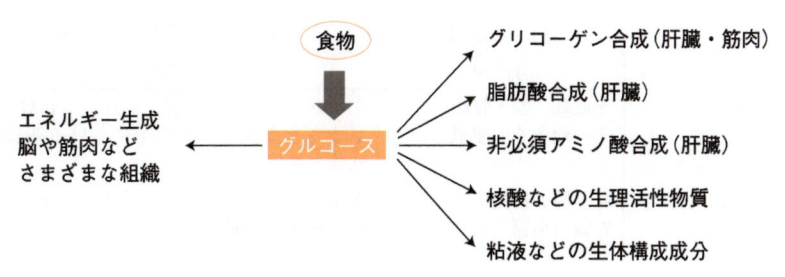

図4-4　グルコースの生体内での利用

brain barrier)のため脂肪酸が通過できず，グルコースしかエネルギー源として用いることができないためで(ただし飢餓状態の場合は例外的に，肝臓が生成するケトン体も脳の燃料となる)，神経系細胞やミトコンドリアをもたない赤血球なども，グルコースのみを燃料とするからである．

　そこで生体は，血糖値が高くなり過ぎたり，低くなり過ぎたりすれば，直ちにそれを基準値に戻そうとする制御機構を巧妙に作動させている．これを生体恒常性，もしくはホメオスタシス(homeostasis)といい，この働きによって食物摂取時も空腹時も生体内の血糖値は一定に保たれ，体組織の正常な活動を支えている．正常なヒトの空腹時血糖値は4～6 mM(70～100 mg/dℓ)の範囲で制御されている．

4.5　グルコース輸送体ファミリーの組織特異的発現と糖の利用

　門脈を通って肝臓へ輸送されたグルコースは，肝細胞のGLUT2を介して促進拡散で肝細胞内に入る．肝細胞内に入ったグルコースはグルコース6-リン酸(glucose 6-phosphate)に転換され，さまざまな代謝系で利用されるが，肝臓では処理しきれないグルコースは再び血流に戻る．血流に乗って筋肉や脂肪組織に運ばれたグルコースは，血糖値を低下させるホルモンであるインスリン(4.8節参照)の制御下にあるGLUT4を介して細胞内に入る．また，脳や赤血球，腎臓，その他の多くの組織にはGLUT1が普遍的に発現し，糖を取り込んでいる．これらグルコース輸送体ファミリーは異なるグルコースとの親和性をもっており，それぞれの組織で特有の役割を担っている(表4-1)．

　肝細胞に発現するGLUT2は，高いK_m*1(20～40 mM)と大きいV_{max}*2をもつ．つまりグルコースに対する親和力は小さいが，最大活性は大きい(表4-1参照)．食後の門脈内のグルコース濃度は通常の5～6倍，30 mmol/ℓ程度まで上昇するとされているが，GLUT2のこのような特性によって，肝細胞は急激に上昇するグルコース濃度に比例した速度で，門脈から細胞内にグルコースを取り込むことができる．一方，空腹時には血糖値

---

*1　ミカエリス定数．K_m値は特有の実験条件における酵素と基質に特有の定数であり，基質に対する酵素の親和性を表す．K_mの値は小さいほど，酵素と基質の親和性が高いことを示す．
*2　反応速度の最大値．

表4-1　グルコース輸送体(GLUTs)のおもなアイソフォーム*とその特徴

アイソフォーム	分　布	特　徴
GLUT1	赤血球・脳・腎臓 その他多くの組織	グルコースに対して $K_m = 1～5\,mM$ さまざまなタイプの細胞における基礎状態の維持
GLUT2	肝・膵β細胞 腎臓・小腸	グルコースに対して $K_m = 20～40\,mM$ 濃度依存的な糖の輸送 肝から血中への糖放出に重要
GLUT3	脳・腎臓・肝臓 脂肪組織・小腸	グルコースに対して $K_m = 1～5\,mM$
GLUT4	骨格筋・脂肪組織・心筋	グルコースに対して $K_m = 2～10\,mM$ インスリンによる糖の取込みに重要
GLUT5	小腸・精子	フルクトース輸送

*機能的には等しいが，アミノ酸配列が少し異なるタンパク質の複数の分子形．アイソフォームはすべてのタンパク質に用いられる．一方，アイソザイムは，酵素に限定して用いられる．

を維持するために，肝臓からGLUT2を通ってグルコースが放出される．以下に述べるGLUT4と異なり，GLUT2はインスリンの制御を受けないのでこれが可能となる．

　骨格筋と脂肪組織に発現するGLUT4は低い K_m（2～10 mM）をもち，グルコースに対する親和力は大きい．ふだん，そのほとんどすべてが細胞内に存在しているが，インスリンの作用によって初めて細胞膜上へ移動し(トランスロケーション)，糖を取り込む(図4-5)．つまり骨格筋と脂肪組織では，グルコースの細胞内への取込みが糖利用における最初の律速段階となっている．すなわち，GLUT4は食後の血糖値が高いときにはグルコースを速やかに吸収し，空腹時にはその流入を抑制することを可能にしている．取り込まれたグルコースはそれぞれの組織でグリコーゲンおよび脂肪に合成されて貯蔵される．骨格筋と脂肪組織は体の半分以上を占めているため，これらの組織におけるGLUT4のグルコースの取込みは食後の血糖値の調節に大きな影響力をもっている．

　脳や赤血球，腎臓，その他の多くの組織に普遍的に発現するGLUT1は，基礎的な糖の輸送を担っていると考えられる．GLUT1は K_m 値が低く(1～5 mM)，グルコースとの親和性が高い．このため，生理的な血糖値の範囲でGLUT1の輸送活性はほぼ飽和しているので，血糖値がGLUT1のグルコース輸送の律速となることはなく，細胞内での代謝速度に応じてGLUT1はグルコースを取り込む．先天性のGLUT1異常をもつGLUT1欠損症(GLUT1-DS；GLUT1 deficiency syndrome)では，脳脊髄液のグルコース濃度が半分程度に減少し，てんかん発作，発育不全，運動障害を示す．この治療にはケトン体を多く含む食事療法(ケトン食，ketogenic diet)を用いる．正常なヒトでも，飢餓時にはグルコースに代わってケトン体が脳のエネルギーとして利用されるが，グルコースを取り込めないGLUT 1欠損の脳では，飢餓時のグルコース欠乏と同様の仕組みで，グルコースに代わるエネルギーとしてケトン体を代用しているためである．

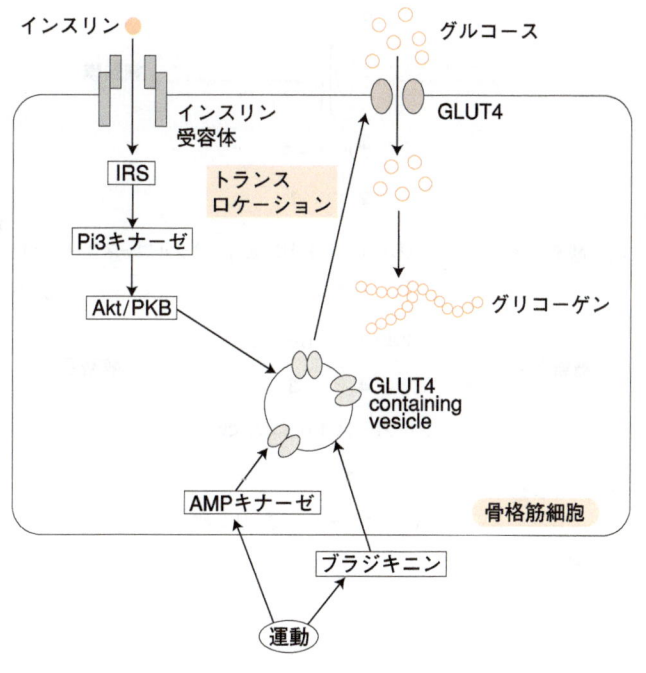

図4-5　インスリンによるGLUT4のトランスロケーションと運動時の糖の取込み促進機構
IRS：insulin receptor substrate, Pi3キナーゼ：phosphatidylinositol 3-kinase, PKB：protein kinase B, AMPキナーゼ：AMP-activated protein kinase.

4.6　グルコース代謝経路の組織特異的機能

　細胞内に取り込まれたグルコースはリン酸化されグルコース6-リン酸となる（図4-6）。グルコース6-リン酸は解糖系，ペントースリン酸回路，グリコーゲン合成系，糖新生系などのいくつもの代謝経路の分岐点にあたる重要な化合物である。グルコース6-リ

Column コラム　GLUT4のトランスロケーションと運動

　GLUT4は，運動時の重要な燃料であるグリコーゲンの原料となるグルコースを骨格筋へ取り込む役割を担っている。GLUT4はインスリンが存在するときにだけ骨格筋への糖の吸収を促進し，インスリンの作用がないときには働かないと考えられていたが，近年GLUT4のトランスロケーションはインスリン作用以外のさまざまな経路によって起こることがわかってきた。
　一つはブラジキニン（BK）を介する機構である。骨格筋は運動することにより，ブラジキニンを生成する。このブラジキニンはPi3キナーゼ（Pi3K；phosphatidylinositol 3-kinase）を介さずにGLUT4のトランスロケーションを誘発し，細胞内への糖の取込みを促進させることが知られている。また，もう一つはAMPキナーゼ（AMPK；AMP-activated protein kinase）を介する機構である。AMPKはAMPによって活性化される，タンパク質リン酸化酵素である。運動により骨格筋のATPが消費され，AMPやAMP/ATP比が上昇すると，AMPKが活性化され，GLUT4のトランスロケーションを起こすと考えられている。

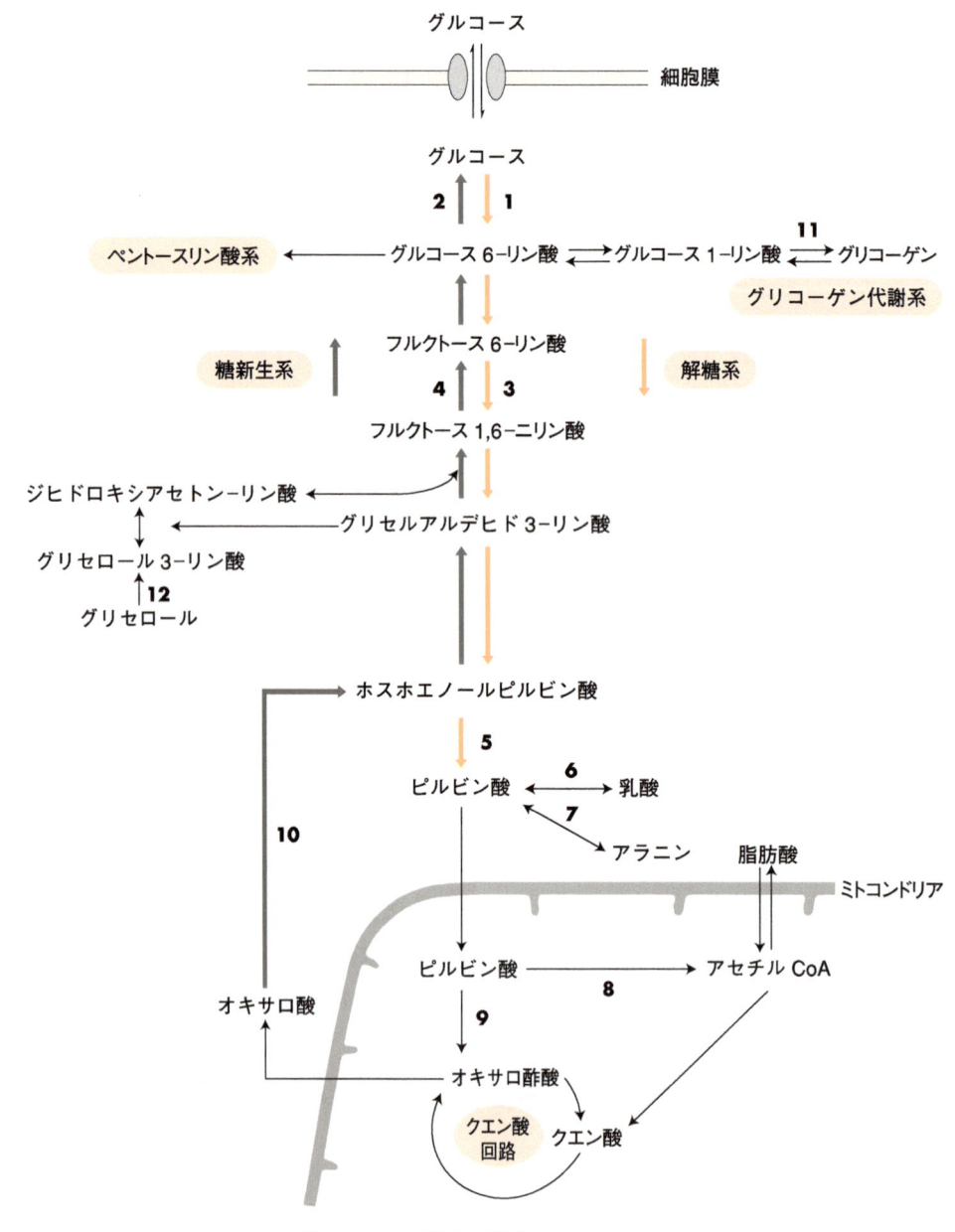

図4-6 糖代謝の概要とおもな酵素

1. ヘキソキナーゼ
   グルコキナーゼ（肝・膵β細胞）
2. グルコース-6-ホスファターゼ（肝・腎）
3. ホスホフルクトキナーゼ
4. フルクトース-1,6-ビスホスファターゼ
5. ピルビン酸キナーゼ
6. 乳酸脱水素酵素
7. アラニンアミノ基転移酵素
8. ピルビン酸デヒドロゲナーゼ
9. ピルビン酸カルボキシラーゼ
10. ホスホエノールピルビン酸カルボキシキナーゼ（肝・腎）
11. グリコーゲンシンターゼ（肝・筋）
12. グリセロールキナーゼ（肝・腎）

ン酸から分岐していく代謝系はそれぞれの組織特異性に合った役割を果たしている．

4.6.1 解糖系

解糖系（glycolytic pathway）は，グルコースを無酸素下でピルビン酸（pyruvic acid）あ

表4-2 解糖系の組織特異的な機能の例

組織	機能
肝臓	脂肪酸合成系の一部としてアセチルCoAを供給 非必須アミノ酸の炭素骨格の供給 糖新生系(逆行経路)
筋肉(とくに白筋) 赤血球	無酸素呼吸によるATPの供給
脂肪組織	グリセロール3-リン酸の供給

るいは乳酸(lactic acid)に酸化することで，エネルギー生産を可能とする最も基本的なエネルギー生成系であるため，すべての細胞に備わっている．しかし，私たちの体の中では組織の機能によってその利用の仕方は大きく異なる．とくに栄養素代謝の中心である肝臓の解糖系はエネルギー生成系というよりはそれぞれの生体物質の同化系の一部といった色彩が強い(表4-2)．たとえば，摂取した糖質の多くは肝臓で脂肪酸に合成されるが，このとき解糖系は基質であるアセチルCoAを供給する経路として働く．

脂肪組織はリポタンパク質が運ぶトリアシルグリセロールを蓄積するが，トリアシルグリセロールはいったん脂肪酸とグリセロールに分解された後，脂肪細胞に取り込まれ，細胞内で再びトリアシルグリセロールに合成される．このとき骨格となるのはグリセロリン酸であるが，脂肪組織にはグリセロールを直接リン酸化するグリセロールキナーゼが発現していない．そこで解糖系がグリセロリン酸を供給することになる．つまり，食後，血中に増加した脂質を除去するには，糖質の供給が必要であることを示している．

4.6.2 糖新生系

糖新生系(glyconeogenesis pathway)とは乳酸やアミノ酸などの糖質以外の基質からグルコースを生成する経路であり，解糖系の逆反応を巧みに利用している．肝臓に特異的に存在する最も重要な機能の一つであり，絶食時や飢餓時に脳にグルコースを供給する．なお腎臓でも糖新生系が発現しているが，これはおもに血液を中和するためにアミノ酸を分解しアンモニアを生成する際に生じる炭素骨格の処理機構として働いている．

4.6.3 ペントースリン酸回路

ペントースリン酸回路(pentose phosphate cycle)は解糖系に代わるグルコース代謝経路で，核酸生合成のためのリボースやいろいろな生体成分を生合成するときに水素供与体となるNADPH(還元型ニコチンアミドアデニンジヌクレオチドリン酸)を供給する．とくに

4・6 グルコース代謝経路の組織特異的機能

Column 糖新生とおやつ

成人の肝臓には，1日に必要とするグルコースを賄えるだけの糖新生能力がある．ところが乳幼児では肝臓が十分に発達していないので，それに見合うグルコースを生産することができない．したがって，食間に「おやつ」として糖分の多いものを与えるのは低血糖を防ぐために理にかなった習慣といえる．

食後，肝臓での脂肪酸合成時にはこの経路から多くのNADPHが供給される．

4.6.4 グリコーゲン代謝系

グリコーゲン代謝系(glycogen metabolism pathway)を構成する，合成系と分解系はそれぞれ肝臓と筋肉に存在する．しかし，グリコーゲンの利用法は二つの組織でまったく異なる．骨格筋ではグリコーゲンの分解によってグルコース1-リン酸を経てグルコース6-リン酸が生じると，それが直接解糖系に入って乳酸にまで代謝される．

一方，肝臓では，グリコーゲン分解と解糖系は同時に進行しないように制御されており，筋肉のようにグリコーゲンから乳酸が生成するようなことは生理的条件下では起こらない．生じたグルコース6-リン酸は肝細胞内に存在するグルコース-6-ホスファターゼによってグルコースに変換され，遊離のグルコースとなって，おもに脳へと供給される．このような条件下では肝臓は脂肪酸酸化により自身の代謝エネルギーを得ている．

つまりグリコーゲンは，肝臓では血糖を供給するために用いられるのに対し，筋肉では自らのエネルギー源として利用される．このような役割の違いから，肝臓ではグリコーゲン合成と分解の最大速度がほぼ等しいのに対し，骨格筋でのグリコーゲン分解の最大速度は，合成速度のおよそ300倍にもなっている．

4.6.5 コリ回路とグルコース-アラニン回路

体内でのグルコースの取込みはほとんどすべて受動輸送で行われる．前述したように血糖値を一定の範囲に保つことは，細胞の機能を維持するためにきわめて重要である．とくに脳は平常時において，そのエネルギーをほとんどグルコースに依存し，低血糖になると数分でその機能を失う．そこで，私たちの体はさまざまな「仕掛け」を用意して，血糖値の維持に努めている．コリ回路とグルコース-アラニン回路も，そのような「仕掛け」の一つである．

（1）コリ回路

糖新生に最も多く用いられる原料は，解糖で生成する乳酸である．乳酸は無酸素呼吸時にピルビン酸から生じる．グルコースからピルビン酸への分解は脱水素による酸化によってなされるが，このときNAD^+が水素受容体として働き，$NADH + H^+$が生成する．酸素の供給が十分なとき$NADH + H^+$は電子伝達系によって酸化され，大量のATPが生成されるとともにNAD^+が再生し，再び解糖系で水素受容体として働く．

ところが，運動時の筋肉など，酸素の供給が組織の需要に満たないと，電子伝達系が十分に機能せず，NAD^+を再生することができない．そこで，ピルビン酸を乳酸に還元することで，NAD^+を再生し，解糖系のみでエネルギーを生産するようになる．生成した乳酸は肝臓に運ばれ，再度ピルビン酸に酸化されてから糖新生系によりグルコースに再生される．これが再び血液循環によって糖をエネルギー源として要求する組織に運ばれ利用される．この過程をコリ回路(Cori cycle)，あるいは乳酸回路という．この回路全体を見わたすと，筋肉における糖の消費はなく，肝臓が脂肪酸のβ酸化で得たエネルギーを利用してグルコースを再生し，供給していると見なすことができる（図4-7）．この回路は，激しい筋肉疲労からの回復中とくに活発になる．

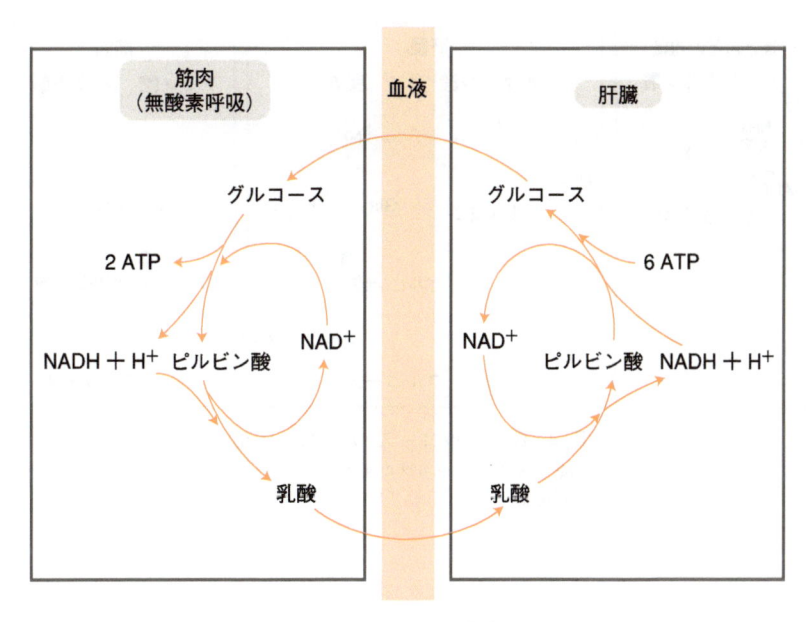

図4-7 コリ回路

（2）グルコース-アラニン回路

　激しい運動時や，絶食時には筋肉でのタンパク質の分解とアミノ酸の異化が亢進し，その炭素骨格をエネルギー源として用いる．多くの組織では，異化されるアミノ酸のアミノ基は，アミノ基転移反応によって，ほとんどがグルタミン酸に固定される．また，脱アミノ反応でアンモニアが遊離した場合はグルタミンのアミノ基となって，肝臓に運ばれ処理される（図4-8および図6-12参照）．

　ところが，筋肉の場合はグルタミン酸からさらにピルビン酸へとアミノ基が転移され，アラニンが生成する．一方，筋肉には分岐鎖アミノ酸（ロイシン，イソロイシン，バリン）が多く含まれるが，これを異化する分岐鎖アミノ酸アミノ基転移酵素（BCAT；branched-chain aminotransferase）は筋肉に特異的に発現しているため，ほとんどのアミノ酸が肝臓で代謝されるのに対し，分岐鎖アミノ酸は筋肉で代謝される．このため，タンパク質およびアミノ酸の異化が亢進しているとき，筋肉からは多量のアラニンが放出される．アラニン合成に必要なピルビン酸のほとんどすべてが外から摂取したグルコースの解糖によって供給されるが，肝臓に戻ったアラニンからは，糖新生によってグルコースが生成する．この回路がグルコース-アラニン回路（glucose-alanine cycle）である．図4-8に示すように，グルコース-アラニン回路は，コリ回路と同様に筋肉で利用された糖を再び血糖に再利用するとともに，分岐鎖アミノ酸の異化に必要なアミノ基受容体である2-オキソ酸（α-ケトグルタル酸）の供給も保証する回路となっている．

4・6　グルコース代謝経路の組織特異的機能

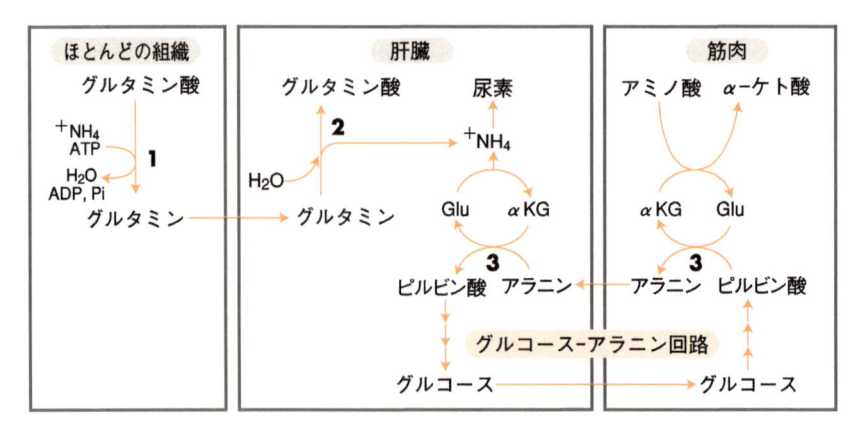

```
┌─ ほとんどの組織 ──┐ ┌─ 肝臓 ─────────────┐ ┌─ 筋肉 ──────────────┐
│  グルタミン酸     │ │ グルタミン酸  尿素   │ │ アミノ酸  α-ケト酸    │
│   ↑+NH₄          │ │      ↑       ↑      │ │    ↘    ↗           │
│    ATP  ⟩1       │ │  2 ⟨  ↑+NH₄         │ │                      │
│   H₂O            │ │  H₂O  Glu  αKG      │ │   αKG   Glu          │
│   ADP, Pi        │ │       ↖3 ↗          │ │    ↖ 3 ↗             │
│  グルタミン       │ │ ピルビン酸 アラニン  │ │ アラニン ピルビン酸    │
│                  │ │     ↓グルコース-アラニン回路                   │
│                  │ │   グルコース ────── グルコース                │
└──────────────────┘ └─────────────────────┘ └──────────────────────┘
```

図 4-8　グルコース-アラニン回路
Glu：グルタミン酸，αKG：α-ケトグルタミン酸（2-オキソグルタル酸）．
1．グルタミン合成酵素　　　3．ALT：アラニンアミノ基転移酵素
2．グルタミナーゼ

4.7　グルコース代謝にかかわる酵素の組織特異的発現

　グルコースはすべての細胞のエネルギー源である．したがって，グルコース代謝の基本的な経路は，どの細胞にも共通して存在する．しかし，その利用方法は，これまで述べてきたように，生体内における組織の役割によって大きく異なる．このようなことを可能にしているのが，組織特有の情報伝達機構とそれに応答する酵素や酵素のアイソフォーム〔isoform（アイソザイム，isozyme）〕の組織特異的な発現である．

4.7.1　ヘキソキナーゼとグルコキナーゼ

　グルコースはヘキソキナーゼ（hexokinase）によって触媒され，グルコース 6-リン酸となって解糖系に入る．ヘキソキナーゼには 4 種類のアイソザイムが存在するが，ヘキソキナーゼ I〜III はグルコースに対する K_m 値が低く（1 mM 以下），高い親和性をもっている（図 4-9）．これらのヘキソキナーゼは，細胞中のグルコースのほとんどをリン酸化することが可能で，それによって血液と細胞内に大きなグルコースの濃度勾配を保てるため，空腹時のような血糖値が低いときでも組織にグルコースを供給できるように働く．しかし一方では，代謝産物であるグルコース 6-リン酸によってアロステリックな抑制*を受けるのが特徴であり，代謝必要量を超えてグルコースをリン酸化することもない．また，きわめて低いグルコース濃度でもその活性はほぼ V_{max} に達しているため，生理的な範囲の血糖値の変動によってその反応速度が影響を受けることもない．これらの性質によって，脳や多くの組織の細胞は常に必要かつ十分量のグルコースを細胞内に取り入れ利用することができる．

＊　酵素の基質部位とは異なる部位に低分子リガンドが結合することにより酵素活性に変化を引き起こす効果をいう．

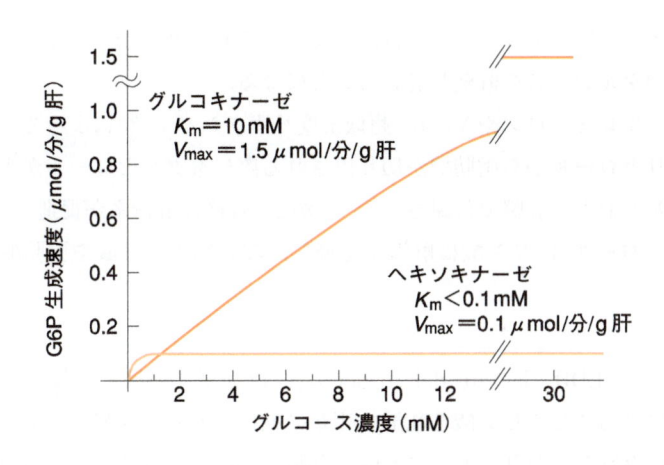

図4-9　摂食後のラット肝におけるヘキソキナーゼとグルコキナーゼの活性比較
田川邦夫,「からだの生化学(第2版)」, タカラバイオ(2004).

　ヘキソキナーゼⅣはグルコキナーゼ(glucokinase)とも呼ばれ，肝臓で特異的に発現し，インスリンによって誘導される．グルコキナーゼのK_m値は10 mM前後と高く，グルコースに対する親和性は低いが，そのV_{max}は大きい(図4-9)．また，グルコキナーゼはグルコース6-リン酸によって阻害されない．このような性質から，グルコキナーゼは食後のグルコース濃度の上昇に応じて，GLUT2により取り込まれたグルコースを速やかにグルコース6-リン酸に代謝する．グルコキナーゼとGLUT2はともに膵臓β細胞にも特異的に発現しており，これらの濃度に比例してグルコースを取り込む性質は，膵臓β細胞のグルコース感知機構において中心的な役割を担っている(3.9.1項参照)．

4.7.2　グルコース-6-ホスファターゼ

　一般に単糖類は細胞内でリン酸化されないと代謝されないので，グルコース6-リン酸は代謝の始点となる．また，リン酸化されると膜を透過できないので，骨格筋をはじめとした多くの組織は，細胞内に取り込まれたグルコースを外部に放出することはない．しかし，肝臓や腎臓では，グルコース6-リン酸を加水分解するグルコース-6-ホスファターゼ(G6Pase；glucose-6-phosphatase)が存在するため(図4-6参照)，食事と食事の間のように血糖値が低下したときなどでは，グルコース6-リン酸からリン酸を除き，血中にグルコースを放出することができる．グルコース-6-ホスファターゼは肝臓と腎臓に特異的に存在する酵素で，骨格筋やほかの組織では発現していない．

4.7.3　グリセロールキナーゼ

　空腹時には脂肪組織のトリアシルグリセロール(triacylglycerol)は絶えず加水分解を受けており，脂肪酸(fatty acid)とグリセロール(glycerol)を生成している．脂肪酸はほとんどの組織において空腹時のエネルギー源として利用されるが，グリセロールは利用されない．それは，多くの組織にはグリセロールキナーゼ(glycerol kinase)が存在せず，グリセロールを代謝できないためである．グリセロールキナーゼは肝臓と腎臓で特異的に発現しており，そこでは，グリセロールはグリセロール3-リン酸を経て，糖新生系へと導かれ，

4・7　グルコース代謝にかかわる酵素の組織特異的発現

血糖となり主として脳にグルコースを供給する．つまり，2分子のトリアシルグリセロールは，1分子のグルコースを貯蔵していることになる．

一方，食後，キロミクロンやVLDL（超低密度リポタンパク質）によって，運ばれてきたトリアシルグリセロールから脂肪酸が切り出される際にもグリセロールが生成するが，このグリセロールもおもに肝臓で代謝される．しかし，食後は解糖系が促進されているので，生成するグリセロール3-リン酸は解糖系を経て，非必須アミノ酸や脂肪酸の合成に用いられる．

4.7.4 乳酸脱水素酵素

乳酸脱水素酵素（LDH；lactate dehydrogenase）は嫌気的解糖系の最終段階に働く酵素で，可逆反応によってピルビン酸と乳酸を相互に転換させる．乳酸脱水素酵素は体内のさまざまな組織に存在しており，とくに心臓，肝臓，腎臓，骨格筋，脳，血液細胞，肺に多く存在している．

LDHにはH型とM型のサブユニットがあり，異なる比率で四量体を形成することによりLDH-1〜5（H4，H3M1，H2M2，H1M3，M4）の5種類のアイソザイムができる．M型サブユニットは低酸素環境により誘導されることが知られている．LDH-1は心筋と赤血球に最も多く存在し，LDH-2は白血球に，LDH-3は肺に，LDH-4は腎臓，胎盤，膵臓に，そしてLDH-5は肝臓と骨格筋に最も多く存在している．また同じ筋肉でも，白筋と赤筋とでは白筋に多く発現している．H型，M型とも欠損症が存在し，H型欠損症には顕著な症状は認められないが，M型サブユニットの欠損症では運動に伴う筋硬直などが知られている．

4.7.5 ピルビン酸キナーゼ

ピルビン酸キナーゼ（PK；pyruvate kinase）は解糖系の律速酵素の一つで，ホスホエノールピルビン酸（phosphoenolpyruvic acid）とADPからピルビン酸とATPを合成する反応を触媒している．ピルビン酸キナーゼにはL型，R型，M_1型，M_2型の4種類のアイソザイムがある．L型は肝臓，腎臓，小腸，膵β細胞で，R型は赤血球で，M_1型は骨格筋，心筋，脳で特異的に発現しており，M_2型は多くの組織で発現している．このなかで肝臓のL型PKは絶食や糖尿病で減少し，高糖質食によって顕著に誘導されることが知られている．誘導にはインスリンとともに糖質の存在が必要で，その遺伝子の上流には炭水化物応答配列（ChREB；carbohydrate responsible element，4.9節参照）が存在すると考えられている．

4.7.6 ホスホエノールピルビン酸カルボキシキナーゼ

ホスホエノールピルビン酸カルボキシキナーゼ（PEPCK；phosphoenolpyruvate carboxykinase）は糖新生系の律速酵素で，オキサロ酢酸からホスホエノールピルビン酸（PEP）を生成する反応を触媒する．肝臓と腎臓に特異的に発現し，絶食時や，高タンパク質摂取時，糖尿病で顕著に誘導されることが知られている．その遺伝子上流にはcAMP応答配列と，グルココルチコイド応答配列が存在する．

4.8　インスリンとグルカゴンによる血糖調節機構

　各組織における糖代謝を調節し，血糖値のホメオスタシスを維持するうえで中心的な役割を果たしているのが，膵ホルモンのインスリンとグルカゴンで，互いに拮抗する作用によりインスリンは血糖値を降下させ，グルカゴンは上昇させることで血糖値を制御している．血糖値の上昇作用をもつホルモンにはグルカゴンのほかに，カテコールアミン（アドレナリンとノルアドレナリン），グルココルチコイド，甲状腺ホルモンなど，複数存在する．しかし，血糖降下作用をもつホルモンは，唯一，インスリンのみである．このことは進化の長い歴史において生体は高血糖より低血糖，つまり飢餓状態に対してよく防御するためのメカニズムを発達させてきたといえる．

　糖尿病を一言で表すと「インスリン応答の機能不全」といえるが，わが国も含め，飢餓から解放された先進諸国において，糖尿病が爆発的に増加しているのは進化の皮肉といえるかもしれない．

4.8.1　インスリンの生合成と分泌

　インスリンは，膵臓のランゲルハンス島β細胞で合成されるペプチドホルモンで，分泌顆粒に蓄えられており，刺激を受けると開口放出（exocytosis）によって細胞外へと放出される．

　ヒトの膵臓は毎日40～50単位（4.9節，コラム「インスリンの単位」参照）のインスリンを分泌している．インスリンの放出にはグルカゴンやアセチルコリン，コレシストキニンなどの多くの因子が関与するが，なかでも血糖値が生理的に最も重要な調節要素となっている．血糖値の閾値が約5 mM（90 mg/dℓ）でインスリン分泌をきたし，約20 mM（360 mg/dℓ）で最大となる．膵β細胞ではGLUT2とグルコキナーゼが発現しており，血中の濃度

Column　コラム　　　インスリンの単位

　インスリン療法を行う場合，インスリンの投与量は「何単位」という表現で示される．この「単位」とは医薬品の生物学的活性の強さを示したものである．

　インスリンが発見された1921年以降，医薬品としてインスリン製剤の製造が開始された．しかし，製造会社の違いやロットごとにインスリンの力価にばらつきが見られ，同じ容量を投与しても血糖降下作用が見られなかったり，逆に作用が強過ぎて，低血糖を起こしたりするケースがあった．このため，生物学的力価（生物でのインスリンの効き目）を表す単位を決め，一定の活性をもつ標準品を調製しようという動向が見られるようになっていった．

　インスリンが発見された当初，「24時間絶食した約2 kgのウサギの血糖を3時間以内に痙攣レベル（低血糖）にまで下げうる量」と定義された．この定義に基づき，その後のインスリン製造技術の進歩とともに，その時代その時代の国際標準品を決めて検定し，1 mg当たりの単位数を算出するようになった．現在，日本薬局方では，インスリン乾燥物1 mg当たり26単位以上を含むと規定されている．

に比例してグルコースを細胞内に取り込む(図4-10). 取り込まれたグルコースは解糖系によって代謝され，ATPを生成すると，ATP/ADP比が上昇し，ATP感受性K^+チャネル(K_{ATP}チャネル)が閉鎖される. すると細胞膜の膜電位が変化(脱分極)し，電位依存性Ca^{2+}チャネルが解放され，流入したCa^{2+}がインスリンの分泌顆粒の開口放出を促すことにより，インスリン分泌が起こると考えられている. インスリンの約50％は肝臓を経由する過程で分解され，その血液中での半減期は，正常な条件下では3～5分以内である.

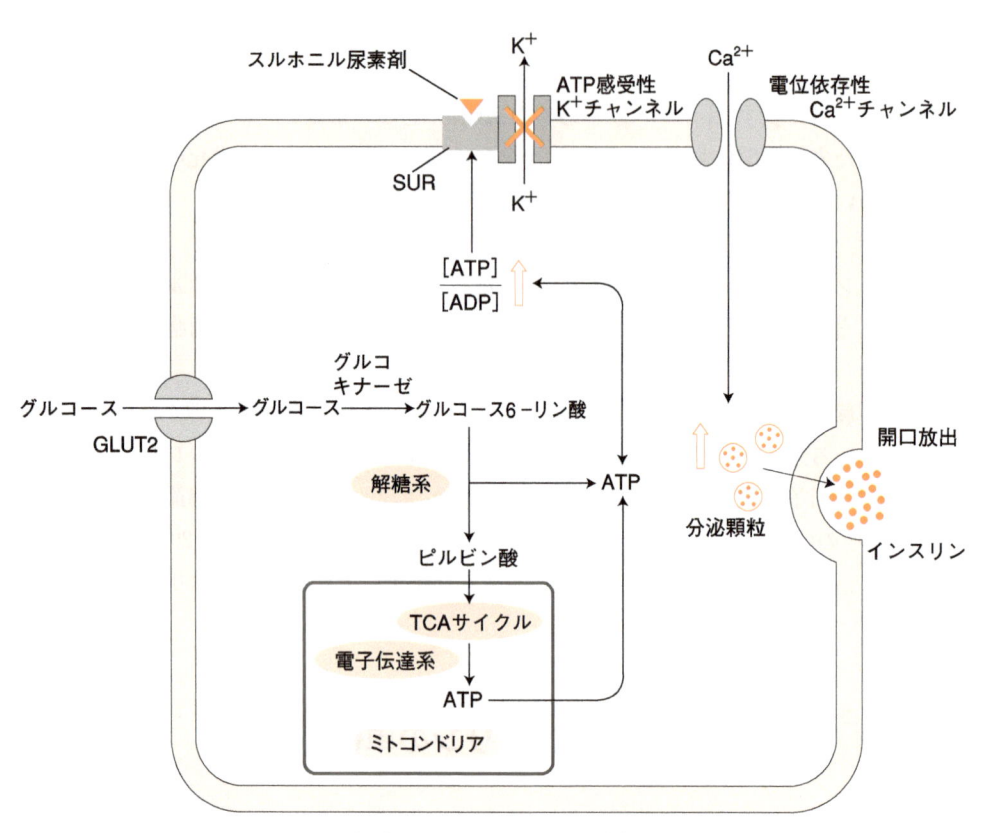

図4-10 膵β細胞におけるグルコース応答インスリン分泌
ATP感受性K^+チャネルはK^+チャネルとスルホニル尿素受容体(SUR)からなる.
スルホニル尿素剤はK^+チャネルを閉じるため強力な降血糖薬となる.

4.8.2 インスリンのシグナル伝達

ペプチドホルモンであるインスリンは，標的細胞表面の受容体を介して細胞内に信号を伝達する(図4-11). 血中のグルコースを取り込み，その利用と貯蔵を促進する最も重要なホルモンであるため，その受容体はほとんどすべての細胞に分布している.

インスリン受容体は，分子量135 kDaのαサブユニットと95 kDaのβサブユニットがジスルフィド結合によって連結された$α_2β_2$構造をもつヘテロ四量体で，βサブユニットの細胞内側にはチロシンキナーゼドメインが存在する. インスリンが結合すると，自己リ

ン酸化によりチロシンキナーゼが活性化され，キナーゼカスケードによって次つぎと信号が伝達される（2章参照）．インスリンのシグナルは，栄養素の代謝を制御する代謝制御シグナル(metabolic signal)と細胞増殖を制御する増殖制御シグナル(growth signal)に大別することができ，前者はIRS (insulin receptor substrate)，後者はShc(src homology 2 domein-containing protein)と呼ばれるアダプタータンパク質を介して伝達される（図4-11）．

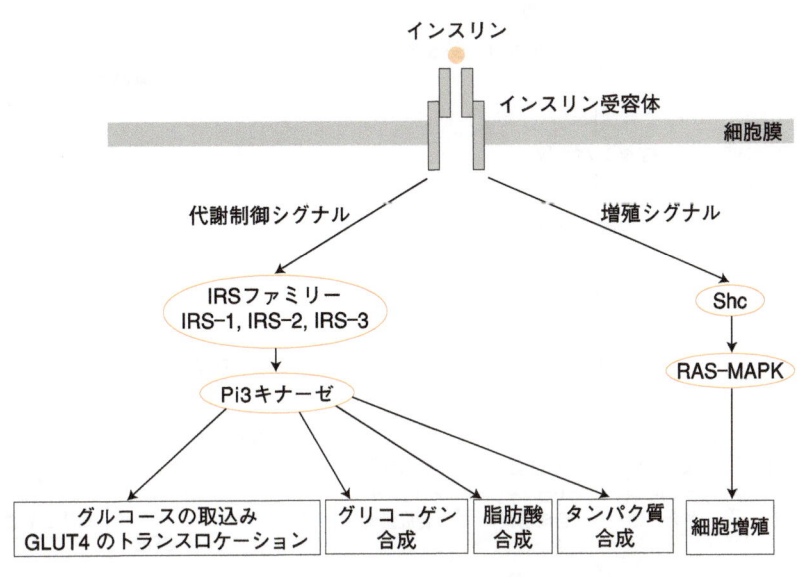

図4-11 インスリンのシグナル伝達と細胞応答

4.8.3 グルカゴンの生合成と分泌

　グルカゴンは膵臓のランゲルハンス島α細胞から分泌される29個のアミノ酸から成る直鎖状ペプチドホルモンで，インスリン同様分泌顆粒を形成し開口放出により血中に分泌される．グルカゴンの分泌は，アルギニンなどのアミノ酸，脂肪酸やケトン体，消化管ホルモン，および神経伝達物質など多くの物質により影響を受ける．しかし，最も影響を受けるのは血糖値の低下で，これには自律神経系が関与すると考えられている．一方，グルコースやインスリンは膵α細胞に直接作用し，グルカゴンの分泌を抑制する．グルカゴンの血中半減期は5分以内と短く，肝臓で不活性化される．

4.8.4 グルカゴンのシグナル伝達

　インスリンとは異なり，グルカゴンの受容体を発現している組織は限られており，主として肝臓と脂肪組織に発現している．受容体は7回膜貫通型で，Gタンパク質を介してシグナルを伝達する．セカンドメッセンジャーはcAMPで，cAMP依存性プロテインキナーゼA(PKA；protein kinase A)をアロステリックに活性化する．
　活性化されたPKAの作用機序は大きく二つに分けることができる．一つは酵素タンパク質を直接リン酸化し，活性化あるいは不活性化する作用で，グリコーゲン分解にかかわる酵素はリン酸化により活性化され，逆に合成酵素は不活化される．もう一つはcAMP

応答配列結合タンパク質（CREB；cAMP responsible element binding protein）をリン酸化により活性化する作用で，活性化されたCREBは，たとえば糖新生にかかわる酵素（ホスホエノールピルビン酸カルボキシキナーゼ，チロシンアミノ基転移酵素，セリン脱水酵素など）の遺伝子上にあるcAMP応答配列（CRE；cAMP responsible element）に結合し，その発現を誘導することにより，糖新生を亢進する（図4-12）．

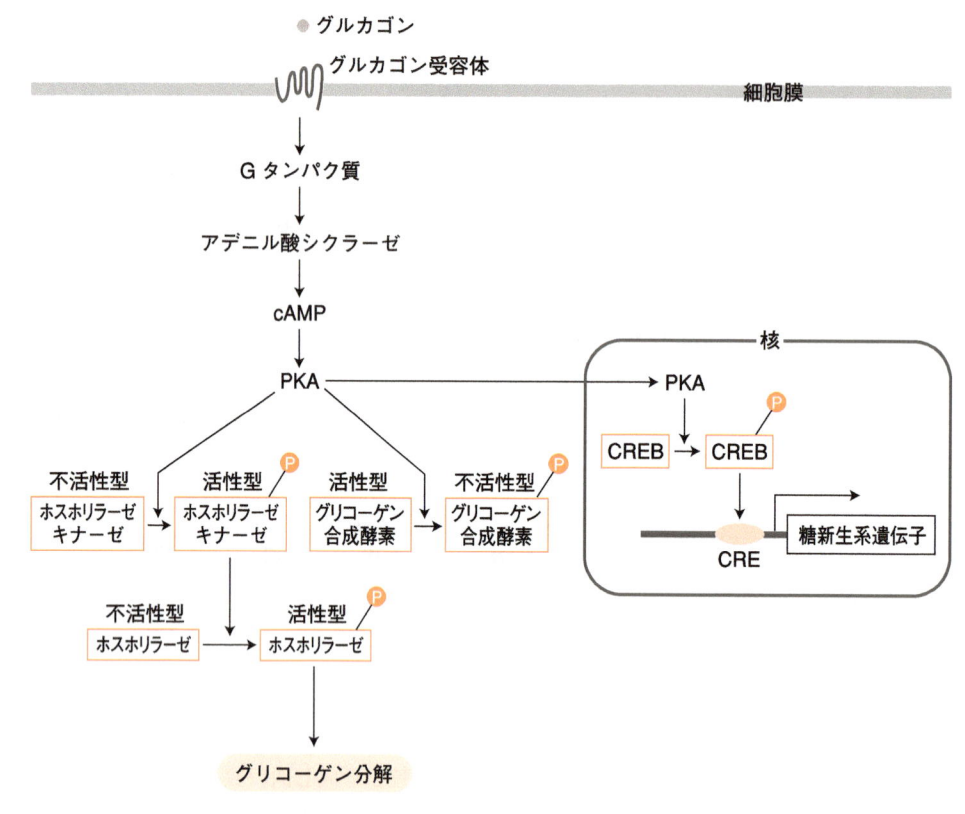

図4-12　グルカゴンのシグナル伝達

4.8.5　インスリンとグルカゴンの拮抗作用による血糖値の制御

インスリンは食後に，グルカゴンは空腹時にその分泌が亢進される（図4-13）．インスリンの作用は，摂取した栄養素を体成分として蓄積することで，このためグルコースやアミノ酸の細胞内への取込みを促し，グリコーゲンや脂肪酸の合成，さらにはタンパク質の合成を亢進する．また，インスリンは細胞増殖のシグナルとしての機能ももっており，核酸などの生合成を伴って細胞を分裂へと導く．これらのさまざまな作用の結果として血糖値が減少する．

一方，グルカゴンは空腹時に貯蔵エネルギーを分解し，各組織に供給する．おもに肝臓と脂肪組織に作用し，肝臓ではグリコーゲンの分解と糖新生を亢進し，脂肪組織ではトリアシルグリセロールを分解し，エネルギー源をグルコースから脂肪酸へと切り換える．

このように，インスリンとグルカゴンは互いの標的組織において拮抗的に作用し，血中

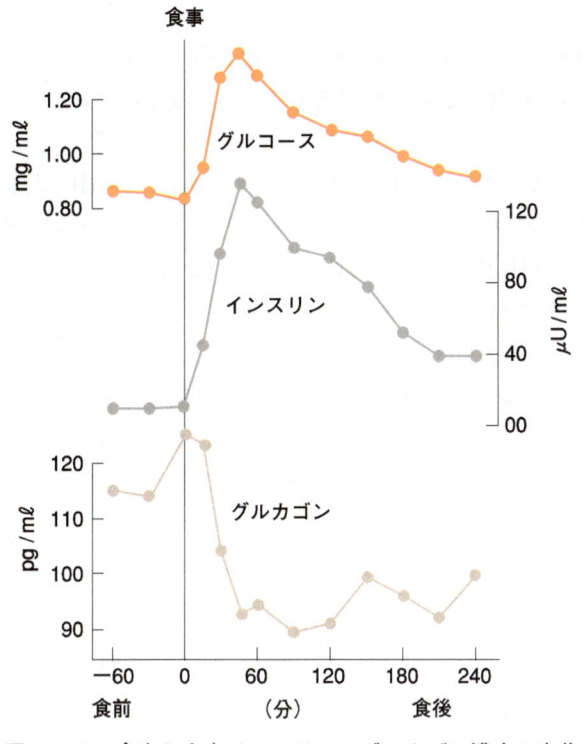

図4-13 食事と血中インスリン・グルカゴン濃度の変化

のインスリン／グルカゴン比が，血糖値を決める大きな要因となっている．

4.9　炭水化物による遺伝子発現調節機構

　高炭水化物食を摂取すると，肝臓では解糖系が促進されるとともに，グリコーゲン合成系や脂肪酸合成系が活性化され，余剰の炭水化物はグリコーゲンや中性脂肪として蓄積される．一方，高脂肪食を摂取すると解糖系は抑制され，脂肪酸分解経路が活性化されることで，脂肪が優先的に燃焼されエネルギーを生成する．このような代謝調節はおもにインスリンとグルカゴンのバランスにより調節されている．

　しかし近年，分子レベルでの解析の進歩により，インスリンやグルカゴンとは独立した，炭水化物自身による遺伝子発現調節機構の存在が明らかになってきた．現在では，多くの糖代謝，脂質代謝経路の酵素遺伝子のプロモーターに炭水化物応答配列の存在が知られており，その配列に結合する転写因子である炭水化物応答配列結合タンパク質（ChREBP；charbohydrate responsive element binding protein）が2001年に発見された．本節では，炭水化物による遺伝子発現調節機構を，ChREBPの分子構造と活性調節機構から解説する．

4.9.1　ChREBPの分子構造

　ChREBPは分子量94,600のタンパク質で，そのmRNAは肝臓，腎臓，脂肪組織（白色・褐色の両方），小腸，骨格筋で発現している．分子内のN末端側には核局在シグナル（NLS；nuclear localization signal）をもち，ほぼ中央にプロリンリッチ領域（proline-rich region）

が，C末端側にはDNAに結合し転写を制御するbHLH-ZIP（basic helix-loop-helix leucine zipper）構造をもっている（図4-14）．分子内に4カ所のリン酸化部位が存在しており，この部位のリン酸化により活性が調節されている（図4-15）．

4.9.2 リン酸化によるChREBPの活性抑制機構

ChREBPにある4カ所のリン酸化部位のうち3カ所は，cAMPで活性化される**Aキナーゼ**（A-kinase）によってリン酸化される．リン酸化を受ける部位はNLSの近くに一つ（196番目のセリン残基），bHLH-ZIP配列の近くに二つ（626番目のセリン残基と666番目のトレオニン残基）であるため，転写因子としての基本作用を担う核に局在し，DNAに結合するという基本的な機能を制御していると考えられる．実際，bHLH-ZIP周辺のリン酸化（とくに666番目のトレオニン残基）によりDNA結合能が阻害される．したがって，低血糖によりグルカゴンが作用するような条件下では，ChREBPはAキナーゼによってリン酸化を受け，核にも移行できず，転写活性を示すことができない．

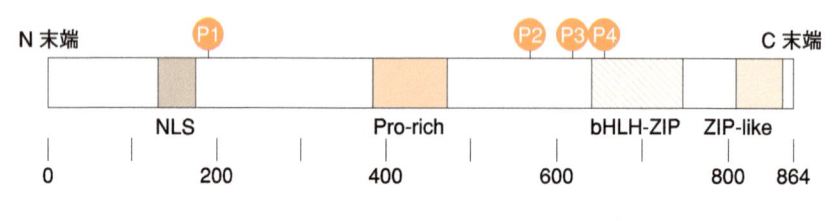

図4-14　ChREBPの分子構造

NLS：nuclear localization signal（核局在シグナル），Pro-rich：プロリンリッチ配列，bHLH-ZIP：basic helix-loop-helix leucine zipper配列（転写活性化配列），ZIP-like：leucine zipper様配列（ロイシンジッパーに似た配列）．リン酸化部位は4カ所存在している（P1〜4）．

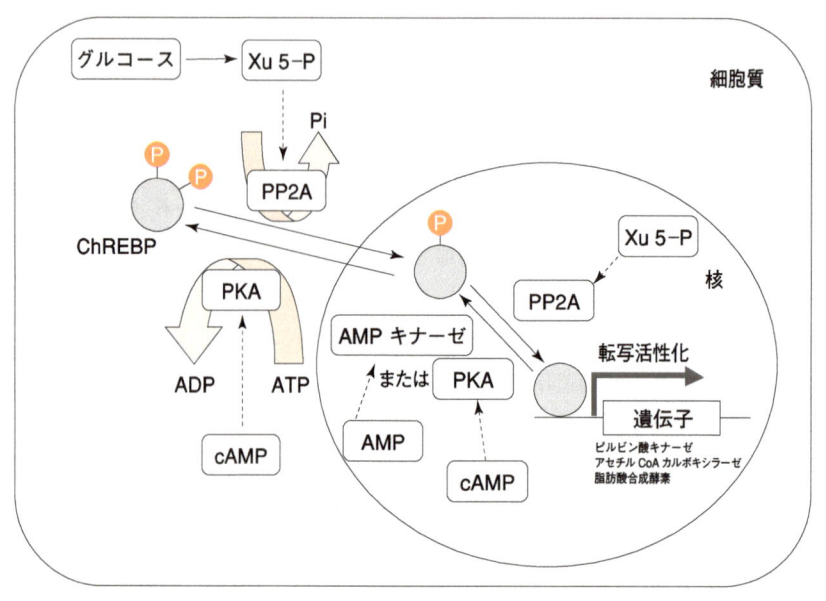

図4-15　ChREBPの作用と栄養素による制御機構

ChREBP：carbohydrate responsive element binding protein, Xu 5-P：xylulose 5-phosphate, PP2A：protein phosphatase 2A, PKA：protein kinase A, cAMP：cyclic AMP.

もう一つのリン酸化部位は，AMPK〔AMP活性化タンパク質キナーゼ，AMP activated protein kinase（AMPキナーゼ）〕によってリン酸化される（568番目のセリン残基）．このリン酸化部位も，bHLH-ZIP領域の近くに存在しているため，リン酸化によりChREBPのDNAへの結合が阻害され，転写活性が抑制される．脂肪酸の投与により肝臓におけるグルコース代謝が阻害される現象が知られており，「脂肪酸のグルコース節約効果」と呼ばれている．下式に示すように，脂肪酸が分解されるときにはAMPが増加する．

$$脂肪酸 + ATP + CoA \rightarrow Acyl\text{-}CoA + AMP + PPi$$

細胞内におけるAMP濃度（AMP/ATP比）が上昇するとAMPキナーゼ（AMP kinase）が活性化され，その状態下では必要のないChREBP支配下の解糖系酵素群の転写が抑制されると考えられる．

4.9.3 炭水化物によるChREBPの活性化機構

ChREBPの活性はリン酸化によって抑制され，脱リン酸化によって活性化される．脱リン酸化する酵素はホスホプロテインホスファターゼ2A（PP2A；phosphoprotein phosphatase 2A）と呼ばれ，細胞質と核内の両方に存在する．PP2Aはリン酸化によって不活性化状態にある細胞質内のChREBPに作用し，NLS周辺のリン酸基を脱リン酸化する．脱リン酸化によってNLSが露出するとChREBPは核内へと移行する．核内に移行したChREBPは，続いて核内に存在するPP2AによってbHLH-ZIP周辺のリン酸基が脱リン酸化されることで活性化する．PP2Aを活性化するのはグルコースではなく，解糖系の側鎖である五単糖リン酸化経路でグルコースからグルコース6-リン酸を経て合成されるキシルロース5-リン酸（xylulose 5-phosphate）がPP2Aを活性化し，ChREBPの脱リン酸化を調節している．五単糖リン酸化経路はインスリンによって活性化されるので，ChREBPの活性化はインスリンと協調して起こる．

予想問題

1 糖質に関する記述である．正しいものの組合せはどれか．
　a．デンプンはアミロースとアミロペクチンから成り，アミロースはグルコースが α-1,4結合でつながったもので，アミロペクチンはα-1,6結合の枝分かれをもったものである．
　b．グリコーゲンは分子量が大きいため，細胞内液の浸透圧に与える影響が大きい．
　c．糖質は唾液および膵液のα-アミラーゼの作用により，オリゴ糖や二糖類にまで消化され，さらに小腸において，膜消化と呼ばれる消化過程を経て吸収される．
　d．血液中を流れるフルクトース濃度は血糖値と呼ばれ，常に一定の範囲に維持されている．
　e．脳は低血糖に対して非常に敏感に反応する．
　　(1) aとd　　(2) aとc　　(3) bとd　　(4) bとe　　(5) cとe

2 グルコース輸送体に関する記述である．誤っているものの組合せはどれか．
   a．門脈を通って肝臓へ輸送されたグルコースは肝細胞のGLUT4を介して肝細胞内に入る．
   b．GLUT4は食後，血糖値の高いときはグルコースを速やかに吸収し，空腹時にはその流入を抑制している．
   c．GLUT2はインスリンの作用によって細胞膜上へ移動し，糖を取り込む．
   d．GLUT2は高いK_mと大きいV_{max}をもち，グルコースに対する親和力は小さいが，最大活性は大きい．
   e．脳や赤血球，腎臓，その他の多くの組織に普遍的に発現するGLUT1は基礎的な糖の輸送を担っている．
      (1) aとd　(2) aとc　(3) bとd　(4) bとe　(5) cとe

3 グルコース代謝における酸素に関する記述である．正しいものの組合せはどれか．
   a．ヘキソキナーゼⅣはグルコキナーゼとも呼ばれ，多くの組織に発現する．
   b．グルコキナーゼは食後のグルコース濃度の上昇に応じて，取り込まれたグルコースを速やかにグルコース6-リン酸に代謝する．
   c．グルコース6-リン酸は膜を自由に通過できるので，骨格筋などの多くの組織は，細胞内に取り込まれたグルコースを外部に放出することができる．
   d．肝臓に発現するL型ピルビン酸キナーゼは絶食や糖尿病で増加し，高糖質食によって減少する．
   e．ホスホエノールピルビン酸カルボキシナーゼは糖新生系の律速酵素であり，絶食時や，高タンパク質摂取時，糖尿病で顕著に誘導される．
      (1) aとd　(2) aとc　(3) bとd　(4) bとe　(5) cとe

4 次のa〜eは血糖値の調節におけるホルモンである．このうち，血糖値を下げる作用をもつものはどれか．
   a．グルココルチコイド
   b．グルカゴン
   c．インスリン
   d．アドレナリン
   e．甲状腺ホルモン
      (1) aとd　(2) aとc　(3) bとd　(4) bとe　(5) cのみ

5 インスリンに関する記述である．正しいものの組合せはどれか．
   a．インスリンは膵臓のランゲルハンス島α細胞で合成されるペプチドホルモンである．
   b．インスリンの分泌に関与する最も生理的に重要な調節要素は血糖値である．
   c．インスリンは空腹時にその分泌が亢進される．
   d．インスリンは標的細胞表面の受容体を介して細胞内に信号を伝達する．その受容体はほとんどすべての細胞に存在する．
   e．インスリン受容体はαサブユニットとβサブユニットからなるヘテロ二量体である．
      (1) aとd　(2) aとc　(3) bとd　(4) bとe　(5) cとe

6 グルカゴンに関する記述である．正しいものの組合せはどれか．
   a．グルカゴン受容体は多くの組織に発現する．
   b．グルカゴン受容体は7回膜貫通型であり，Gタンパク質を介してシグナルを伝達する．

c．グルカゴンは脂肪組織ではトリアシルグリセロールを合成する．
d．グルカゴンはグリコーゲンの分解を抑制する．
e．グルカゴンはcAMP応答配列結合タンパク質を活性化し，糖新生を亢進する．
   (1)aとd　　(2)aとc　　(3)bとd　　(4)bとe　　(5)cとe

7 炭水化物による糖質代謝・脂質代謝系酵素の遺伝子発現調節に関する記述である．正しいものの組合わせはどれか．

a．インスリンによる遺伝子発現の亢進はすべてChREBPを介する．
b．ChREBPはリン酸化された状態が活性化状態である．
c．グルコースの代謝産物であるキシリロース 5-リン酸がプロテインホスファターゼ2Aを活性化し，ChREBPの脱リン酸化を行う．
d．グルカゴンは核内受容体を介してAキナーゼを活性化させ，ChREBPをリン酸化する．
e．AMPキナーゼによるChREBPのリン酸化により脂肪酸によるグルコース節約効果が発揮される．
   (1)aとd　　(2)aとc　　(3)bとd　　(4)bとe　　(5)cとe

5章
脂質の摂取と遺伝子発現

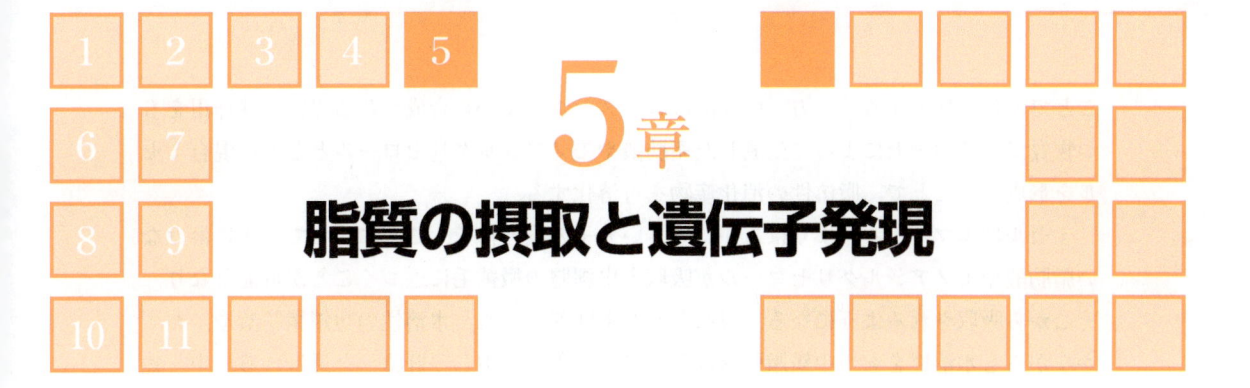

脂質(lipid)はそれ自身エネルギー密度が高く(9 kcal/g, 37.8 J/g)，かつ疎水性で水になじまないため，きわめて濃縮されたエネルギー源として存在する．したがって，重労働に従事する人や激しいスポーツを行う選手，あるいは極寒の地といった，厳しい環境のもとで生活する人びとにとって効率よくエネルギーを摂取するためにはすぐれた栄養素である．しかし，先進国における労働環境や生活環境の整ったエネルギー消費の少ない社会では，脂質を多く含む食餌はエネルギーの過剰摂取を招き，肥満，糖尿病，動脈硬化など，いわゆる生活習慣病のリスクファクターとなる．

また，脂質は生理活性物質の材料にもなる．必須脂肪酸を前駆物質としてつくられるエイコサノイドは局所ホルモンとして血液凝固の制御など，さまざまな生体調節作用を発揮する．さらに最近になって，脂肪酸そのものがリガンドとして，脂質代謝の信号伝達にかかわることが明らかになってきた．摂取する脂質の質や量と生活習慣病とのかかわりが分子レベルで解明されつつある．

5.1 脂質の消化吸収と胆汁酸の腸肝循環

脂質は水に溶けないため，その消化吸収と体内輸送は水溶性物質とは異なる独特のシステムを形成している．その一つは消化吸収過程における胆汁酸とのミセル(micelle)形成であり，もう一つは体内輸送のためのリポタンパク質(lipoprotein)の形成である．

5.1.1 脂質の消化吸収と胆汁酸

食物から摂取する脂質の90％以上はトリアシルグリセロール(triacylglycerol)で，小腸に至るまでに，唾液や胃液に含まれるリパーゼ(lipase)によってその一部(＜30％)は脂肪酸(fatty acid)と2-モノアシルグリセロール(2-monoacylglycerol)に分解される．これらがエマルジョン*(emulsion)を形成し，小腸に流入すると，十二指腸の分泌上皮細胞からCCK-PZ(cholecystokinin-pancrezymin，コレシストキニン)などが分泌される．その刺激によって胆嚢(cholecyst)からは胆汁酸，膵臓からは膵リパーゼやコリパーゼ(colipase)を含む膵酵素(pancreatic enzyme)が分泌される(3章参照)．コリパーゼは小さなタンパク質で，エマルジョンの油—水界面に結合し，そこにリパーゼを固定し，かつ活性化する

---

* 乳濁液．微細な油滴が水溶液中に分散したもの．

ことで消化を促進する．一方，胆汁酸はコレステロールから合成される界面活性作用をもつ物質で，リパーゼによって生成した脂肪酸やモノアシルグリセロールとともに混合ミセルを形成することで，脂溶性の消化産物を可溶化する．

　ミセルはエマルジョンよりはるかに小さい分子の集合体で，これによって，水に溶けない脂肪酸やモノアシルグリセロールが吸収上皮細胞の微絨毛に近づくことが可能となり，そこから吸収されるようになる．吸収された脂肪酸のうち，水溶性の短鎖脂肪酸や，わずかながらも水溶性をもつ中鎖脂肪酸はそのまま門脈を経由し，肝臓へと運ばれる．中・短鎖脂肪酸の消化吸収には，必ずしも胆汁酸や膵リパーゼを必要とせず，また肝臓で容易に代謝されるため，消化吸収能の未発達な乳幼児や消化吸収力が弱っている病人に対して，よいエネルギー源となる．

　一方，脂肪酸の大部分を占める長鎖脂肪酸は，モノアシルグリセロールと再び化合すると，トリアシルグリセロールへと再合成され，リポタンパク質を形成してから，リンパ管

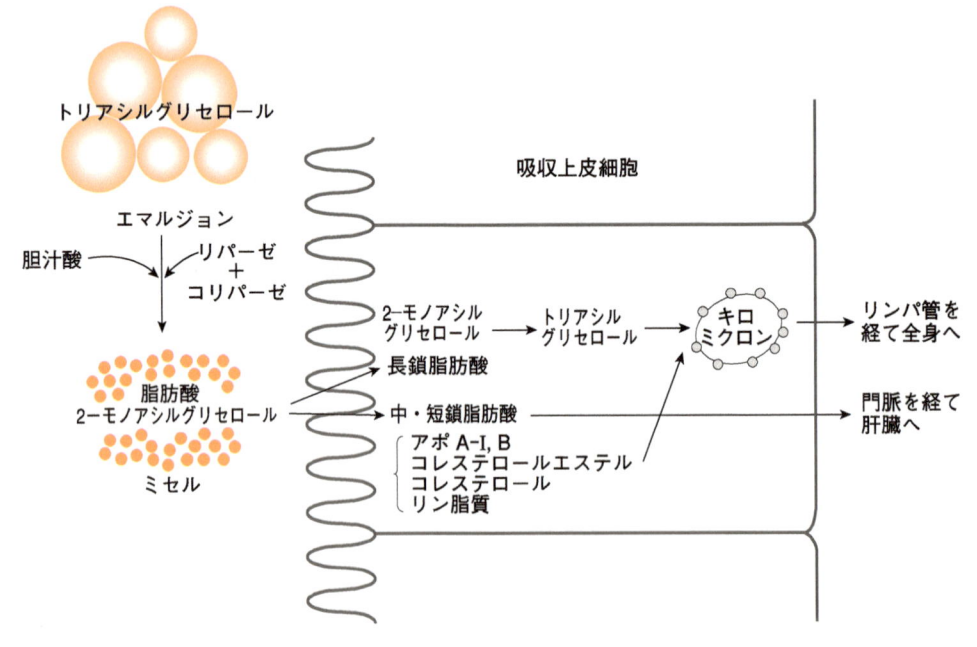

図5-1　脂質の消化と吸収

コレステロールエステルやリン脂質も，それぞれエステラーゼ，ホスホリパーゼで加水分解を受けた後吸収され，一部は，再合成され，コレステロール，コレステロールエステル，リン脂質としてキロミクロンを構成する．

Column　エネルギー計算をしてみよう！

グリコーゲン1gに対しておよそ水2gが水和する．したがって，脂質1gのカロリーをグリコーゲンで蓄えようとすれば，水和する水の量が合わさってざっと6g程度となる．

体脂肪率20%として，体内に蓄積する脂肪のエネルギーをグリコーゲンで貯蔵したとすると，体重がどれほど増加するか概算してみよう．

を経由して，血液循環に入っていく（図5-1）．なお，一般に炭素数が8〜10のものを中鎖脂肪酸，それより小さいものを短鎖脂肪酸，大きいものを長鎖脂肪酸と呼ぶが，厳密な区別ではない．

5.1.2 胆汁酸の腸肝循環とコレステロール代謝

胆汁酸(bile acid)は，肝臓でコレステロールから合成される．肝臓で合成された胆汁酸は一次胆汁酸と呼ばれ，タウリンやグリシンと抱合した後，胆汁の成分として小腸に分泌され，脂質の消化吸収を助ける．役目を終えた胆汁酸の90%以上は回腸末端に特異的に発現している胆汁酸輸送体によって再吸収されて肝臓にもどり，新たに合成された胆汁酸とともに再び分泌される．これを胆汁酸の**腸肝循環**(enterohepatic circulation)という（図5-2）．

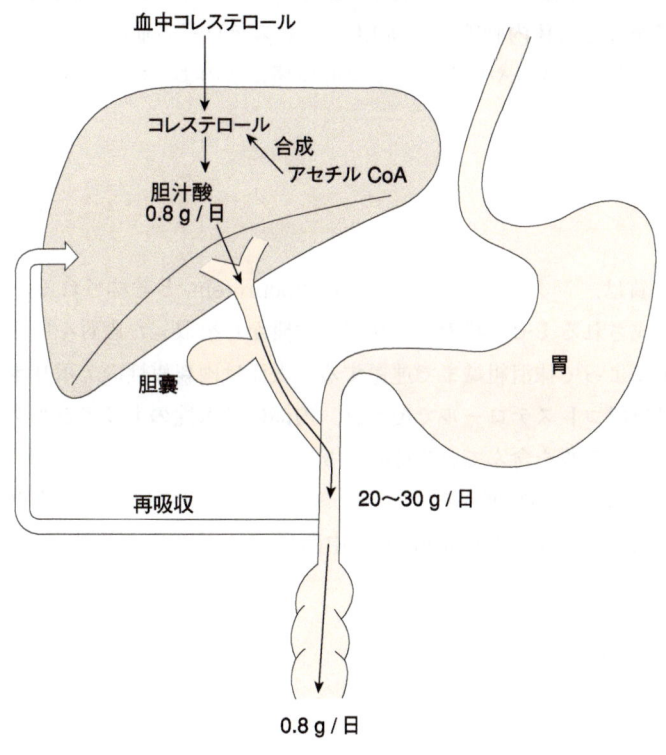

図5-2 胆汁酸の腸肝循環

1日に消化管に分泌される胆汁酸の総量は20〜30gであるが，体内の胆汁酸総量は3〜5gとそれほど多くはない．胆汁酸の界面活性作用は脂質の消化吸収に必須であるが，界面活性作用そのものは，細胞溶解作用などの毒性をもち，多くを体内に貯蔵することができないので，腸肝循環により再利用することで，その必要量を賄っている．このとき，一部の胆汁酸は再吸収を免れて糞中に排出され，その減少分は新たにコレステロールから肝臓で合成される．体内にはコレステロールの分解経路はなく，ごく少量がステロールホルモンの合成に用いられ，一部は皮膚などの脱落に伴い体外へと排出される．したがって，糞中への胆汁酸の排出が実質的なコレステロールの異化経路となっており，胆汁酸の糞中排出量は血中コレステロール濃度に大きく影響する．食物繊維や大豆タンパク質などに，

血中コレステロール濃度低下作用のあることが知られているが，この作用の一部は，胆汁酸の糞中への排出促進によると考えられている．

ところで，胆汁酸の一部は腸内細菌の作用により二次胆汁酸となるが，二次胆汁酸の毒性はさらに強く，リトコール酸やデオキシコール酸には大腸発がん作用のあることが動物実験や培養細胞を用いた実験で確かめられている．また，高脂肪食や低繊維食の摂取と大腸発がん率との間には相関のあることが疫学調査で認められている．高脂肪による胆汁酸の分泌増加や，低食物繊維による糞便の大腸滞留時間の増加などが発がんの促進に働くと考えられるが，これらの食物成分と大腸がんの因果関係は明らかではない（10.2節，コラム「野菜の摂取と大腸がん」参照）．

脂質摂取過剰はさまざまな生活習慣病の原因となっているが，消化吸収過程における胆汁酸の腸肝循環を介した体内動態も，高 LDL コレステロール血症，動脈硬化，大腸がんに関係しており，食餌の成分や摂取形態が腸肝循環にどのような影響を与えるのか，詳細な解明が待たれる．

5.2 リポタンパク質と脂質の体内輸送

リポタンパク質は，アポリポタンパク質（apolipoprotein）と総称される一群のタンパク質と脂質から構成されるミセル状の複合体で，食餌から摂取した脂質や肝臓で合成された脂質を体液循環によって抹消組織まで運搬する．表面は両親媒性のアポリポタンパク質とリン脂質および遊離コレステロールで覆われ，内部に疎水性のトリアシルグリセロールとコレステロールエステルを含んでいる（図5-3）．

リポタンパク質は，その密度からキロミクロン（chylomicron），超低比重リポタンパク質（VLDL；very low density lipoprotein），中間比重リポタンパク質（IDL；intermediate

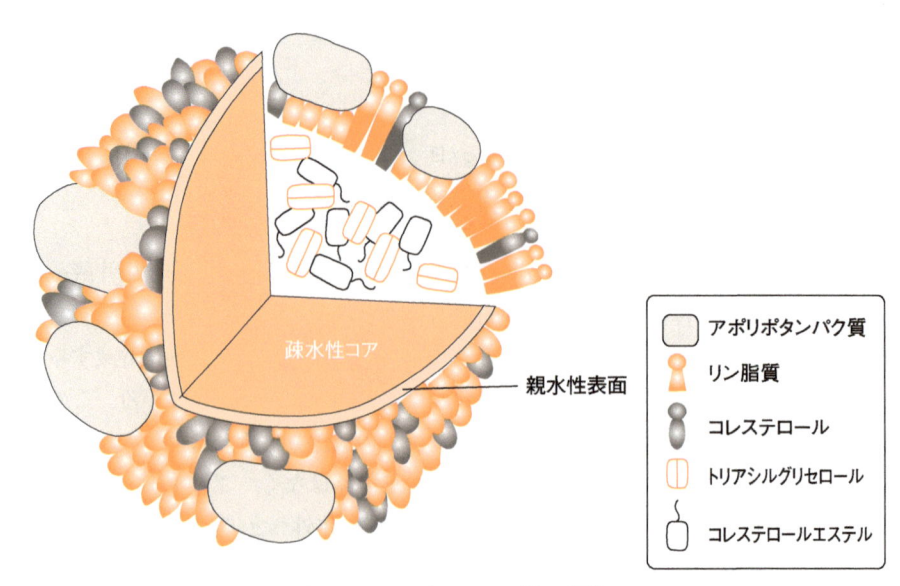

図5-3 リポタンパク質の構造

density lipoprotein），低比重リポタンパク質（LDL；low density lipoprotein），高比重リポタンパク質（HDL；high density lipoprotein）の5種類に分類される（表5-1）．密度の小さいリポタンパク質ほど脂質を多く含み，キロミクロンは小腸から吸収された脂質を，VLDLは肝臓で合成された脂質を末梢の組織に運ぶ．

　リポタンパク質の表面に存在するアポリポタンパク質は，リポタンパク質の構造を維持するだけでなく，代謝酵素の活性制御に関与し，また，組織の細胞に存在するリポタンパク質レセプターに対するリガンドとなることで，それぞれのリポタンパク質の代謝運命を決定している（表5-2）．

　ヒト血液中のリポタンパク質の濃度は栄養条件によって大きく変動するが，性別によっ

表5-1　リポタンパク質の分類と組成

形状		キロミクロン	VLDL	IDL	LDL	HDL
形状	密度（g/cm³）	<0.96	<1.006	1.006〜1.019	1.019〜1.063	1.063〜1.21
	サイズ（mm）	70〜1200	30〜70	25〜35	22〜30	18〜36
組成	脂質成分（%）	90〜99	89〜94	80〜85	75〜80	50〜55
	遊離型コレステロール	0.5〜1	6〜8	8	5〜10	3〜5
	コレステロールエステル	1〜3	12〜14	30	35〜40	14〜18
	リン脂質	3〜8	12〜18	22	20〜25	20〜30
	トリアシルグリセロール	86〜94	55〜65	22	8〜12	3〜6
	アポリポタンパク質（%）	1〜2	5〜10	15〜20	20〜24	45〜50
	おもなアポリポタンパク質	A-I, A-II, B-48, C-I, C-II, C-III, E	B-100, C-I, C-II, C-III, E	B-100, C-III, E	B-100	A-I, A-II, C-I, C-II, C-III, D, E

表5-2　おもなアポリポタンパク質とその機能

アポタンパク質	リポタンパク質中の組成（%）				おもな合成臓器	機　能
	キロミクロン	VLDL	LDL	HDL		
A-I	7.4	tr	—	67	肝臓，小腸	LCATの活性化，HDL受容体との結合
A-II	4.2	tr	—	22	肝臓，小腸	LCATを阻害，肝リパーゼを活性化
A-III					肝臓	不明
B-48	23				小腸	LDLの形成，キロミクロンの形成
B-100		37	98	tr	肝臓	LDLの形成，LDL受容体との結合
C-I	15	3.3	tr	1〜3	肝臓	LCAT，LPLの活性化
C-II	15	6.7	tr	1〜3	肝臓	LPLの活性化
C-III	36	40	tr	3〜5	肝臓	LPLを阻害
D					肝臓	不明
E		13	tr		肝臓	キロミクロンレムナント受容体との結合，VLDL, IDL・LDL受容体との結合

LCAT；lecitin cholesterol acyltransferase, LPL；lipoprotein lipase, tr；trase（微量）．
日本化学会 編，「脂質の化学と生化学」，学会出版センター（1992），p.134 より一部改変．

5・2　リポタンパク質と脂質の体内輸送

表5-3 ヒト血清中の脂質成分

脂質成分(単位)	含量	
	男	女
脂質成分		
総コレステロール(mg/100 mℓ)	122 ～ 244	
遊離コレステロール(mg/100 mℓ)	35 ～ 72	36 ～ 67
脂肪酸(μeq/ℓ)	129 ～ 769	
総胆汁酸(μM)	0.5 ～ 9.0	
トリアシルグリセロール	34 ～ 235	29 ～ 112
リン脂質(mg/100 mℓ)	145 ～ 257	
リポタンパク質		
キロミクロン(mg/100 mℓ)	(食後に表れる)	
HDL(mg/100 mℓ)	284 ± 90	361 ± 102
LDL(mg/100 mℓ)	411 ± 105	399 ± 89
VLDL(mg/100 mℓ)	147 ± 122	75 ± 64

ても異なる(表5-3)．女性よりも男性に動脈硬化や脳・心臓血管疾患が多いのは，HDLに対するLDLの比率(LDL/HDL比)が女性に比べて大きいことが要因の一つと考えられている．

5.2.1 アポリポタンパク質とリポタンパク質の代謝運命

　リポタンパク質による脂質の輸送経路には，食餌から摂取した脂質を運ぶキロミクロンを中心とした外因性経路と，肝臓で合成した脂質を運ぶVLDLを中心とした内因性経路がある．それぞれの経路には特徴的なアポリポタンパク質をもつリポタンパク質が存在する．それらのアポリポタンパク質とHDL上に存在するアポリポタンパク質は一種の平衡状態にあり，リポタンパク質の代謝とともにアポリポタンパク質がリポタンパク質間を移動することで，リポタンパク質の代謝運命が決定される．このとき，HDLはアポリポタンパク質のリザーバーとして機能する一方で，末梢組織で過剰になったコレステロールを肝臓へ逆転送する役割を担っている．

(1) 外因性経路

　キロミクロンは，小腸から消化吸収によって得た脂質を輸送する(図5-4)．直径が大きいものでは1μmにも及ぶリポタンパク質で，このため脂肪の多い食餌を摂取した後には，血液が白く濁って見えることもある．キロミクロンは，小腸で合成されたときはアポA-I(apo A-I；apolipoprotein A-I)，アポB-48(apoB-48；apolipoprotein B-48)がおもなアポリポタンパク質で，リンパ管を経て血中に入るとHDLからアポEとアポC-Ⅱを獲得する．アポC-Ⅱには，毛細血管上皮細胞膜上に結合しているリポタンパク質リパーゼ(LPL；lipoprotein lipase)の活性化作用があり，アポC-Ⅱとの相互作用で活性化されたLPLによってキロミクロンが運んできたトリアシルグリセロールは，脂肪酸とグリセロールに分解される．脂肪酸は近傍の組織に取り込まれて利用され，グリセロールは肝臓に取り込まれて代謝される．

　筋肉や脂肪組織は大きな組織で，毛細血管が発達し，また体の至る所に分布しているた

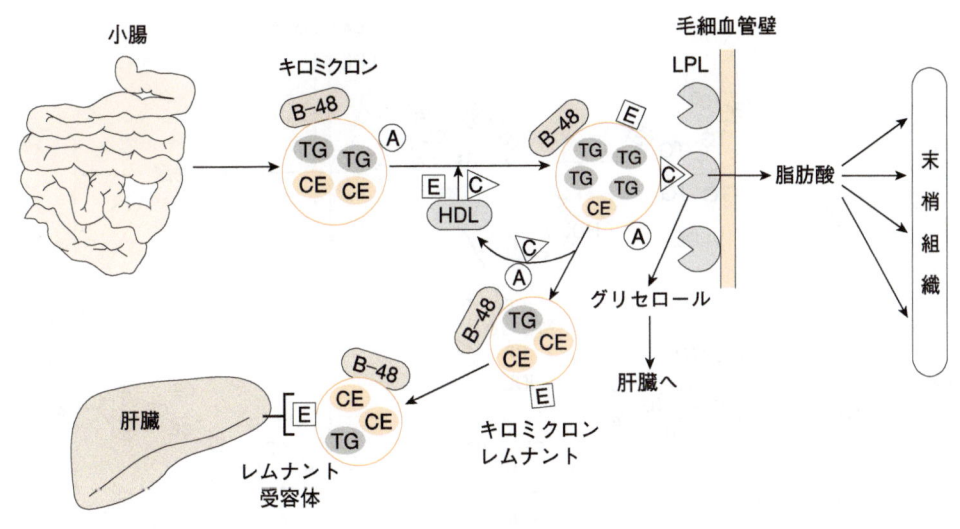

図5-4 リポタンパク質の外因性代謝経路
A:アポA-I, B-48:アポB-48, C:アポC-II, E:アポE, TG:トリアシルグリセロール, CE:コレステロールエステル, LPL:リポタンパク質リパーゼ.

め，大部分の脂肪酸はこれらの組織で利用されるか，再びトリアシルグリセロールとなって貯蔵される．とくに食後はインスリンの作用によって脂肪組織のLPLが誘導されるので，脂肪組織への蓄積が著しく亢進する．

　LPLの作用を受けて小さくなったキロミクロンからは，アポA-I，アポC-II，およびリン脂質の一部がHDLに移り，コレステロールの多いキロミクロンレムナント(chylomicron remnant)*になる．キロミクロンレムナントはアポEを認識する肝臓レムナント受容体を介して肝臓に取り込まれる．このように，キロミクロンは，食餌由来のトリアシルグリセロールを脂肪組織や筋肉に運搬し，コレステロールを肝臓に運搬する．したがって食餌由来の脂質のうち，抹消組織で利用されなかったものはすべて肝臓に運ばれる．

(2) 内因性経路

　VLDLは，肝臓でグルコースやアミノ酸から生合成されたトリアシルグリセロールやコレステロールを末梢組織に輸送する(図5-5)．肝臓からはアポB-100とアポEをもつリポタンパク質として分泌される．血中に出たVLDLはキロミクロンと同様にHDLからアポC-IIを受け取り，末梢組織の毛細血管でLPLの作用を受けてIDLへと変化する．その際に生じた脂肪酸は各組織へ供給される．

　また，アポC-IIはHDLへと転移し，IDLを構成するアポリポタンパク質のほとんどがB-100とEとで占められるようになる．その後，IDLはアポEを認識する肝臓のレムナント受容体(remnant receptor)を介して一部は肝臓に取り込まれるが，その大部分は肝性トリアシルグリセロールリパーゼ(HTGL; hepatic triacylglycerol lipase)の作用によってLDLへと代謝される．

　ヒトのVLDLの約90%はLDLに変換される．LDLはコレステロールエステルを多く含み，そのアポリポタンパク質のほとんどがB-100となるので，B-100を認識するLDL

* キロミクロンの残骸という意味.

5・2　リポタンパク質と脂質の体内輸送

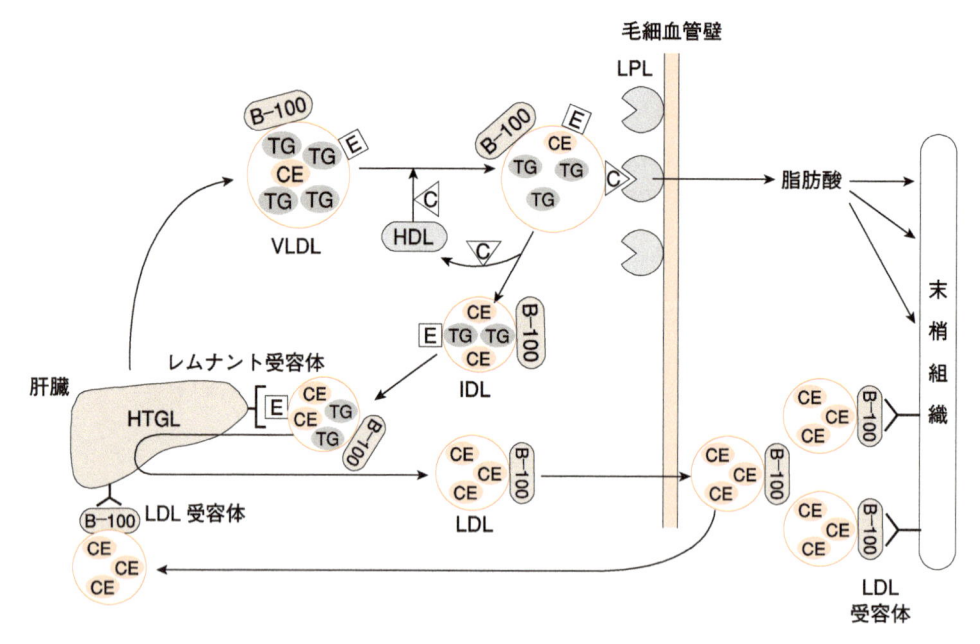

図5-5 リポタンパク質の内因性経路
B-100：アポ B-100，C：アポ C-Ⅱ，E：アポ E，TG：トリアシルグリセロール，CE：コレステロールエステル，LPL：リポタンパク質リパーゼ，HTGL：肝性トリアシルグリセロールリパーゼ．

受容体を介して末梢の組織に取り込まれ，細胞にコレステロールを供給する．このとき利用されなかったLDLは，肝臓のLDL受容体に取り込まれ，肝臓で処理される．

（3）HDLとコレステロールの逆転送系

末梢細胞では不要となったコレステロールを分解することができず，肝臓まで送られて処理される．この末梢細胞から肝臓へのコレステロールの逆転送に中心的な役割を担っているのがHDLで，血管壁などへのコレステロールの過剰蓄積を防御している（図5-6）．

Column コラム　水鳥はかなづち？

脂質の蓄積は，肥満や糖尿病，動脈硬化あるいは美的な観点から悪者のようにいわれている．しかし，脂質は貯蔵エネルギーとしてだけでなく，さまざまな役割を果たしている．

水鳥が水に浮くのは，羽が水をはじき，羽の間の空気が浮き袋の役目をするからである．水をはじいているのはもちろん脂質で，鳥の羽繕いは，皮脂腺から出る油脂をくちばしにつけて羽をコーティングする行為である．

私たちの皮脂腺から出る脂質も皮膚の乾燥を防ぎ，また水濡れから肌を守っている．そのほか，衝撃に対する緩衝材として，手のひら，足の裏，さらには腰回り，臀部に脂肪組織が分布し，転んだときの衝撃から内臓や子宮を保護している．ネコがネズミに気づかれずに近づけるのも，手足の裏にある肉球と呼ばれる脂肪パッドのおかげである．また，脂質には断熱材としての作用もあり，寒冷から私たちの身を守ってくれている．

近年，簡易体脂肪率計が広く流通し，体脂肪率の増減に一喜一憂する光景がしばしば見られるが，必要以上の体脂肪の減少は，このような防護効果をも損ねることに留意しなければならない．

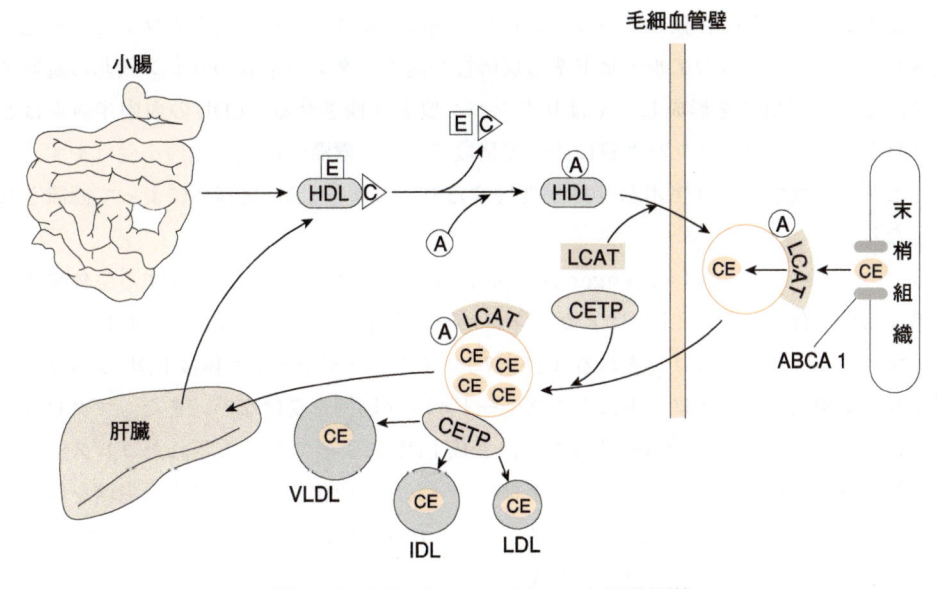

図5-6　HDLとコレステロールの逆転送
LCAT：レシチンコレステロールアシル転移酸素，CETP：コレステロールエステル転送タンパク質．

　HDLはおもに肝臓と小腸で合成され，血中でキロミクロンからアポA-Iを受け取ると，末梢細胞に接着し，末梢細胞で発現している **ABCA1**（ATP binding cassette transporter A1）と呼ばれる膜輸送タンパク質を介して，コレステロールを引き抜く．引き抜かれたコレステロールは，HDL上でアポA-Iによって活性化された **LCAT**（lecithin cholesterol acyltransferase）の作用を受けてコレステロールエステルとなり，HDLの内部に蓄えられる．HDLは次第にコレステロールエステルが豊富に含まれた大きな粒子となり，HDL受容体を介して肝臓に取り込まれる．またその一部は，やはりHDLに存在する **CETP**（cholesterol ester transport protein）の作用によりVLDL，IDL，LDLなどに転送される．転送されたコレステロールエステルは内因性経路を循環し，再び必要な組織へと輸送され，最終的にはLDLとして肝臓にもどる．

5.2.2　LDL受容体とスカベンジャー受容体

　コレステロールは細胞膜の成分として細胞膜の流動性の調節にかかわり，またステロイドホルモンやビタミンDの前駆体となる重要な機能性分子なので，その細胞内濃度は厳密に制御されている．このため **LDL受容体** の合成も，コレステロールの過剰蓄積を防ぐため，細胞内コレステロールによって負のフィードバック制御を受ける．過食や動物性食品の摂取過剰など，なんらかの要因で細胞内コレステロール量が増加すると，LDL受容体が減少し，LDLの細胞内への取込みが抑制される（図5-15参照）．とくに肝臓はコレステロール代謝の中心を担い，肝臓でのLDL受容体の減少は血中におけるLDLの鬱滞をきたし，その濃度を上昇させる．

　血管内では生体の防御反応などにより，**フリーラジカル**（free radical）*が常に発生し，

---

*　一般的に分子は偶数の電子をもっており，安定している．フリーラジカルとは，電子が奇数のため不安定で，ほかの分子から電子を奪い取る力が高まっている分子や原子のことを指す．活性酸素がその例．

5・2　リポタンパク質と脂質の体内輸送

過酸化脂質なども常時存在している．これらの過酸化物はタンパク質とも反応し，酸化変性させる．グルコースのアルデヒド基も反応性が高く，タンパク質のリシン残基の遊離アミノ基とシッフ塩基を形成し，やはりタンパク質を変性させる．LDL の血中半減期は2〜3日と，ほかのリポタンパク質に比べて格段に長く，鬱滞が続くと変性を受けやすくなる．これらの反応によりアポ B-100 が変性すると，もはや LDL 受容体によって認識されなくなる．

スカベンジャー受容体(scavenger receptor)は，マクロファージに存在する生体異物を認識する受容体で，変成 LDL はスカベンジャー受容体によって認識され，血管壁に存在するマクロファージへ取り込まれる(図5-7)．スカベンジャー受容体は LDL 受容体とは異なり，細胞内コレステロールによるフィードバック制御を受けない．また，マクロファージにもコレステロール分解経路はなく，変成 LDL によってもたらされたコレステロールは細胞内に蓄積する．これに伴いマクロファージは泡沫化し，やがて自己崩壊を起こして死滅する．このとき，残されたコレステロールが血管壁に沈着してプラーク(粥腫)を形成し，動脈硬化の要因となる(10.1.1 項参照)．

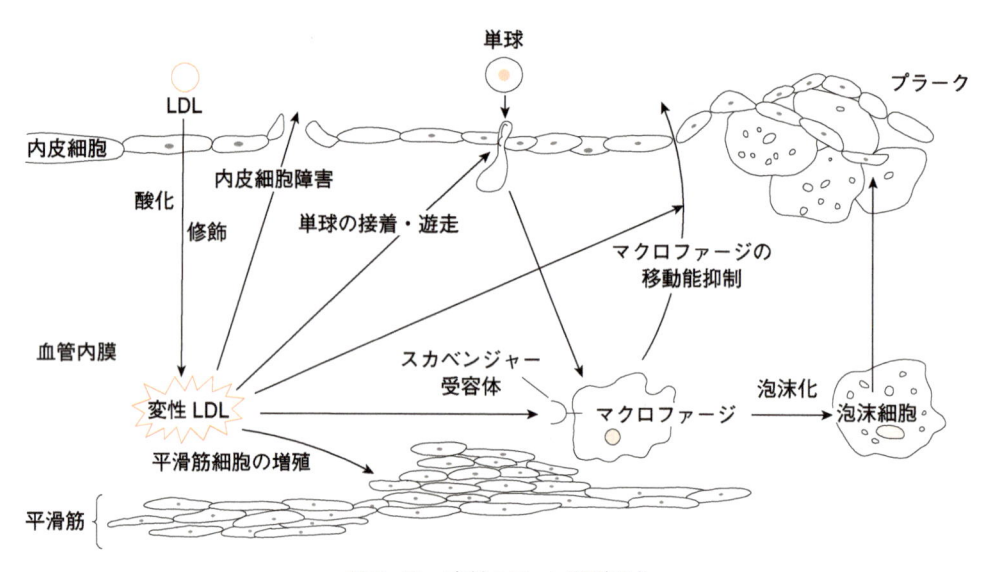

図5-7　変性 LDL と動脈硬化

5.2.3　リポタンパク質代謝の遺伝子疾患

血清 LDL コレステロールとトリアシルグリセロールが異常に増加した状態や HDL コレステロールが低下した状態が脂質異常症(dyslipidemia)——2007 年7月より高脂血症から改名——である．このなかにはリポタンパク質の代謝にかかわる遺伝子の遺伝的変異によって引き起こされるものが知られており，リポタンパク質の表現型から四つの型に分類される(表5-4)．なかでも家族性高 LDL コレステロール血症は，LDL 受容体遺伝子の変異により LDL 受容体の活性が低下し，血中に LDL が増加する疾患で，LDL コレステロール値が子どものときから高く，男性では 30 歳頃から，女性でも 50 歳ぐらいから心筋梗塞を発症するようになる．40 歳以下の若い心筋梗塞患者の 37%，65 歳以下でも 12%

表5-4 原発性脂質異常症の表現型分類と頻度

型	増加脂質	病名	要因	頻度(例数/10,313例) 男性	女性
Ⅰ型高リポタンパク血症	トリアシルグリセロール	外因性高トリグリセロール血症 家族性脂肪誘発性脂血漿高キロミクロン血症	リポタンパク質リパーゼ欠損 アポタンパク質C-Ⅱの欠損	0.1	0.3
Ⅱ型高リポタンパク血症	LDLコレステロール	家族性高コレステロール血症 家族性アポB欠損症	LDL受容体の欠落や障害 遺伝性が高い	32.2 20.9	53.3 22.8
Ⅲ型高リポタンパク血症	トリアシルグリセロール LDLコレステロール	家族性βリポタンパク血症	アポE異常	0.3	0.7
Ⅳ型高リポタンパク血症	トリアシルグリセロール LDLコレステロール	家族性トリアシルグリセロール血症	VLDL分泌亢進	44.6	21.5

厚生労働省,「原発性脂質異常症調査研究班資料」より.

が家族性高LDLコレステロール血症患者であったという調査結果もある．高LDLコレステロール血症患者には，食餌療法と薬物療法でLDLコレステロール値を下げる治療を行うが，食餌療法の要点として，①カロリーを制限して標準体重を目指す，②動物性脂肪を制限し，植物性脂肪にする，③コレステロールを多く含む食べ物を避ける，④食物繊維を多く摂る，などがある．また，薬物療法の一つに，イオン交換樹脂により胆汁酸を吸着することで，胆汁酸の糞中排出を促進する方法がある．

5.3 インスリンとグルカゴンによる脂質代謝の制御

　脂肪酸はグルコースとともに重要なエネルギー源であり，トリアシルグリセロールとして脂肪組織に蓄えられている．グルコースの貯蔵体であるグリコーゲンはエネルギーとして1日分にも満たないが，トリアシルグリセロールは平均的な成人男子で，およそ2カ月分蓄えられている．つまり，脂質を蓄え必要に応じて利用する能力は生存に必須であり，これらの制御はおもに膵ホルモンであるインスリン(insulin)とグルカゴン(glucagon)によってなされている．

5.3.1 インスリンと脂肪酸合成

　脂肪酸は食後，肝臓で解糖系から供給されるアセチルCoAと水素供与体としてNADPHを用いて合成される(図5-8)．NADPHは，ペントースリン酸回路からと，解糖系で生じたNADHをリンゴ酸酵素(malic enzyme)の働きでNADPに転移することで得られる．このとき，膵臓β細胞から分泌されるインスリンは解糖系のさまざまな酵素の活性を亢進するとともに，脂肪酸合成の律速酵素であるアセチルCoAカルボキシラーゼ(acetyl-CoA carboxylase)，ATPクエン酸リアーゼ(ATP-citrate lyase)および脂肪酸合成酵素(fatty acid synthase)の遺伝子発現を誘導する(図5-9)．

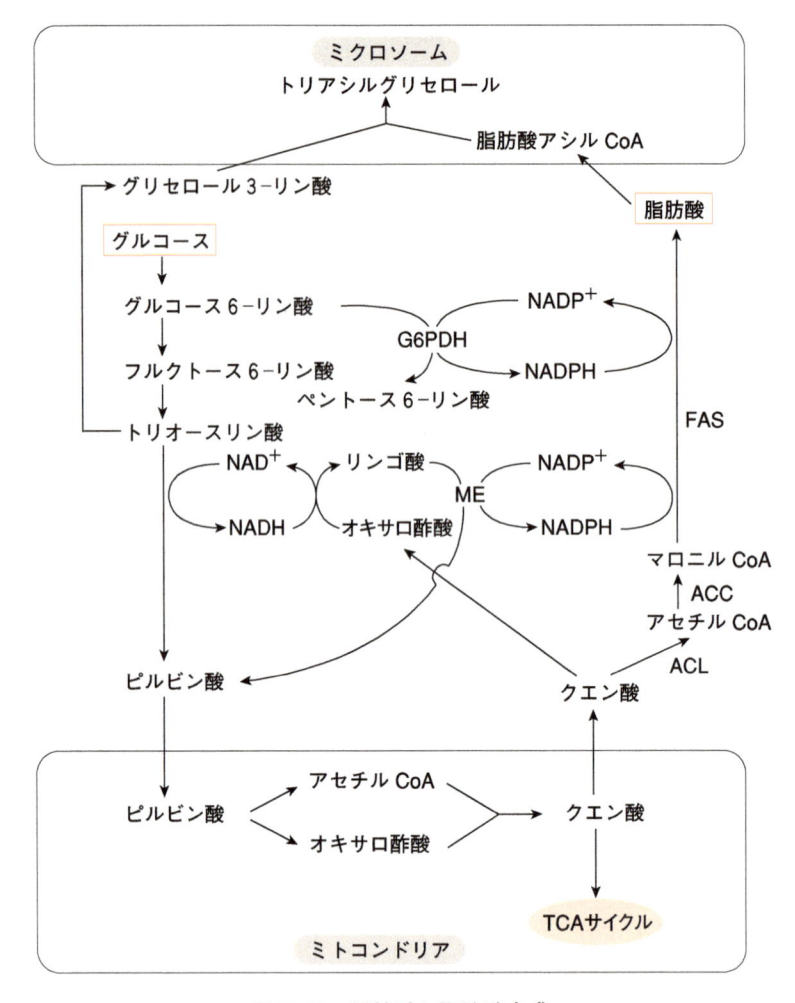

図5-8　解糖系と脂肪酸合成
ACC：アセチルCoAカルボキシラーゼ，FAS：脂肪酸合成酵素，ACL：ATPクエン酸リアーゼ，
ME：リンゴ酸酵素，G6PDH：グルコース-6-リン酸脱水素酵素．

5.3.2　グルカゴンと脂肪動員

　空腹時に血糖値が下がると，膵臓α細胞からグルカゴンが分泌される．グルカゴン受容体は肝臓と脂肪組織に特異的に発現し，グルカゴンの作用により，肝臓ではグリコーゲン分解と糖新生が促進され，血糖が供給される．一方，脂肪組織ではホルモン感受性リパーゼ（hormone sensitive lipase）が活性化され，脂肪組織に蓄えられていたトリアシルグリセロールを分解し，脂肪酸をエネルギー源として末梢組織に供給する．これを脂肪動員という（図5-10）．脂肪酸は肝臓にも送られ，β酸化により分解されるが，このとき生じたアセチルCoAからはケトン体が生成する．ケトン体は水溶性で，筋肉や末梢組織でグルコースの代替エネルギーとして利用される．絶食が長引くと，脳もケトン体の一部をエネルギーとして適用するようになり，飢餓時でも長期にわたる生命維持が可能となる．
　しかし，ケトン体生成の制御は厳密ではなく，絶食時間とともに血中濃度が上昇し，ケ

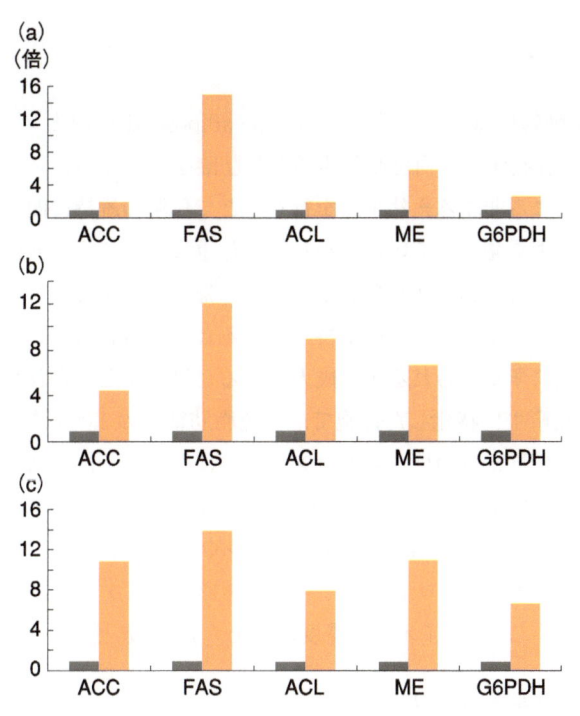

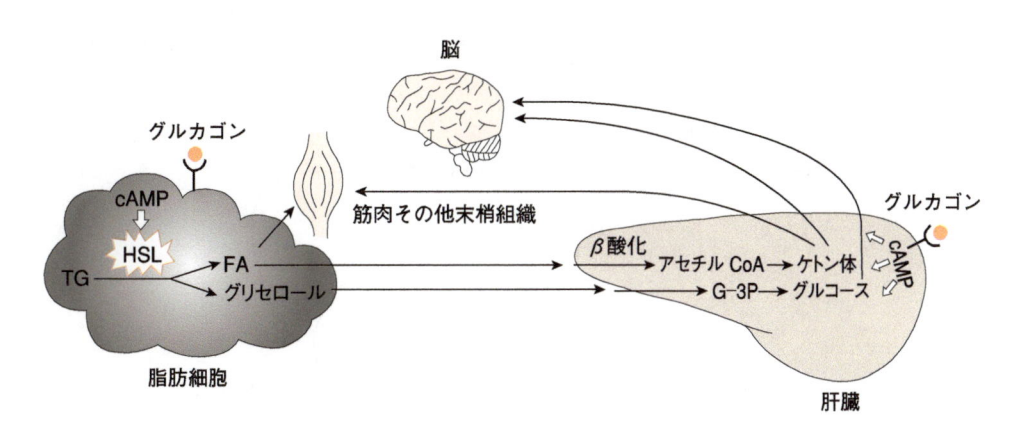

図 5-9　インスリンによる脂肪酸合成にかかわる遺伝子の発現誘導
■ −インスリン，■ ＋インスリン．(a)転写活性，(b)mRNA 量，(c)酵素活性．
膵 β 細胞を破壊して作製した I 型糖尿病モデルラットにインスリンを投与した．

5・3　インスリンとグルカゴンによる脂質代謝の制御

図 5-10　脂肪動員とケトン体の生成
HSL：ホルモン感受性リパーゼ，TG：トリアシルグリセロール，FA：脂肪酸，G-3P：グリセロール 3-リン酸．

トーシス(ketosis)[*1]からやがてアシドーシス(acidosis)[*2]となり，さまざまな生体機能に障害をきたし死に至る．したがって，長期の絶食(飢餓)にあっても適度に運動をし，ケトン体を消費することが生命維持にとって有利に働く．

[*1] 血中にケトン体が出現すること．
[*2] ケトン体によって血液が酸性に傾くこと．

5.4 β₃アドレナリン受容体と褐色脂肪組織

ヒトを含む哺乳動物には白色脂肪組織（white adipose tissue）と褐色脂肪組織（brown adipose tissue）とが存在する．白色脂肪組織が脂肪酸を蓄えるのに対して，褐色脂肪細胞は，脂肪酸の酸化による非ふるえ熱産生を行うことで体温の維持に関与しており，冬眠動物や小型げっ歯類でよく発達している．小動物は体重に比べて体表面積が大きく，体表から放散される熱量を生命活動に伴う発熱量だけでは補うことができないので，褐色脂肪組織での脂肪酸酸化による産熱で体温を維持していると考えられる．このため，褐色脂肪組織はヒトでは新生児に多く見られるが，成人になるとほとんど見られなくなる．

褐色脂肪細胞は熱産生に特化した細胞で，白色脂肪細胞の1,000倍ものミトコンドリアを含んでおり，褐色に見えるのは，ミトコンドリアにある電子伝達系酵素の成分に鉄イオンが含まれているためである．さらに，そのミトコンドリアにはATP合成酵素に代わって，脱共役タンパク質（UCP；uncoupling protein）が多く発現している．UCPはサーモゲニン（thermogenin）とも呼ばれ，プロトンチャンネルを形成するタンパク質で，電子伝達系で基質の酸化によって生じたH^+イオンの濃度勾配をATP合成と共役することなく解消し，

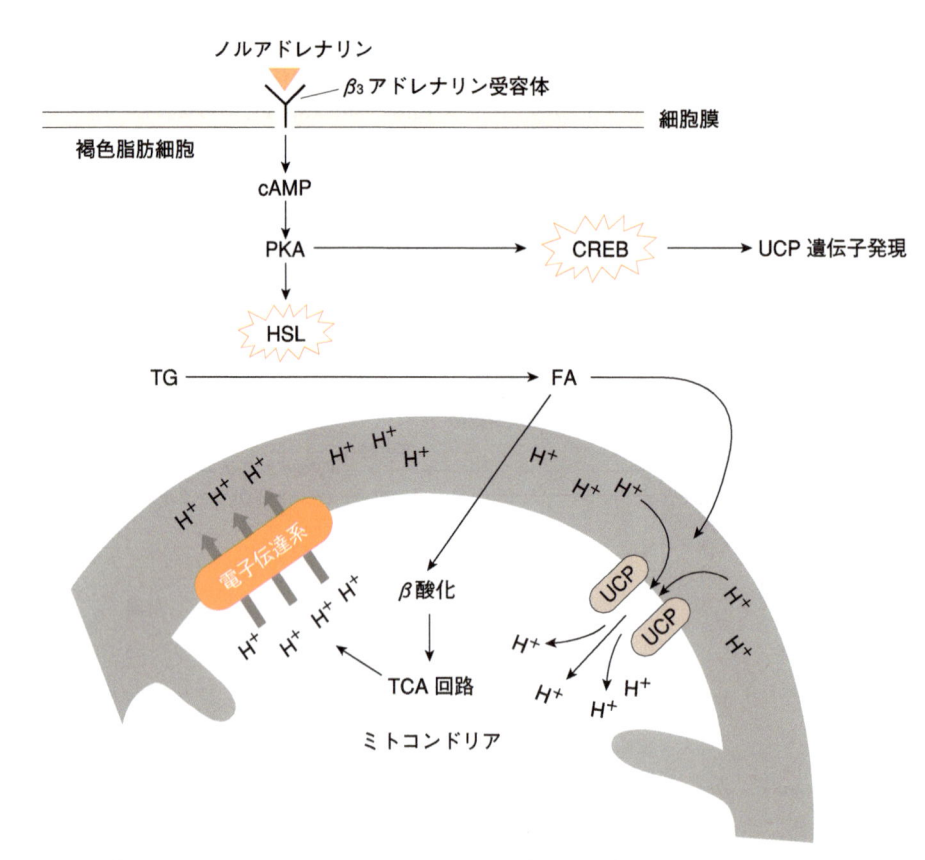

図5-11 UCPと褐色脂肪組織

HSL：ホルモン感受性リパーゼ，TG：トリアシルグリセロール，FA：脂肪酸，PKA：Aキナーゼ，CREB：cAMP応答配列結合タンパク質．ノルアドレナリンによって褐色脂肪組織が刺激されると，脂肪酸の酸化が亢進するとともに脂肪酸はUCPに作用し，プロトンチャンネルを開く．その一方でCREBを介してUCPの遺伝子発現が誘導される．

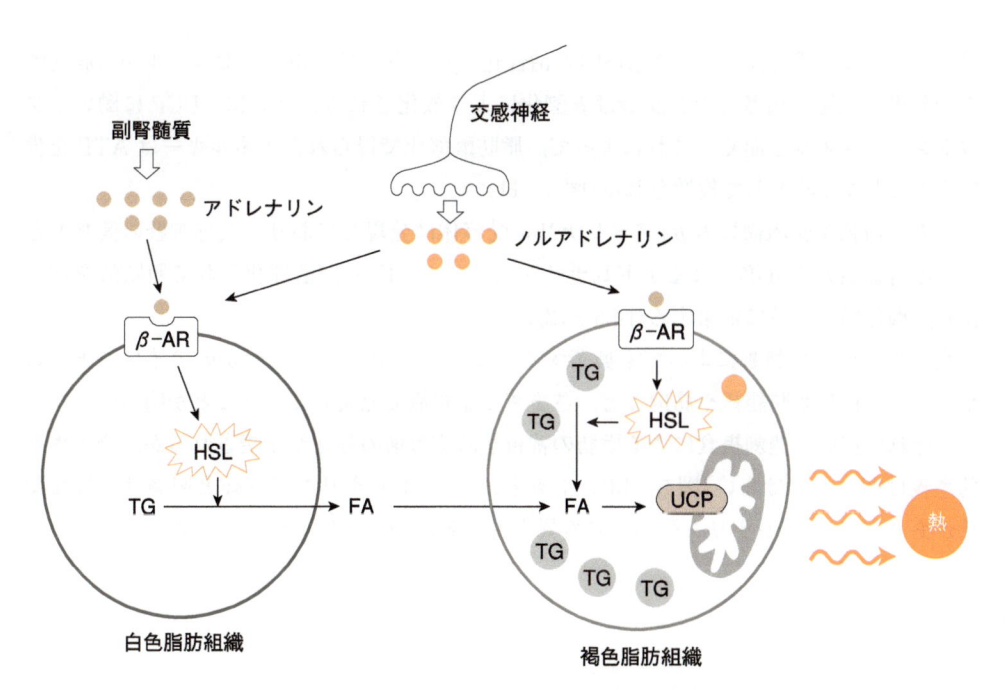

図5-12 β₃ アドレナリン受容体と体熱産生
β-AR：β₃アドレナリン受容体，HSL：ホルモン感受性リパーゼ．

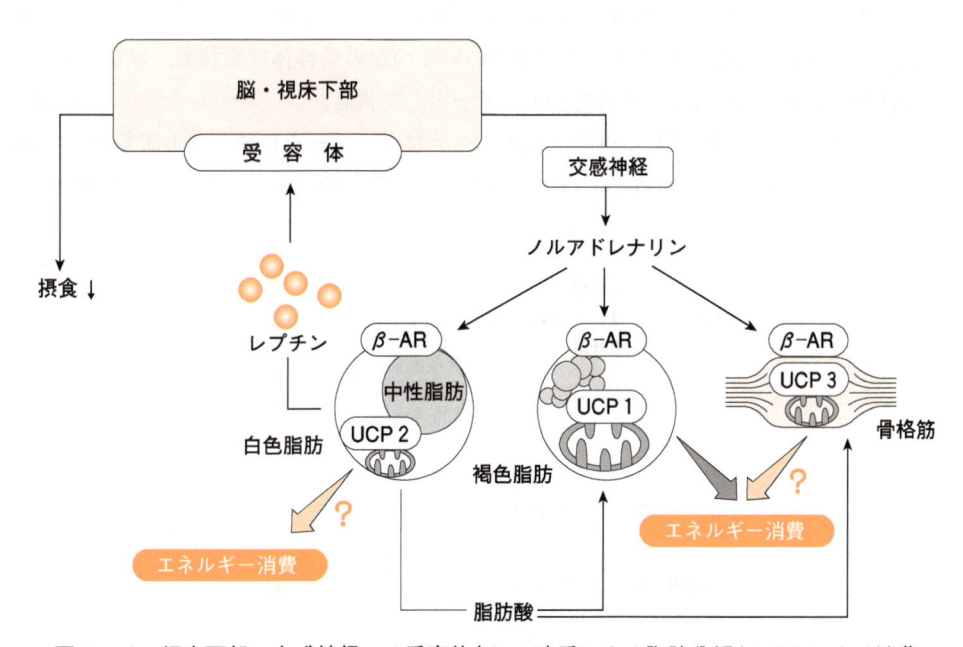

図5-13 視床下部―交感神経―β受容体（β-AR）系による脂肪分解とUCPによる消費
斉藤昌之：エネルギー代謝調節機構―UCPを中心に，日本医学会 編，「肥満の科学」(2003)，
http://www.med.or.jp/jams/symposium/kiroku/124/index.htm より．

5・4 β₃アドレナリン受容体と褐色脂肪組織

そのエネルギーを熱として放出する．

　褐色脂肪組織には**β₃アドレナリン受容体**（β₃-adrenergic receptor）が発現しており，寒冷暴露などによる交感神経の興奮でノルアドレナリンが分泌されると，そのシグナルを

受けてホルモン感受性リパーゼ(HSL)が活性化され，トリアシルグリセロールから脂肪酸を切り出す．切り出された脂肪酸はβ酸化により酸化されるとともに，UCPに働いてプロトンチャンネルを開く．これによって，脂肪酸酸化で得られたエネルギーはATPを生成することなく熱として放散される(図5-11)．

一方，白色脂肪組織にもβ_3アドレナリン受容体は発現しており，交感神経の興奮とともに副腎髄質から分泌されるアドレナリンによって，HSLが活性化されて脂肪酸を切り出し，褐色脂肪組織に供給する(図5-12)．

交感神経は摂食刺激によっても興奮する．また，UCPにはいくつかのアイソフォームが存在し，白色脂肪組織や筋肉など，さまざまな組織で発現していることが明らかとなった．それに伴い，過剰摂食による脂肪の蓄積を防ぐ機構の存在が示唆されるが，その生理的意義は明らかではない(図5-13)．しかし，β_3アドレナリン受容体と肥満は密接な関係があり，β_3アドレナリン受容体に変異をもつ肥満がヒトにもかなりの頻度で見つかっている(9章参照)．

5.5　核内転写因子と脂質代謝

核内受容体(nuclear receptor)はDNA結合領域とリガンド結合領域をもつ転写因子で，細胞外の化合物に直接応答して遺伝子の転写を調節する(2章参照)．現在ヒトでは48種の核内受容体が確認されているが，そのなかのいくつかの受容体は脂肪酸，コレステロール，胆汁酸，あるいはそれらの代謝物のセンサーとして働き，**レチノイドX受容体**(RXR；retinoid X receptor)と呼ばれる核内受容体とヘテロダイマーを形成し(7.1節参照)，脂質の合成，分解，輸送にかかわるタンパク質の遺伝子発現を制御することで，体内脂質のホメオスタシスを維持している(図5-14)．

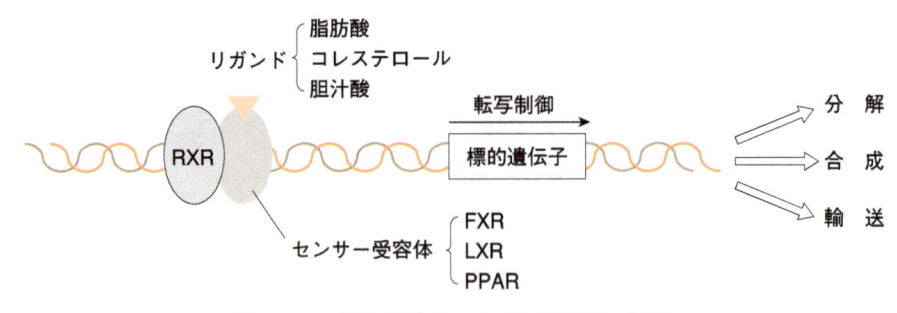

図5-14　核内受容体による脂質代謝の制御

5.5.1　核内転写因子とコレステロールホメオスタシス

体内のコレステロールには食餌由来のものと肝臓で合成されたものとがある．食餌からのコレステロールの吸収率は，摂取するコレステロール量によっても異なるがおよそ50～60％で，摂取するコレステロール量が多くなればなるほど，吸収率は低下する．一方，肝臓はコレステロール代謝においても中心的な役割を果たし，①アセチルCoAからの生合成，②リポタンパク質からの取込み，③胆汁酸への異化，④胆汁への排出を制御する

ことで体内のコレステロールホメオスタシスを維持している．したがって，肝臓でのコレステロール合成量はその蓄積量に応じて変化するが，通常，体内にあるコレステロールの3分の2以上は肝臓で合成されている．

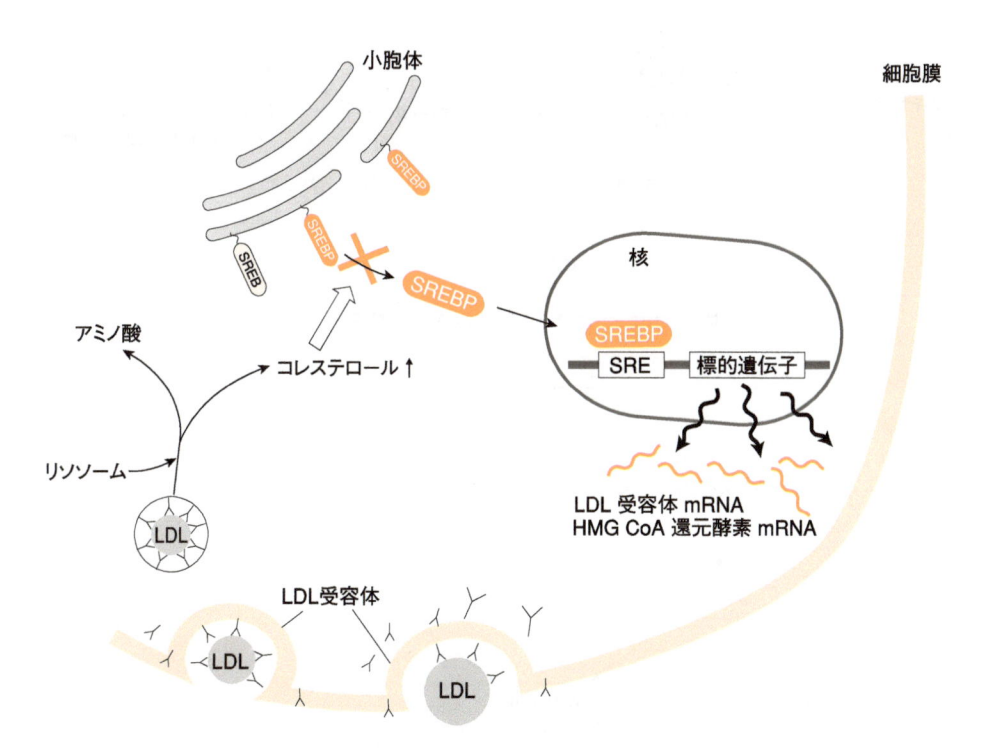

（1）SREBP と細胞内コレステロールのホメオスタシス

　コレステロール合成の律速酵素である HMG CoA 還元酵素と LDL 受容体遺伝子は，ともに細胞内コレステロールの濃度の上昇により転写が抑制される（図5–15）．これらの遺伝子はステロール調節性エレメント（SRE；sterol regulatory element）と呼ばれる共通の塩基配列をもっている．SREBP（SRE binding protein）は膜結合型転写因子で小胞体膜に結合しており，いくつかの段階を経て切り出されると，SRE に結合して標的遺伝子の転写を促進する．細胞内コレステロール合成の促進，あるいは LDL によって細胞内にコレステロールがもたらされることによって，細胞内コレステロール濃度が上昇し，小胞体膜内のコレステロール量が増加すると SREBP の切り出しが抑制される．その結果，HMG CoA 還元酵素や LDL 受容体の合成が抑制される．

（2）LXR, FXR と胆汁酸代謝

　生体内のコレステロールを体外に排出させる唯一の経路は，肝臓に存在する律速酵素であるコレステロール7α水酸化酵素（CYP7A；cholesterol 7α–hydroxylase）によりコレス

図5-15　SREBP と細胞内コレステロールのホメオスタシス

LDL 受容体と結合した LDL はエンドサイトーシスによって細胞内に取り込まれ，エンドソームとなる．これにリソソームが融合し，タンパク質はアミノ酸に，コレステロールエステルはコレステロールと脂肪酸に分解される．コレステロールは小胞体膜の成分となるが，その量が多くなると SREBP の切り出しを阻害する．その結果，末梢細胞では LDL 受容体が減少し，コレステロールの取込みが抑制される．肝臓では同時にコレステロール合成も抑制される．

テロールを胆汁酸へと異化し，十二指腸に排出させる経路である．CYP7A の発現量は肝臓中のコレステロールと胆汁酸の量によって厳密に制御されている．

　肝細胞内でコレステロールが過剰になると，一部がオキシステロールへと異化される（図5-16）．オキシステロールは核内受容体 LXR α（liver X receptor α）を誘導するとともに，それと結合して CYP7A 遺伝子の転写を活性化し，コレステロールから胆汁酸への異化を促進する．また，オキシステロールは同時に SREBP の切り出しも阻害し，コレステロール合成を抑制する（図5-17）．これらの作用により肝細胞内のコレステロールは減少する．一方，コレステロールの異化促進によって肝細胞内の胆汁酸濃度が上昇すると，胆汁酸は核内受容体 FXR（farnesoid X receptor）を活性化し，CYP7A の転写を抑制するとともに，胆汁酸トランスポーターの発現を誘導して胆管への胆汁酸の排出を促進する．これらの作用により肝細胞内の胆汁酸濃度は減少する．

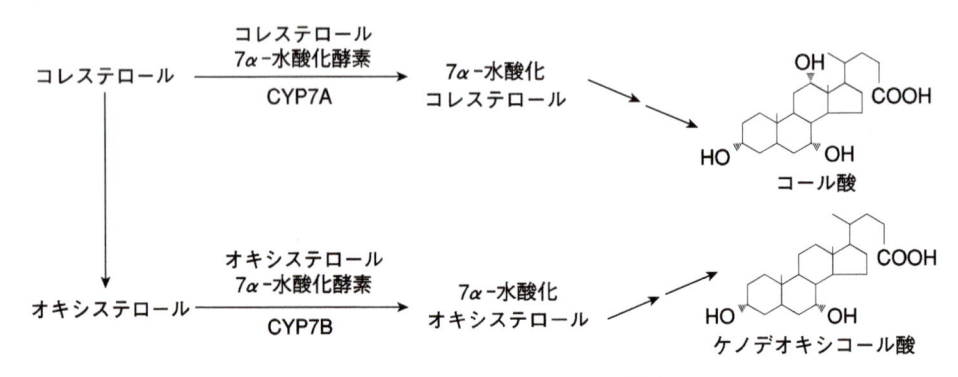

図5-16　オキシステロールと胆汁酸

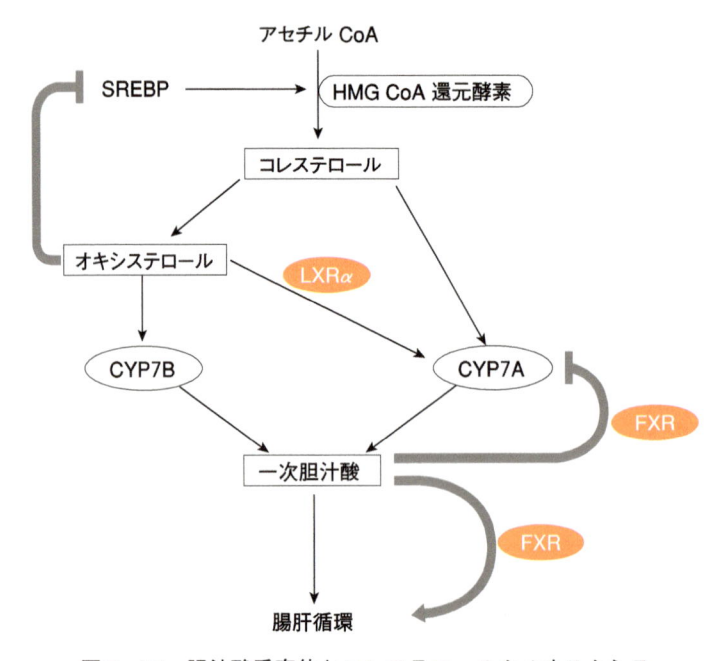

図5-17　胆汁酸受容体とコレステロールホメオスタシス

このように，LXRとFXRはそれぞれオキシステロールと胆汁酸のセンサーとなり，SREBPとともに協調しあって肝細胞内のコレステロールと胆汁酸濃度のホメオスタシスを維持している．

5.5.2 PPARと脂肪酸代謝

ペルオキシソーム(peroxisome)はほとんどの真核細胞に存在し，過酸化水素(H_2O_2；hydrogen peroxide)を発生する細胞内小器官として同定された．さまざまな生体物質や生体異物(xenobiotics)の酸化反応にたずさわり，脂質代謝においては脂肪酸のβ酸化，コレステロールの胆汁酸への変換，プラスマローゲンの合成などにかかわっている．このペルオキシソームを顕著に増加させる薬剤によって活性化される核内受容体としてPPAR(peroxisome proliferators-activated receptor)が見つかった．

PPARはn-3, n-6系の多価不飽和脂肪酸(PUFA；polyunsaturated fatty acids)や，その脂肪酸や脂肪酸誘導体であるエイコサノイドをリガンドとし，ビタミンAの核内受容体であるレチノイドX受容体(RXR)と二量体を形成し，標的遺伝子のプロモーター領域にあるPPRE(peroxisome proliferator responsive element)を認識して，遺伝子の発現を制御している(図5-14参照)．α，β，γの3種のサブタイプが知られており，PPARαは肝臓，心筋，腎臓，腸で発現が高く，PPARβは広く組織に存在し，PPARγは白色脂肪組織および免疫系で発現している．

PPARの標的遺伝子はアポリポタンパク質，FAB(fatty acids binding protein)，ABCA1など脂質の輸送に関するもの，アシルCoA脱水素酵素やアシルCoA合成酵素など脂肪酸代謝に関するもの，UCPやレプチンなどのエネルギー代謝にかかわるものなど広範囲に及び，さらに胎児の発育などにも深くかかわっていると考えられる(表5-5)．

多価不飽和脂肪酸には抗動脈硬化作用があるといわれているが，PPARの活性化によるβ酸化の亢進で脂肪酸分解が促進され，その結果，血中トリアシルグリセロールが減少すること，あるいはABCA1の発現を誘導して末梢組織やマクロファージからのコレステロ

表5-5　多価不飽和脂肪酸やエイコサノイドをリガンドとして活性化されたPPARのおもな標的遺伝子とその機能

	標的遺伝子	標的遺伝子の機能
PPARα	アポA-I，アポA-II，アポC-III	リポタンパク質の輸送
	脂肪酸結合タンパク質	脂肪酸の細胞間輸送
	アシルCoA酸化酵素	ペルオキシソームβ酸化
	アシルCoA脱水素酵素	ミトコンドリアβ酸化
PPARβ	ABCA1	コレステロール逆転送
	脂肪酸結合タンパク質(FAB)	脂肪酸の細胞間輸送
	シクロオキシゲナーゼ	プロスタグランジン合成
	胚発生にかかわる遺伝子	胎児の成長
PPARγ	リポタンパク質リパーゼ	トリアシルグリセロール分解
	アシルCoA合成酵素	脂肪酸合成
	UCP	熱産生
	レプチン	摂食制御

ールの逆転送を促進し,末梢でのコレステロールの蓄積を抑制することなどが考えられる.これらのことから,今ではPPARを標的とした脂質代謝改善薬や,抗肥満,抗糖尿病薬の開発が進んでいる.

5.6 エイコサノイドと必須脂肪酸

　エイコサノイド(eicosanoids)は,炭素数20の不飽和脂肪酸であるアラキドン酸やエイコサペンタエン酸(EPA;eicosapentaenoic acid)から生成されるプロスタグランジン(PG),トロンボキサン(TX),ロイコトリエン(LT)の総称である.また,プロスタグランジンとトロンボキサンを総称してプロスタノイド(prostanoids)という.これらは局所ケミカルメディエーターとして近傍の細胞に信号を伝え,多彩な生理作用を発揮する.

　必須脂肪酸であるリノール酸(C18:2)とリノレン酸(C18:3)は,それぞれアラキドン酸(C20:4)とEPA(C20:5)の前駆体となる.脂肪酸のメチル基末端から最も近い二重結合の位置から前者をn-6系,後者をn-3系と区別している.この二重結合の位置関係はエイコサノイドの代謝を通して置換基の位置などに反映されるので,構造式からエイコサノイドの起源となる脂肪酸の特定や代謝経路を容易に推定することができる.

　エイコサノイドの合成は,細胞膜を構成するリン脂質の2位の位置にある多価不飽和脂肪酸(PUFA)がホスホリパーゼA_2によって切り出されることによって開始する(図5-18).PUFAはシクロオキシゲナーゼまたはリポキシゲナーゼで酸化され,一連の代謝を経て,それぞれから生理活性をもつプロスタノイドとロイコトリエンが生成する.起源となるPUFAと代謝経路から2系列,4系列といったように大別され,たとえばPGI_2,TXA_2,LTA_4と表される.

　エイコサノイドの生理活性は実に多彩で,細胞がサイトカインや増殖因子,あるいは物

多価不飽和脂肪酸	PG TX	LT
ジホモ-γ-リノレン酸	1系列	3系列
アラキドン酸	2系列	4系列
エイコサペンタエン酸	3系列	5系列

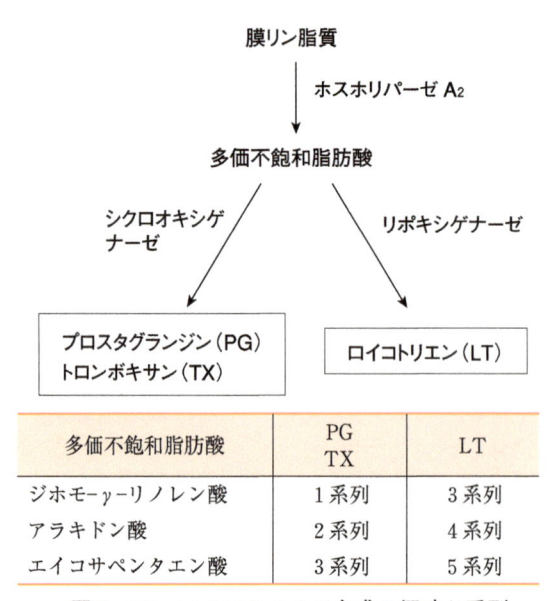

図5-18　エイコサノイド合成の概略と系列

理的な損傷によって刺激されると，それぞれの細胞に特有のエイコサノイドを生成し，オートクリンあるいはパラクリン機構で近傍の細胞に作用し，刺激に応答する（図5-19）．たとえば，血小板ではTXA_2が合成され，血小板に作用し，その凝集を促進する．一方，血管上皮細胞ではPGI_2が合成され，血小板に作用し，その凝集を抑制する．通常はこのバランスが保たれており，血小板が血管内で凝固することはない．しかし，いったん血管が損傷すると，傷口に触れた血小板からはTXA_2の合成が盛んになり，逆に損傷部位の血管壁からのPGI_2の分泌は減少するため，ただちに血小板は凝固し，傷口を塞ぐ．

ところで，必須脂肪酸からアラキドン酸やEPAへの合成能力はそれほど高くないので細胞膜でのこれら脂肪酸の割合は食餌から摂取する脂肪酸の影響を受ける．アジやイワシなどの青魚にはEPAが多く含まれており，EPA含有食品の摂取は動脈硬化の抑制に効果

5・6 エイコサノイドと必須脂肪酸

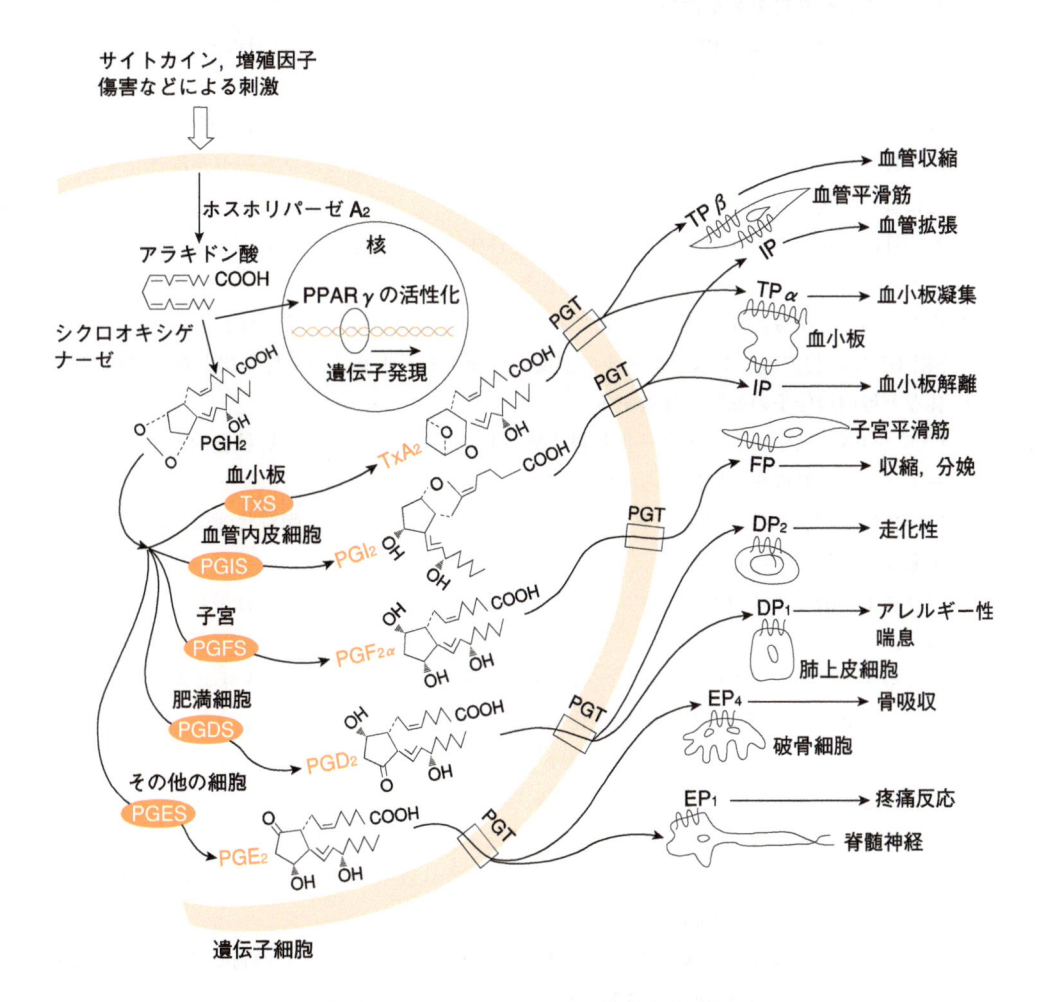

図5-19 エイコサノイドの多彩な生理作用

∧∧∧：それぞれの受容体（P_1, P_2, $P_α$などはサブタイプを示す），PGT：プロスタグランジントランスポーター，TxS，PGIS，PGFS，PGDS，PGES：それぞれの合成酵素（synthase）．さまざまな刺激に応答し，それぞれの細胞が固有のエイコサノイドを生成し，多彩な生理作用を発揮している様子を表している．ここではアラキドン酸から合成される2系統のプロスタノイドを例にとって示している．
http://www.sci.saitama-u.ac.jp/～ohnishi/Lec/Lipids/Eicosanoid.htm より一部改変．

があるとされている．これは EPA から生じる TXA_3 と PGI_3 の生理活性が，アラキドン酸から合成される TXA_2 と PGI_2 の生理活性と異なることが要因の一つとして考えられる．

エイコサノイドはケミカルメディエーターとしての作用のほかに，PPAR のリガンドとして遺伝子発現を制御し，体内脂質の恒常性維持の一翼を担っている（表5-5参照）．

予想問題

1 リポタンパク質に関する記述である．正しいものの組合せはどれか．
 a．リポタンパク質は，密度によって5種類に分類されるが，密度の小さいリポタンパク質ほどアポタンパク質を多く含む．
 b．リポタンパク質による脂質の輸送経路には，HDL を中心とした外因性経路と，VLDL を中心とした内因性経路がある．
 c．コレステロールの逆転送には，肝臓や小腸で合成された HDL が中心的な役割を担っている．
 d．動脈硬化は LDL がスカベンジャー受容体に認識されて，マクロファージが泡沫化することによって起こる．
 e．家族性高 LDL コレステロール血症は，LDL 受容体遺伝子の変異によって起こる疾患である．
　(1) a と d　(2) a と c　(3) b と d　(4) b と e　(5) c と e

2 核内転写因子と脂質代謝に関する記述である．正しいものの組合せはどれか．
 a．SREBP は細胞内のコレステロールの濃度が増加すると小胞体から切り出され，LDL 受容体など標的遺伝子の転写を促進する．
 b．LXR や FXR はオキシステロールと胆汁酸のセンサーとして働き，肝細胞内のコレステロールと胆汁酸濃度を一定に保っている．
 c．PPAR は飽和脂肪酸をリガンドとして RXR と二量体を形成し，脂質代謝に関係する遺伝子発現に関与している．
 d．アラキドン酸やエイコサペンタエン酸から生成されるエイコサノイドは多彩な生理作用をもつ．
 e．アジやタイに多く含まれるエイコサペンタエン酸から生じるトロンボキサン A_3，プロスタグランジン I_3 の生理活性は，動脈硬化を抑制する．
　(1) a と d　(2) a と c　(3) b と d　(4) b と e　(5) c と e

3 ホルモンと脂質代謝に関する記述である．正しいものの組合せはどれか．
 a．インスリンは脂肪酸合成に関与する酵素の遺伝子発現を抑制する．
 b．血糖値が下がると，グルカゴンが分泌され，肝臓でグリコーゲンの分解と糖新生が促進され，ブドウ糖が末梢組織に供給される．
 c．褐色脂肪組織には β_3 アドレナリン受容体があり，ノルアドレナリンの刺激により脂肪酸が生じると同時に UCP に働いて ATP を生成しながら熱を放出する．
 d．インスリンは解糖系酵素の活性を抑制する．
 e．視床下部—交感神経—β_3 アドレナリン受容体系による脂肪分解と UCP によるエネルギー消費は，肥満と密接な関係がある．
　(1) a と d　(2) a と c　(3) b と d　(4) b と e　(5) c と e

6章 タンパク質摂取と信号伝達

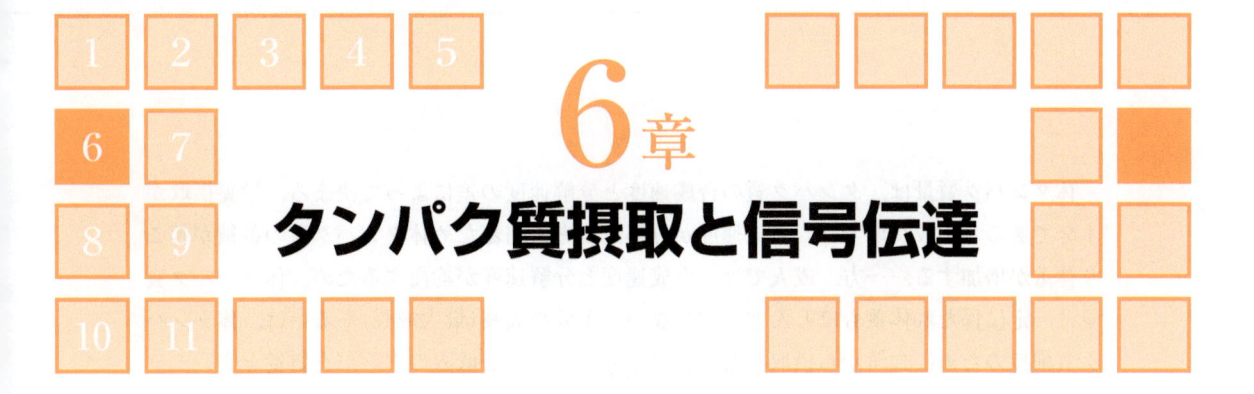

　古くから，摂取するタンパク質の違いによって成長期の動物の成長速度が変化し，このとき体内のタンパク質の合成と分解のバランスも変わることが知られてきた．このことから，生体が食餌中に含まれるタンパク質の違いをなんらかの信号として受け止め，この信号が体タンパク質代謝を制御し，動物の成長速度に変化をもたらすと考えられる．食餌から摂取したタンパク質の違いがどのような信号として体に認識されるのか，またこの情報がどのようなメカニズムで体タンパク質の合成・分解速度に影響を与えるのか，という命題は，これまでは解明が難しい研究課題であった．しかし，分子生物学的手法を駆使した分子栄養学の発展により，これらの分子機構が次つぎと明らかになりつつある．

　本章では，食餌中のタンパク質およびアミノ酸の情報がどのように体内のタンパク質の合成や分解に反映されるのかを，最近の知見を中心に解説する．

6.1 タンパク質栄養

　タンパク質は遺伝子発現の産物であり，私たちの体を形づくるとともに，酵素や信号伝達物質，あるいは輸送体など，さまざまな作用をもつ機能性分子として生命活動の主軸を担っている．それぞれのタンパク質が，いつ，どの組織で，どの程度発現するかは遺伝子によって規定されているが，一方で環境の変化に柔軟に応答して，その発現量は変化する．このため，それぞれのタンパク質の合成・分解速度はさまざまであるが，体全体から眺めると，体タンパク質は常に一定の割合で合成と分解を繰り返していることになる．これを体タンパク質の代謝回転（turnover）という．

　体タンパク質の分解によって生じた遊離アミノ酸は，その大部分が再利用され，新たなタンパク質合成に用いられる．しかし，一部はアミノ基窒素としてほかの生体物質の合成材料として利用された後に，尿素あるいはアンモニア窒素として体外に排泄される．このように体タンパク質の代謝回転の過程で生じるアミノ酸の損失を窒素量で表したものを不可避損失窒素（obligatory nitrogen loss）という．この損失を補うために私たちは食餌からタンパク質を摂取しなければならない．成長期や妊娠時などには，これに加え，成長や胎児の発育に必要な量を摂取する必要がある．

6.2 タンパク質の栄養価とタンパク質の必要量

　体タンパク質量は，タンパク質の合成速度と分解速度の差によって決まる．栄養摂取が十分であると，成長期では，合成速度が分解速度を上回るため体タンパク質の蓄積が起こり体重が増加する．一方，成人では，合成速度と分解速度が均衡するため，体タンパク質量は一定に保たれ体重もほとんど変化しない．十分な成長（最大成長）あるいは，体タンパク質維持のために食餌から摂取しなければならない必要最低限のタンパク質量を**タンパク質の必要量**という．

　ところで，体タンパク質のアミノ酸配列は遺伝子によって決まっているため，食餌中のタンパク質から摂取したアミノ酸が，すべて等しく体タンパク質の合成に用いられるわけではない．その利用効率はタンパク質の種類によって異なる．タンパク質の栄養価とは，利用効率を定量的に表したものである．

　従来からタンパク質の栄養価評価は，そのタンパク質を成長期の動物に与えた際に，どれだけ体重が増加するかを測定することによって行われてきた．これは，栄養価の高いタンパク質を摂取すると効率良く体タンパク質に変換され，蓄積する性質を利用した方法である．また，体重増加ではなく，窒素の出納を算出し，評価する方法もある．これは，食餌に由来する窒素も，体成分の分解によって生じる窒素も，その大部分がタンパク質およびアミノ酸窒素に由来するため，摂取する窒素と排泄される窒素との差を測定することで，体タンパク質の蓄積あるいは損失を見積もることができるという原理に基づいている（図6-1）．このように，タンパク質を摂取した動物の体重や体タンパク質量の変動を指標とする評価法を**生物学的評価法**という．

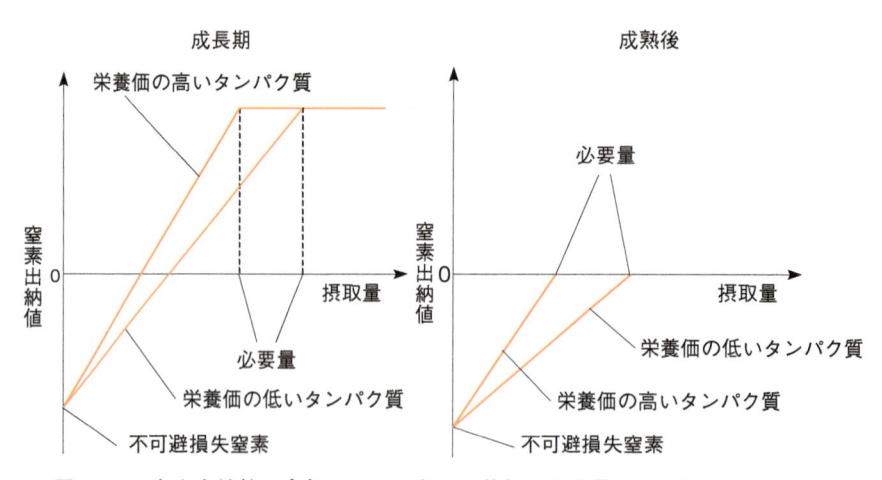

図6-1　窒素出納値と食餌タンパク質の栄養価と必要量との関係を示した模式図

栄養価の高いタンパク質は少ない摂取量で必要量を満たす．栄養価にかかわらず，成長期でも成熟期以降でも，必要量を超えて摂取したタンパク質は体タンパク質として蓄積されない．また，栄養価の高いタンパク質でもそのアミノ酸のすべてが，体タンパク質に変換されるわけではない．体タンパク質合成に利用されなかったアミノ酸は，その時どきの栄養環境に応じて，エネルギーとして消費されたり，糖新生系によってグルコースに変換されたり，あるいは脂質となって蓄積されたりする．なお，あまりにも栄養価の低いタンパク質はほかの栄養素とのバランスや，消化吸収能の限界もあって，現実的には必要量を満たすほど摂取することはできない．

タンパク質の栄養価を決定する要因として，タンパク質を構成するアミノ酸の組成があげられる．アミノ酸のなかでもとくに体内では十分量合成することができない，リシン，トレオニン，メチオニン，バリン，イソロイシン，ロイシン，トリプトファン，フェニルアラニン，ヒスチジンの9種類を必須アミノ酸（essential amino acid）と呼び，食餌から摂取すべきものとされている．それぞれの必須アミノ酸の1日の必要量はおおむね明らかにされている*．必須アミノ酸のなかの一つでも必要量に達していないとタンパク質の栄養価は大幅に低下し，成長期の動物の体重を増加させることができない．したがって，タンパク質の栄養価はそのアミノ酸組成から判定することも可能であり，通常は必要量に対して最も不足している必須アミノ酸の含量を指標として表す．この評価法は，先に述べた生物学的評価法に対して化学的評価法（chemical scoring method）と呼ばれている．一つのタンパク質についてそれぞれの評価法で求めた栄養価はかなり良く一致する．

　タンパク質量が必要量を満たし，かつすべての必須アミノ酸量が要求量に達しているような食餌を摂取している，タンパク質栄養状態の良い動物では，タンパク質合成が促進される．その結果，体タンパク質の蓄積が起こり動物は成長する．これに対して，タンパク質量が必要量に満たない，あるいは必須アミノ酸のどれか一つでも要求量を満たしていないような食餌を摂取している，タンパク質栄養状態の悪い動物では，体タンパク質同化が抑制される．その結果，成長中の動物では成長の遅滞が，成長期を過ぎた動物では体窒素の損失を招く．

6.3　タンパク質栄養と成長のシグナル伝達

　動物の成長は摂取タンパク質量とその栄養価に大きく依存するとともに，ホルモンによっても制御されている．一般に，タンパク質合成を促進するホルモンとして成長ホルモン，インスリン，アンドロゲンなどが，タンパク質分解を促進するホルモンとしてグルカゴン，グルココルチコイド，甲状腺ホルモンなどがあげられる．動物の成長は，成長ホルモンやインスリンなどにより促進され，グルココルチコイドなどのホルモンにより抑制される．しかし，これらのホルモンの血中濃度は，必ずしも摂取した食餌タンパク質の摂取量や栄養価に応答した変化はせず，タンパク質栄養状態に応じた動物の成長を引き起こすホルモンとは考えにくい．

　これに対して，インスリン様成長因子Ⅰ（IGF-I；insulin-like growth factor-I）と呼ばれるペプチドホルモンは，血中濃度が食餌タンパク質の摂取量や栄養価に応答して変化し，さらに体タンパク質の合成を促進するホルモンであることがわかってきた．したがって，タンパク質栄養状態が良好なときにはIGF-Iの血中濃度が上昇し，その結果，IGF-Iによる体タンパク質合成活性が上昇して動物が成長すると考えられている．

6.3.1　IGF-Iと動物の成長

　成長ホルモン（GH；growth hormone）は肝臓におけるIGF-Iの合成・分泌を促進する

---

*　FAO/WHO/UNU. Energy and protein requirements. Report of joint FAO/WHO/UNU expert consultation. Technical report series no. 724. Geneva: World Health Organization, 1985.

ことから，成長ホルモンの成長促進作用の大部分が肝臓の IGF-I 合成・分泌を介して起こるという，内分泌型の作用が考えられてきた〔ソマトメジン仮説，図 6-2(a)〕．ところが，肝臓 IGF-I 遺伝子を欠失したマウスでは，血中の IGF-I 濃度が正常マウスの 25〜35 ％ まで低下するにもかかわらず，生後の成長については正常マウスとの差が認められなかった．このことから，GH が直接標的組織に作用して，標的組織での IGF-I の合成・分泌を促進し，標的組織で産生された IGF-I が自身に作用して動物の成長を促進するというパラクリン・オートクリン型の作用が提案されている〔図 6-2(b)〕．

また，成長ホルモン遺伝子を過剰発現するトランスジェニック（遺伝子組換え）マウスでは，出生児の体重が正常マウスの 2 倍にもなり，生後の成長も大きく促進されるのに対し，IGF-I 遺伝子を過剰発現するトランスジェニックマウスでは，出生児の体重や生後の成長が正常マウスよりは促進されるものの，その度合いは成長ホルモン過剰発現マウスに比べると小さいものであった．したがって，IGF-I を介さない成長ホルモン自身の成長促進作用が存在すると考えられるようになった．

6.3.2　IGF-I，IGF 結合タンパク質，IGF 受容体

IGF-I は，構造がインスリン前駆体であるプロインスリンに類似したペプチドホルモンである．ヒト IGF-I は 70 アミノ酸からなる分子量約 7,500 のペプチドで，成熟 IGF-I は B, C, A, D の四つのドメインから構成されている（図 6-3）．以下に，IGF-I およびその

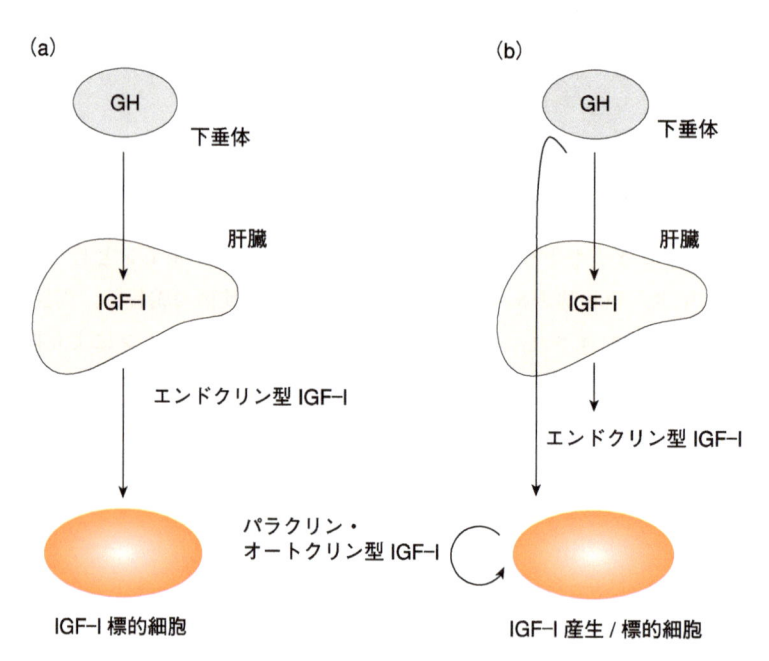

図 6-2　ソマトメジン仮説

(a) 従来のソマトメジン仮説．(b) 新しく提示された仮説．「ソマトメジン仮説」とは，成長ホルモン作用を仲介する物質が存在し，その物質が成長ホルモンの成長促進活性を発現するという仮説である．この仲介物質が IGF-I であるとされている．従来は，成長ホルモンが肝臓の IGF-I 産生を促し，分泌された IGF-I がエンドクリン型で標的組織に作用すると考えられてきた．しかし，近年の肝臓 IGF-I 遺伝子を欠失したマウスの研究結果より，成長ホルモンが直接標的組織の IGF-I 産生を促し，IGF-I はパラクリン・オートクリン型で作用して成長を促進するという新しい仮説が提唱されている．

関連分子について，インスリンと比較しながら概説する．

インスリンが膵臓β細胞で合成・分泌されるのに対し，IGF-Iは肝臓をはじめとする広範な組織で合成・分泌されている．前述したように，IGF-Iは肝臓で合成・分泌され，血中を標的細胞まで運ばれて作用するというエンドクリン型の作用だけでなく，合成・分泌された細胞の近傍の細胞や分泌細胞自身に作用するパラクリン・オートクリン型でも作用すると考えられている（表6-1）．

インスリンとIGF-Iの重要な差異として，血中での存在形態があげられる．インスリンが血中において遊離型で存在するのに対し，IGF-Iは，構造が類似した6種類の結合タンパク質（IGFBP；IGF binding protein）と結合して二量体あるいはALS（acid-labile subunit）を含む三量体として存在している（表6-2）．IGF-Iの血中濃度がインスリンと比較して高い，あるいは血中半減期が長いことは，結合タンパク質との結合によってIGF-Iが分解されにくくなっているためであると考えられている（表6-1参照）．IGF-Iの寿命を延ばす以外にも，それぞれのIGFBPはIGF-Iの作用を増強したり抑制したりする働きをもっている．こうしは働きには，IGFBPのリン酸化や糖鎖の存在，RGD〔Arg-Gly-Asp（アルギニン-グリシン-アスパラギン酸）〕配列による受容体インテグリンファミリーとの相互作用，特異的プロテアーゼによる分解などが関与している（表6-2）．

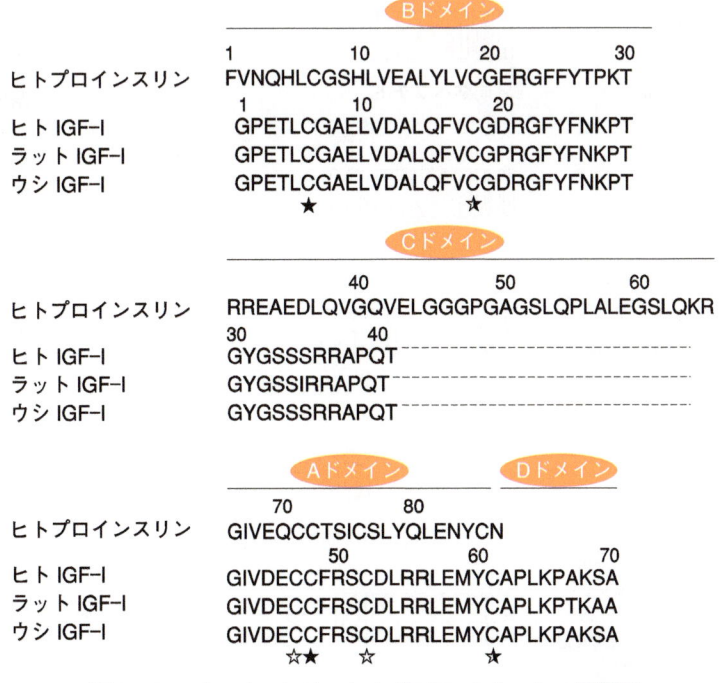

```
                        Bドメイン
                1         10        20        30
ヒトプロインスリン  FVNQHLCGSHLVEALYLVCGERGFFYTPKT
                1         10        20
ヒト IGF-I        GPETLCGAELVDALQFVCGDRGFYFNKPT
ラット IGF-I      GPETLCGAELVDALQFVCGPRGFYFNKPT
ウシ IGF-I        GPETLCGAELVDALQFVCGDRGFYFNKPT
                         ★                 ☆

                        Cドメイン
                          40        50        60
ヒトプロインスリン  RREAEDLQVGQVELGGGPGAGSLQPLALEGSLQKR
                30        40
ヒト IGF-I        GYGSSSRRAPQT
ラット IGF-I      GYGSSIRRAPQT
ウシ IGF-I        GYGSSSRRAPQT

                    Aドメイン    Dドメイン
                          70        80
ヒトプロインスリン  GIVEQCCTSICSLYQLENYCN
                          50        60        70
ヒト IGF-I        GIVDECCFRSCDLRRLEMYCAPLKPAKSA
ラット IGF-I      GIVDECCFRSCDLRRLEMYCAPLKPTKAA
ウシ IGF-I        GIVDECCFRSCDLRRLEMYCAPLKPAKSA
                   ☆★    ☆        ★
```

図6-3　プロインスリンおよびIGF-Iのアミノ酸配列

アミノ酸は一文字表記で表し，アミノ酸配列は各ドメインごとに相同性を考慮して配置した．また，☆，★，☆はジスルフィド結合を形成する3組のシステイン（Cys）残基を示している．インスリンはB，C，Aの各ドメインが連結したプロインスリンとして合成された後，Cドメイン部分がプロテアーゼにより除去され，B，Aドメインの二つのペプチドがジスルフィド結合で結合した成熟型のインスリンとなる．一方，IGF-IのC末端部分にはインスリンには存在しないDドメインが存在し，Cドメインの切断も起こらないため，B，C，A，Dドメインから成る単鎖の成熟型ペプチドとなる．ジスルフィド結合による各ドメインの結合はインスリンとIGF-Iで同様に生じるため，インスリンとIGF-Iは同様の三次構造をもつ．

表6-1 インスリンおよびIGF-Iの諸性質の比較

	インスリン	IGF-I
分子量	5,734(ヒト)	7,649(ヒト)
生産器官	膵臓ランゲルハンス島β細胞	おもに肝臓, その他広範
分泌促進因子	グルコース, ロイシン, アルギニンなどの基質	成長ホルモン, インスリンなどのホルモン, あるいはバランスの取れた栄養供給
血中存在形態	遊離型	結合タンパク質と結合して存在する
成人血中濃度	0.5〜5 ng/ml (85〜850 pmol/l)	200 ng/ml (30 nmol/l)
血中寿命	10分	12〜15時間
受容体に対する親和性	インスリン受容体 > IGF-I受容体	IGF-I受容体 > インスリン受容体
作用形式	エンドクリン	エンドクリン パラクリン/オートクリン

表6-2 ヒトIGFBPの構造と性質

	分子量(アミノ酸数)	構造	RGD配列	リン酸化	糖鎖付加	特異的プロテアーゼ	産生制御
IGFBP-1	28〜31 k (234アミノ酸)	前駆体ペプチド／成熟ペプチド	+	+	−	−	インスリン↓ グルココルチコイド 糖尿病, 絶食↑ 低タンパク質食↑ 胎児期↑
IGFBP-2	36 k (289アミノ酸)		+	−	−	+	胎児期↑ 絶食↑ 低タンパク質食↑
IGFBP-3	45/48/50 k (264アミノ酸) (血液中では, ALSと三量体を形成) 150 k		−	+	N型	+	成長ホルモン↑ IGF↑ 低タンパク質食↑
IGFBP-4	24/28 k (237アミノ酸)		−	−	N型	+	IGF↑
IGFBP-5	29 k (252アミノ酸) (血液中では, ALSと三量体を形成) 130k		−	+	O型	+	IGF↑
IGFBP-6	34 k (216アミノ酸)		−	−	O型	−	

* ▦ は, IGFBP間で相同性(ホモロジー)が低い部分を表す. ボックスの中の縦線はIGFBP間で共通に保存されているシステイン残基の位置を示す. 矢印はRGD(インテグリン結合配列)の位置を示す.

IGF-Iはインスリン様活性を示すが，インスリンの作用とは異なる特徴をもっている（表6-3）．たとえば，インスリンは代謝制御活性が強いホルモンであるが，IGF-Iは細胞増殖や分化誘導活性などが強い．タンパク質代謝に注目すると，IGF-Iは，RNA合成やタンパク質合成の促進活性，タンパク質分解の抑制活性をもつ．こうしたIGF-Iやインスリンの作用は標的細胞表面の特異的受容体（レセプター）を介して発現するが，IGF-Iとインスリン受容体との構造は類似しており（図6-4），細胞内シグナル伝達経路も共通性が高い．

　近年それぞれの受容体によってリン酸化される基質の違いが観察されるなど，シグナル伝達分子レベルでの差異が指摘され始めている．IGF-Iとインスリンに応答した細胞内シ

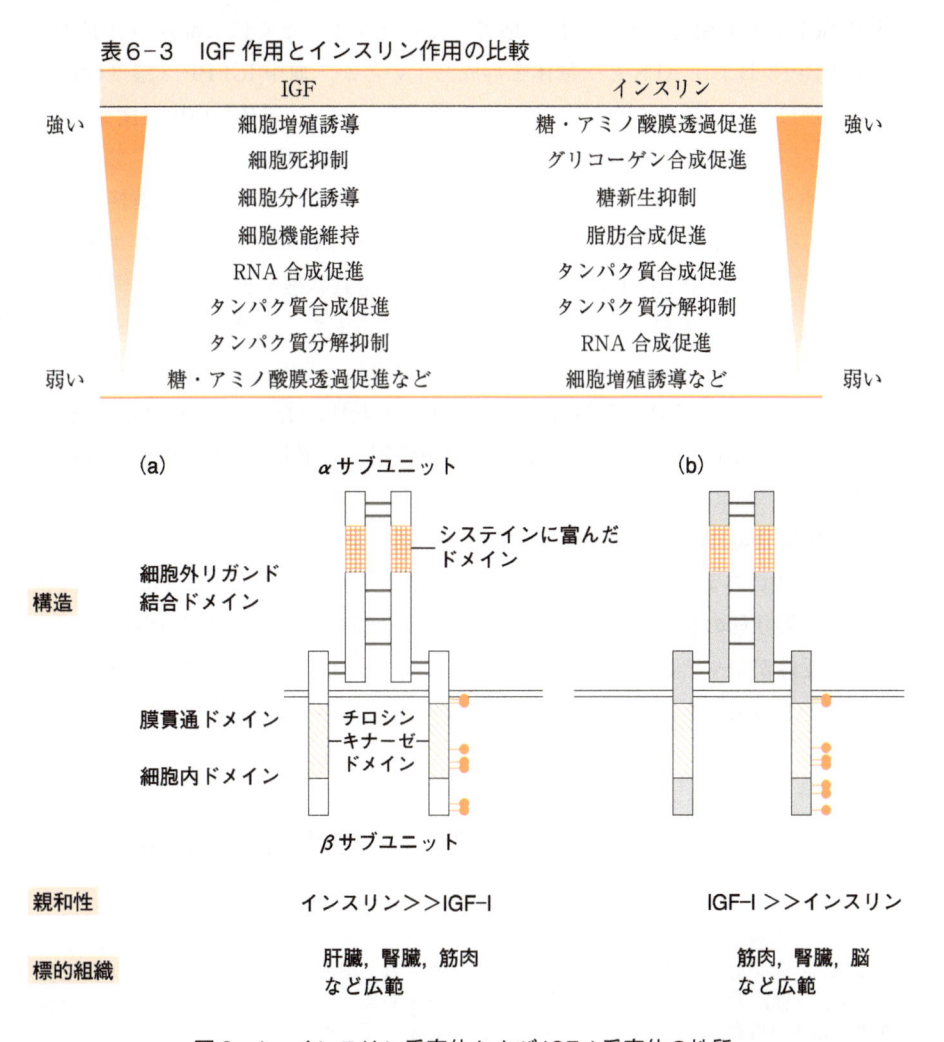

表6-3　IGF作用とインスリン作用の比較

	IGF	インスリン	
強い	細胞増殖誘導	糖・アミノ酸膜透過促進	強い
	細胞死抑制	グリコーゲン合成促進	
	細胞分化誘導	糖新生抑制	
	細胞機能維持	脂肪合成促進	
	RNA合成促進	タンパク質合成促進	
	タンパク質合成促進	タンパク質分解抑制	
	タンパク質分解抑制	RNA合成促進	
弱い	糖・アミノ酸膜透過促進など	細胞増殖誘導など	弱い

図6-4　インスリン受容体およびIGF-I受容体の性質

(a)インスリン受容体，(b)IGF-I受容体，どちらも135 kDaのαサブユニットと95 kDaのβサブユニットがジスルフィド結合した二量体が二つ結合した四量体である．—はS-S結合を示し，—●は自己リン酸化されるチロシンの残基の位置を示している．インスリンとIGF-Iは互いの受容体と交差反応するが，自身の特異的受容体と最も高い親和性をもつ．インスリンあるいはIGF-Iが受容体に結合すると，受容体βサブユニットのチロシンキナーゼ活性化が引き起こされ，続いて受容体の自己リン酸化および細胞内基質のリン酸化が生じる．これを出発点とするリン酸化カスケードを介して，インスリンやIGF-Iの生理作用が発現する．

6・3　タンパク質栄養と成長のシグナル伝達

グナル伝達分子の活性化の違いが，それぞれの作用の特徴を引き出していると考えられる．

6.3.3 タンパク質栄養状態による IGF-I 活性の制御

　エネルギー摂取が必要量に満たないエネルギー欠乏状態や，悪いタンパク質栄養状態では，血中 IGF-I 濃度が低下する．このとき血中 IGF-I の主要産生器官である肝臓の IGF-I mRNA 量も減少しているが，絶食状態では IGF-I 遺伝子の転写速度が著しく減少しているのに対して，タンパク質栄養状態の悪化は IGF-I mRNA の安定性を低下させている．いずれの場合も，栄養状態の悪化により IGF-I mRNA 量の減少が生じ，その結果血中 IGF-I 濃度も減少する．

　一方，体液中のほとんどの IGF-I は，IGFBP と結合して存在しているが，これらの IGFBP の血中濃度も栄養状態の変化に応答して変化する．とくに大部分の IGF-I は，血中では IGFBP-3 および ALS と三量体を形成しているが，血中 IGFBP-3 濃度は低タンパク質栄養状態において減少するため，IGF-I–IGFBP-3–ALS 三量体の血中濃度も低下する．IGFBP-3 濃度の低下は，生成臓器中での mRNA 量の低下を伴っておらず，翻訳以降の段階で生じるものと考えられる．この三量体には，血中 IGF-I を高濃度で維持し，活性型 IGF-I 量を増加させる働きがあるため，三量体濃度の低下は血中 IGF-I の作用を低下させることになる．逆に IGFBP-1 および IGFBP-2 は，絶食状態や低タンパク質栄養状態などで血中濃度が著しく上昇する．IGFBP-1 では，こうした栄養状態の悪化時に遺伝子の転写速度が上昇して，肝臓の mRNA 量が著しく増加し，その結果血中濃度が上昇することがわかっている．IGFBP-1 と結合した IGF-I は半減期が著しく短いため，栄養状態の悪化で増加する IGFBP-1 と結合した IGF-I は短時間で分解し，IGF-I の血中濃度はさらに低下する．

　IGF-I の作用発現には標的細胞での受容体との結合が必須であるが，多くの臓器における IGF-I 受容体数および IGF-I 受容体 mRNA 量は，絶食状態や低タンパク質栄養状態で増加する．栄養状態の悪化に伴う IGF-I 受容体数の増加により，これらの臓器では IGF-I に対する感受性がやや上昇することが予想される．しかし，タンパク質栄養状態の悪い動物に IGF-I を投与しても成長は見られないため，低タンパク質栄養状態では，IGF-I 抵抗

6章　タンパク質摂取と信号伝達

Column　インスリン／IGF-I シグナル伝達経路と寿命

　老化研究の重要なモデル動物となっている線虫（C. elegans）を用いた研究で，インスリン／IGF-I 経路のシグナル伝達因子の機能消失変異により寿命が延長することが明らかになった．このシグナル伝達経路は進化的に高く保存されており，受容体から転写因子までの各シグナル分子が線虫とヒトで高い相同性をもつ．したがって，インスリン／IGF-I シグナル伝達経路は，老化・寿命制御において動物種を超えて重要な役割を担っていると考えられる．とくに，私たちヒトを含む哺乳類において，インスリン／IGF-I 経路の活性が老化や寿命制御に重要であるかどうかという点には現在多くの関心が集まっており，その役割の解明が待たれる．

性が生じている．

　図6-5にタンパク質栄養とIGF-Iによる成長の制御の様子を模式的に示した．栄養状態が良い場合には，肝臓をはじめとしたさまざまな臓器のIGF-I mRNA量が増加し，これを反映して血中IGF-I濃度が上昇する．したがって，IGF-Iのタンパク質同化活性が高い状態になる．同時に，血中濃度が上昇するIGFBP-3とIGF-IがALSを含む三量体を形成し，血中IGF-Iの寿命を延長，IGF-Iが生理活性を発現しやすい状態となる．その結果，IGF-Iは標的細胞のタンパク質合成を促進するとともに分解を抑制し，動物の成長を促進する．これに対して，栄養状態が悪い場合には，肝臓のIGF-I mRNA量が減少し，血中IGF-I濃度が低下する．さらに，栄養状態の悪化によりIGFBP-1遺伝子の発現が促進され，これらの血中IGFBP濃度が著増する．IGF-I-IGFBP-1複合体は半減期が短いため，IGFBP-1濃度の増加は血中IGF-I濃度をさらに低下させ，動物の成長の遅滞を引き起こす．このように，IGF-Iの生理活性は，栄養状態に応答して，①IGF-I産生，②IGFBP産生，③IGF-IとIGFBPの結合状態，④IGF-I受容体発現，⑤IGF-Iの細胞内

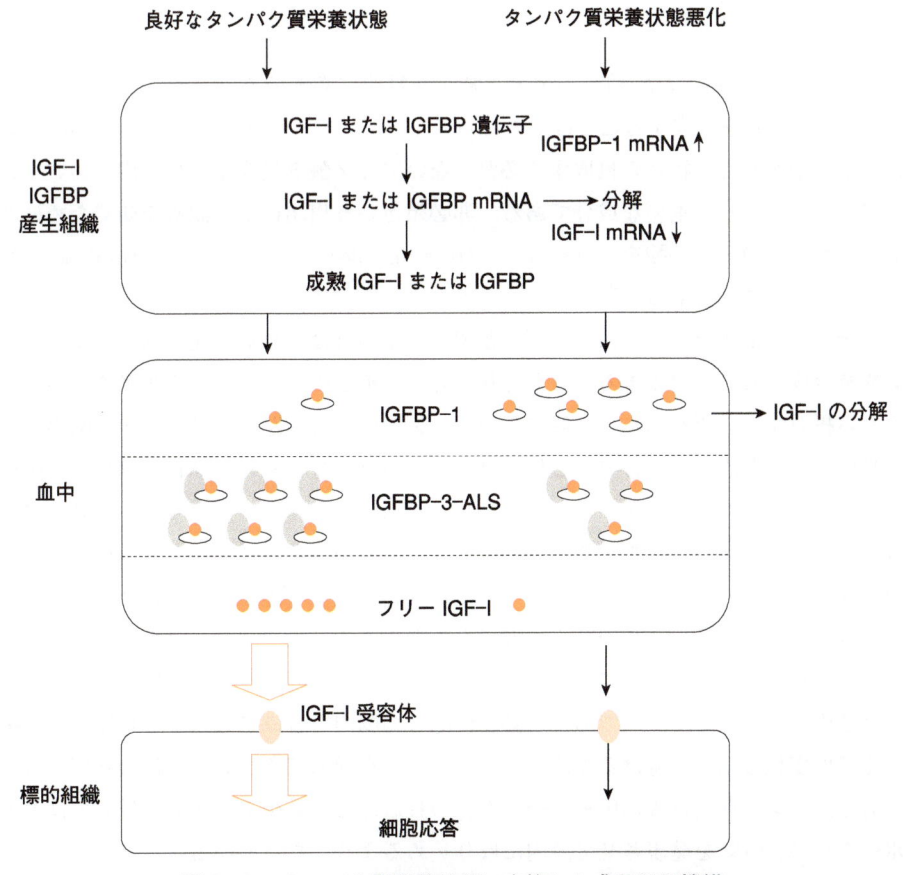

図6-5　タンパク質栄養状態に応答した成長制御機構

タンパク質栄養状態の悪化に伴ってIGF-I mRNA量，IGF-I量が減少する．さらに，IGF-Iの分解を促進するIGFBP-1量の増加，血中IGF-Iの保持に働くIGFBP-3，ALSを含む三量体の減少が引き起こされ，全体としてIGF-I活性は低下する．その結果全身の体タンパク質同化活性は低くなり，動物の成長が抑制される．

シグナル伝達，などの各段階で複雑に制御されている．このような緻密な機構を介して，摂取するタンパク質栄養状態を反映した成長の調節が行われている．

6.4 タンパク質合成のシグナル伝達

　アミノ酸はタンパク質の構成成分としてだけでなく，細胞内や血漿などに遊離した形で存在し，生体内でさまざまな役割を担っている．たとえば，グルタミン酸やグリシンは脳内における神経伝達物質（neurotransmitter）として働き，フェニルアラニンやチロシンはアドレナリンやチロキシンなどのホルモン前駆体となる．また，アルギニンには免疫増強作用が知られている．

　一方，タンパク質合成との関連においても，基質となるアミノ酸がタンパク質合成を調節する栄養シグナル分子として機能することを示す現象は古くから知られていた．しかしこれまでその詳細は不明であった．分子生物学の発展とともに，タンパク質合成の多様な調節機構が次つぎと明らかになるにつれ，アミノ酸によるタンパク質合成調節機構の詳細も解明されるであろう．

6.4.1　必須・非必須アミノ酸とタンパク質合成

　タンパク質の合成には20種類のアミノ酸が絶対的に必要であり，そのうちの一つでも欠くとタンパク質を合成することはできない．非必須アミノ酸（non-essential amino acid）とは，栄養素として食物から摂取する必要のないアミノ酸を指すが，生体内においては，必須アミノ酸と等しく重要な成分である．非必須という用語による誤解を防ぐために非必須アミノ酸と必須アミノ酸をそれぞれ可欠（dispensable）アミノ酸，不可欠（indispensable）アミノ酸ということもある．

　バクテリアや植物などは，エネルギーと窒素さえあれば，単純な化合物からすべてのアミノ酸を合成することができる．しかし私たちは9種類のアミノ酸を必須アミノ酸として食物から摂取する必要がある．一般に必須アミノ酸の合成経路は非必須アミノ酸のそれよりも長い．このため，その必要性と代謝コストとの兼ね合いから，進化の過程で，必須アミノ酸の合成にかかわる遺伝子をなくしてしまったのであろう．裏返せば，非必須アミノ酸は私たちの生命活動に必須であるからこそ，自前で調達する必要があり，体内での合成能力が進化の過程で保存され，必須アミノ酸は食物として調達すれば事足りると考えることができる．たとえば，非必須アミノ酸であるグルタミン酸やアスパラギン酸，グリシンは直接脳内神経伝達物質として利用される．このため，必要量が食物の摂取状況に依存することは生存にきわめて不利であり，必要に応じて脳内で合成される．さらに，食物摂取による濃度変化の影響を避けるために，血液脳関門を通過できないようになっている．これに対し，タンパク質合成は中枢神経でも行われるため，必須アミノ酸に対してはトランスポーター（輸送体）を発現させて脳内に取り込めるようになっている．

　ところで，体タンパク質の合成と分解は，摂取するタンパク質の質と量に対応して変動するが，このような情報が，体内で合成される非必須アミノ酸によってもたらされるとは考えにくく，必須アミノ酸が担っているものと思われる．

6.4.2 タンパク質の栄養価とポリソーム形成

　mRNAからタンパク質への翻訳は，リボソーム(ribosome)がmRNAに結合することから始まる．タンパク質合成が盛んなときはmRNAに結合しているリボソームの数が多くなり，密度の大きいポリリボソーム(polyribosome, ポリソーム)を形成するので，ポリソームの分布を測定することで，タンパク質の翻訳状況を観察することができる．これには，ショ糖密度勾配超遠心法がよく用いられる（図6-6）．

　この方法を用いて，栄養価の異なるタンパク質を与えたときの肝臓におけるポリソーム形成を観察した結果を図6-7に示した．栄養価の高いタンパク質ほどポリソームの形成が盛んで，また小麦グルテンなど栄養価の低いタンパク質も，不足している必須アミノ酸を加え，栄養価を高めることで，ポリソーム形成が促進されることを示しており，タンパ

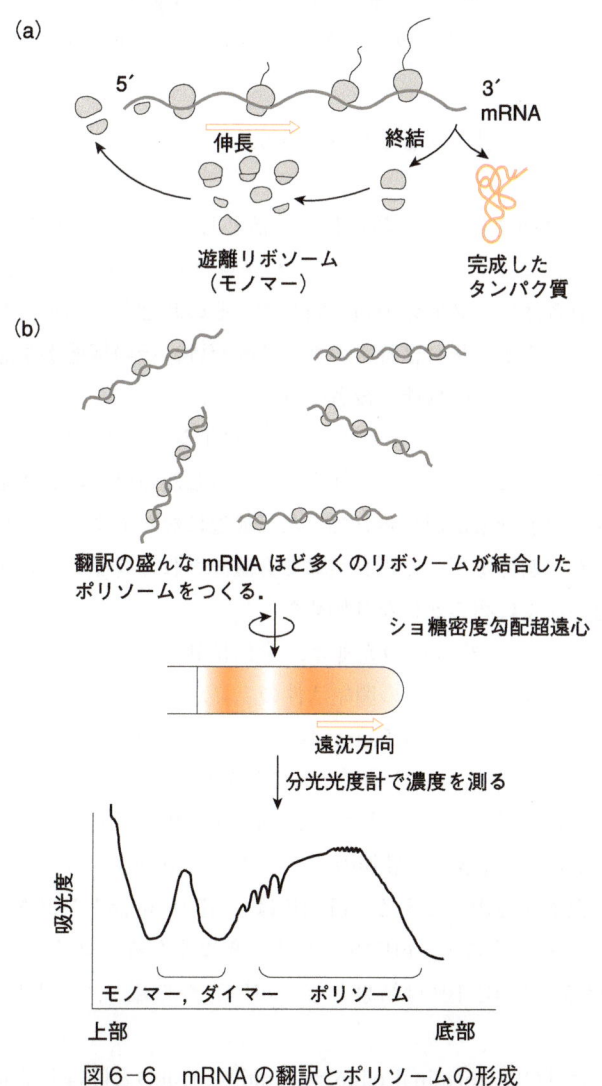

図6-6　mRNAの翻訳とポリソームの形成
(a)翻訳過程の概略図，(b)ショ糖密度勾配超遠心法．

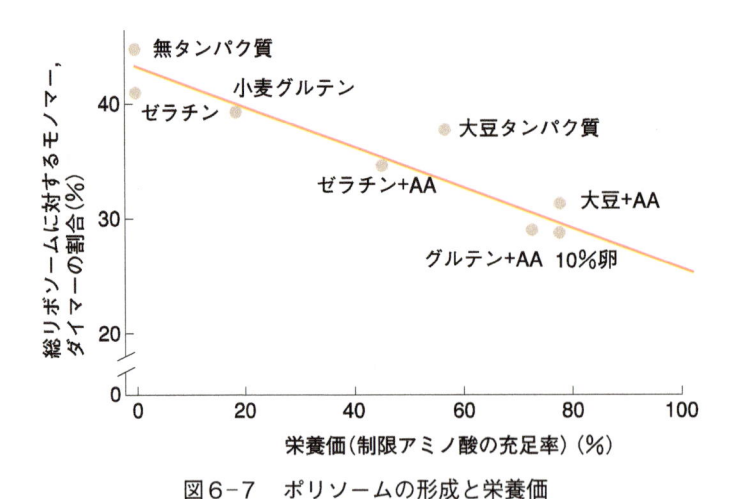

図6-7 ポリソームの形成と栄養価

日本栄養・食糧学会 監修,「分子栄養学概論」, 健帛社(1996), p.152 より一部改変.

ク質合成が栄養価に強く影響されることがわかる.

6.4.3 ロイシンとタンパク質合成のシグナル伝達

　タンパク質合成を調節するアミノ酸の作用機構としては，① 細胞内合成前駆体プールへのアミノ酸の供給，② アミノ酸によるタンパク質合成装置機能の特異的調節，の2通りが考えられる．前者はアミノ酸の種類を問わず，その時どきで不足したアミノ酸が律速因子となると考えられるが，後者は特定のアミノ酸だけにその機能が予想される．アミノ酸の栄養シグナル分子としての機能は後者の方である．

　食物タンパク質中には分岐鎖アミノ酸(バリン，ロイシン，イソロイシン)が多量に含まれており，なかでもとくにロイシンは，従来から摘出した組織や培養細胞を用いた実験系でタンパク質合成の促進効果が認められていた．最近になってようやくロイシンのタンパク質合成促進効果が，個体を用いた摂食実験でも確認され，ロイシンの栄養シグナル分子としての作用機構が徐々に明らかになり始めた．

　ロイシンによるタンパク質合成の亢進は，遺伝情報がmRNAからタンパク質へ翻訳(translation)される段階(翻訳段階)の開始活性の上昇がその一因であり，なかでも開始因子4E(eIF4E；eukaryotic initiation factor 4E)とその関連因子が介するmRNAのリボソーム40Sサブユニットへの結合ステップは重要な調節部位である．eIF4Eは，RNAヘリカーゼ活性をもつeIF4AとeIF4GとともにeIF4F複合体を形成し，リボソームの40SサブユニットをmRNAに結合させる最初のステップで，mRNAの5′末端のm^{7}GTPキャップ構造を認識して機能する因子である．eIF4Eは，eIF4E結合タンパク質4E-BP(eIF4E-binding protein)と結合すると，eIF4Fを形成できなくなる．ロイシンは4E-BPをリン酸化し，リン酸化された4E-BPは結果としてeIF4Eから離れ，eIF4Fの形成を促進する(図6-8)．

　また，ロイシンはTOP(terminal oligo pyrimidine tract)と呼ばれる特殊な構造をもつmRNAの翻訳促進に関与するリボソームタンパク質S6キナーゼ(S6K1)をリン酸化して

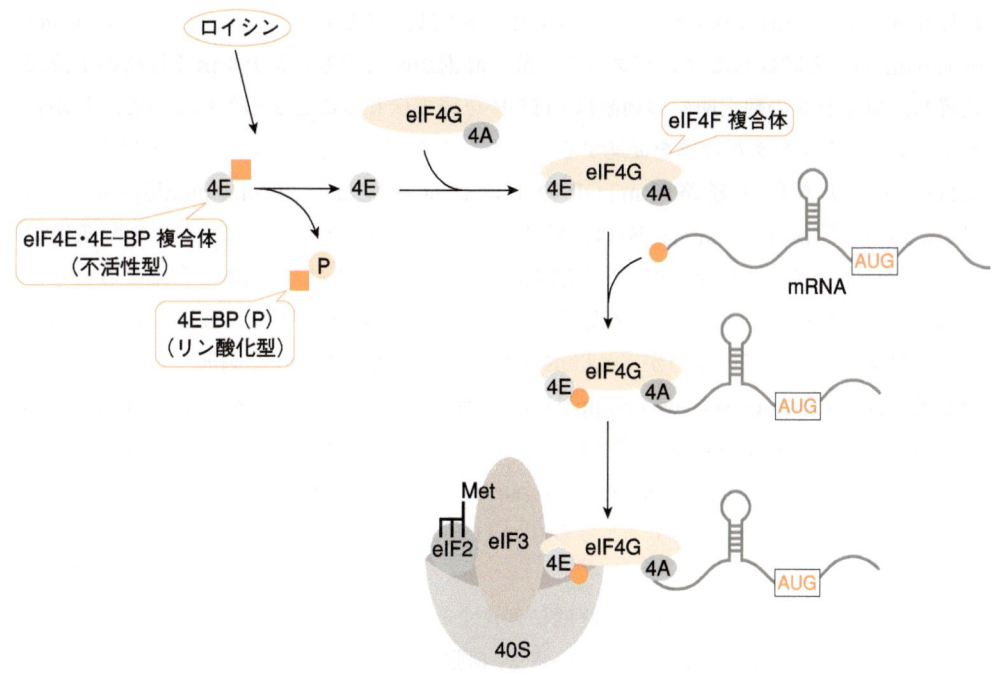

図6-8 eIF4Eと関連因子による翻訳開始調節機構
ロイシンは4E-BPのリン酸化を誘導し，リン酸化された4E-BPはeIF4Eから解離する．eIF4EはeIF4AとeIF4Gとともにキャップ結合複合体(eIF4F)を形成し，翻訳開始が活性化される．

Column コラム　サプリメントとしてのアミノ酸

　最近，食品，とくに飲料にアミノ酸を添加したものが数多く販売されている．その市場規模は2,000億円ともいわれている．アミノ酸は古くからタンパク質合成の素材として重要であることが知られており，体で合成できないアミノ酸（必須アミノ酸）は食餌によって必要量摂取しなくてはならない．近年このような素材としてのアミノ酸の役割だけではなく，個々のアミノ酸の生理作用が明らかになってきた．
　たとえば，ロイシンでは筋肉タンパク質の合成促進や分解抑制作用が，アルギニンでは血管拡張効果や免疫増強作用など多彩な生理機能が詳細に研究されている．このようなアミノ酸の生理効果を期待させる形でサプリメントが市場に出回っているが，初期のアミノ酸サプリメント飲料にはその効果を期待できるほど十分なアミノ酸量が含まれていなかった．しかし，現在市販されているアミノ酸サプリメント飲料のなかには，効果を発揮するのに十分な量のアミノ酸を含んでいるものもあり，効果についての臨床データがそろっているものもある．もはや，効果がないとはいえないのが現状である．
　アミノ酸サプリメント飲料を摂るときは，どのようなアミノ酸がどれだけ含まれていてどのような効果を狙った飲料なのか，また，どのようなタイミングで摂取すれば効果が期待できるのかなど，摂取するアミノ酸サプリメント飲料の種類と摂取の仕方を注意すればある程度の効果が期待できる．ただアミノ酸サプリメント飲料だけで含まれているアミノ酸がもつ生理効果のすべてを期待することは難しい．炭水化物，脂質，タンパク質，食物繊維などをバランス良く摂取して，その上でアミノ酸のサプリメントを継続的に使用することを心がけたい．

6・4　タンパク質合成のシグナル伝達

活性化することが知られている．4E-BP1 と S6K1 は両方とも mTOR（mammalian target of rapamycin）と呼ばれるタンパク質リン酸化酵素が関係するシグナル伝達経路の下流に位置し，ロイシンの翻訳開始の刺激は mTOR を経て伝わることが示されている．しかしロイシンは，タンパク質合成を促進するホルモンであるインスリンや IGF-I とは異なり，mTOR シグナル伝達経路で mTOR の上流に位置する Pi3K（phosphatidylinositol 3 kinase）や PKB（protein kinase B）は活性化しない．このことから，ロイシンの翻訳開始促進シグナルとインスリン，IGF-I の翻訳開始促進シグナルは mTOR で合流すると考えられている（図6-9）．ロイシンの翻訳開始促進シグナルが mTOR に伝達される経路についてはよくわかっていないが，mTOR を経てアミノ酸シグナルを調節するタンパク質として TSC1（tuberous sclerosis complex 1，結節性硬化症複合体1）や TSC2，Rheb（ras homolog enriched in brain）が同定されている．さらに mTOR と相互作用するタンパク質として raptor（regulatory associated protein of mTOR）と GβL（G protein β-subunit-like protein）が同定されており，どちらも mTOR を経るアミノ酸シグナルの伝達に必要なタンパク質である．

このようにアミノ酸シグナルが最終的に到達するポイントと，アミノ酸シグナルの伝達経路はだんだん明らかにされてきてはいるが，細胞がいかにしてアミノ酸の供給を認識し，そしていかにしてその情報を細胞内に伝達するのかなど，重要な部分がいまだ明らかにさ

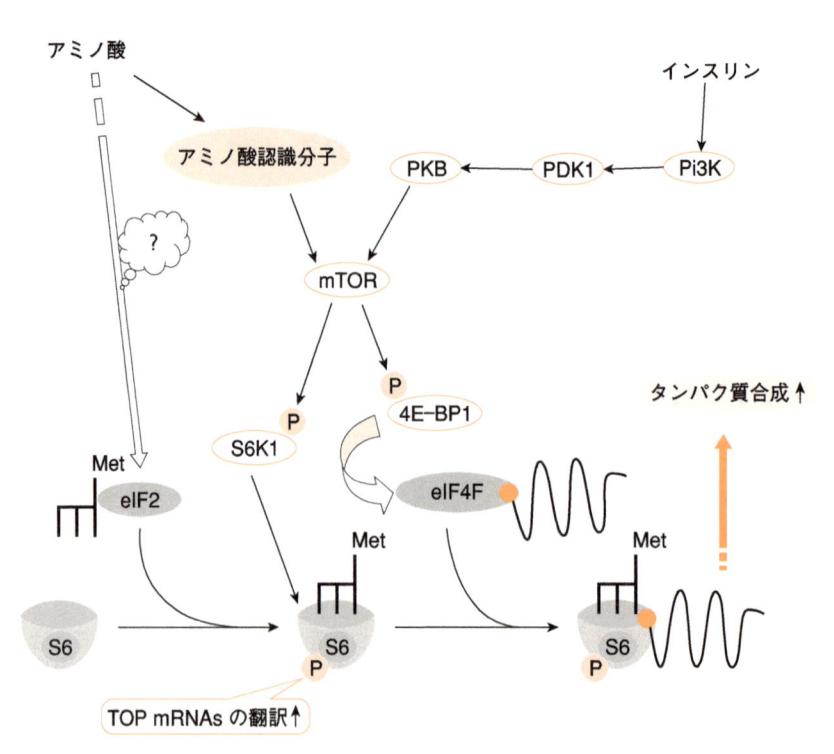

図6-9　アミノ酸およびインスリンの翻訳開始刺激シグナルの伝達経路

Pi3K：phosphatidylinositol 3 kinase, PDK1：3-phosphoinositide-dependent protein kinase-1, PKB：protein kinase B, mTOR：mammalian target of rapamycin, 4E-BP 1：eIF4E-binding protein 1, S6K1：70 kDa ribosomal protein S6 kinase, eIF2：eukaryotic initiation factor 2.

れておらず，アミノ酸シグナルの伝達の全容の解明に向けて精力的に研究が行われている．

6.5　タンパク質摂取とタンパク質分解のシグナル伝達

　細胞内タンパク質の合成と分解は常に行われている．したがって，成長期だけではなく成熟期においてもタンパク質合成と分解は同時に起こっている．合成と分解が同時に起こるということは一見矛盾しているようだが，分解されて生じたアミノ酸はタンパク質合成に再び利用されるので，タンパク質分解はタンパク質合成へのアミノ酸の供給の点から重要である．また，細胞周期やDNA合成に関与する転写因子などの制御因子は，スイッチがオンになっている時間はごく短時間でよく，ただちに分解しないとその系全体の調節ができないことや，合成と分解が同時に行われている方がタンパク質量の調節を行いやすいことも合成と分解が同時に起こる必要性と考えられる．さらに，誤って合成されたタンパク質や，活性酸素などにより酵素が関与しない非酵素的タンパク質修飾を受けた異常タンパク質などを，すばやく排除しなければならないことも分解が必要な理由である．このようなタンパク質の合成と分解は，疾病や加齢，食餌成分によってもその速度が変化する．

　タンパク質合成の調節機構については，DNAに結合する多くの転写因子や，タンパク質合成にかかわる酵素タンパク質の活性調節などから，解明が進んでいる．一方，細胞内タンパク質分解はタンパク質分解酵素（プロテアーゼ，protease）により行われる．分解には多種多様のプロテアーゼが関与しているため複雑で，その調節機構の解明は遅れているが，分解においても食餌成分による調節機構が明らかにされつつある．

6.5.1　細胞内タンパク質の分解

　古くから知られている細胞内タンパク質の分解経路として，オートファジー（自食作用，autophagy）がある（図6-10）．細胞が飢餓状態になると，細胞内のオルガネラや細胞質成分をオートファゴソーム*が取り込み，リソソーム（lysosome）と融合し，タンパク質が分解される．リソソームには，酸性で活性が強いプロテアーゼやホスファターゼなどの加水分解酵素が含まれる．プロテアーゼとしてはカテプシンB，カテプシンH，カテプシンLなどがあり，これらが基質タンパク質を最終的にアミノ酸にまで加水分解する．また，この経路はエンドサイトーシスにより細胞質に取り込まれたタンパク質の分解に重要な役割を果たしている．多くの場合，この経路によるタンパク質分解は非選択的であるが，特異的なタンパク質分解に関与している証拠もいくつか見つかっている．

　一方，20年ほど前に発見された，高分子量プロテアーゼであるプロテアソーム（proteasome）は，より特異的にタンパク質を分解する（図6-10）．プロテアソームは一つの酵素タンパク質でトリプシン様活性，キモトリプシン様活性など数種のプロテアーゼ活性をもつ高分子量の多機能プロテアーゼで，ATP依存的にタンパク質をオリゴペプチドにまで分解する．このとき，プロテアソームは，ユビキチン（ubiquitin）という76個のア

---

*　自食作用を担う袋状の膜構造．二重膜が細胞質成分を取り囲むようにカップ状に延びてリング状になった形状を指す．

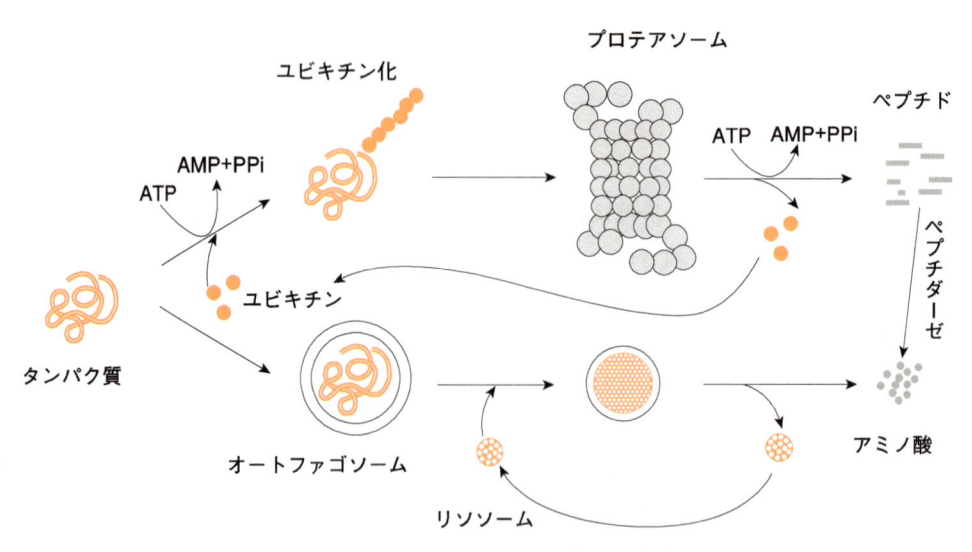

図6-10 細胞内タンパク質の分解機構

タンパク質はユビキチン化されプロテアソームで分解される経路と，オートファジーで分解される経路がある．細胞内アミノ酸プールの形成でどちらが主経路であるかはまだ明確にされていない．

ミノ酸から成るポリペプチドがATP依存的に基質タンパク質のリシン残基に結合したタンパク質を特異的に認識し分解する（ユビキチン-プロテアソーム系）．

ユビキチン-プロテアソーム系は，一般に短寿命タンパク質の分解にかかわるとされており，とくに，細胞周期やタンパク質合成の制御に携わる特定のタンパク質を分解する点で注目されている．また，抗原抗体反応における抗原の提示にも重要な役割を果たし，さらに，活性酸素などで修飾されて機能が低下したタンパク質なども認識し，それらを分解する．一方，いくつかのプロテアーゼ活性をもつ点から，細胞のタンパク質全体の分解も制御していく可能性があり，アミノ酸プールの形成への関与も考えられる．

このほか，細胞内には多くのプロテアーゼが存在し，その多くは基質特異性が高く，分解を介して特定のタンパク質の機能発現を制御している．アミノ酸プールへのアミノ酸供給という点では，上記のオートファジー-リソソーム系とユビキチン-プロテアソーム系による分解が主である．ただし，筋肉タンパク質においては，カルシウム依存的に特定のタンパク質を分解するカルパインが，筋原線維を束ねているタンパク質に作用し筋原線維タンパク質分解の第一段階となることが知られている．

絶食時には骨格筋のタンパク質を中心に分解が増加するが，このとき，オートファジー-リソソーム系もユビキチン-プロテアソーム系もその活性が増加する．絶食時に増加するホルモンの一つにグルココルチコイド（glucocorticoid）があるが，グルココルチコイドはユビキチン-プロテアソーム系の酵素の遺伝子発現を増加させることがわかっている．これに対し，インスリン（insulin）やタンパク質の摂取，さらには，ロイシンなどの数種のアミノ酸がオートファゴソームの形成を抑制することが知られている．タンパク質合成においては，インスリンやアミノ酸がPi3KやmTORの活性化を介してその翻訳を促進するが（6.4.3項参照），タンパク質分解の調節においても，このような細胞内のシグナル伝達

系の活性変化が関係していると考えられている．しかし，その分子センサーを含め，細胞内のタンパク質分解の調節機構は不明な点が数多く残されている．

6.5.2　アミノ酸の異化

　体タンパク質の分解および食餌タンパク質の消化，吸収により生じたアミノ酸の大部分は体タンパク質合成に利用されるが，その時どきに応じて糖新生や脂肪酸合成の素材として，また，チロキシンやアドレナリンなどのホルモンや核酸塩基の前駆物質として多方面に利用される（図6-11）．

　糖新生や脂肪酸合成の素材にはアミノ酸の炭素骨格を用いられるので，アミノ基の処理が必要である．アミノ酸のα-アミノ基は，最初にピリドキサールリン酸（pyridoxal phosphate，ビタミン B_6）を補酵素とするアミノ基転移酵素（aminotransferase，アミノトランスフェラーゼ）により，2-オキソ酸（α-ケト酸）にアミノ基が転移される．2-オキソ酸として，通常2-オキソグルタル酸（2-oxoglutaric acid，α-ケトグルタル酸），オキサロ酢酸（oxaloacetic acid）およびピルビン酸（pyruvic acid）が利用され，それぞれグルタミン酸（glutamic acid），アスパラギン酸（aspartic acid），アラニン（alanine）になる．グルタミン酸はグルタミン酸脱水素酵素により酸化的脱アミノ反応を受け，2-オキソグルタル酸とアンモニア（ammonia）になる．このアンモニアは，肝臓の尿素回路（urea cycle）により尿素（urea）となり，尿とともに体外へ排泄されるが，尿素回路のない組織ではアンモニアは有毒であるため，グルタミン酸と酸アミドを形成し，グルタミン（glutamine）となり肝臓へ運搬される．一方，アスパラギン酸は尿素のもう一つのアミノ基源となる（図6-12）．

　ほとんどのアミノ酸は肝臓で分解されるが，分岐鎖アミノ酸であるロイシン，イソロイシン，バリンは骨格筋で分解される．これらの分岐鎖アミノ酸のアミノ基転移酵素は肝臓より骨格筋で特異的に発現しているため，分岐鎖アミノ酸分解の最初の反応は骨格筋で起こる．一方，芳香族アミノ酸（aromatic amino acid）であるフェニルアラニン，チロシン，トリプトファンのアミノ基転移酵素は肝臓で特異的に発現しているので，これらのアミノ酸の代謝では肝臓が重要な役割を担っている．

　アミノ酸はアミノ基転移を受けて2-オキソ酸になった後，それぞれの代謝経路を経て

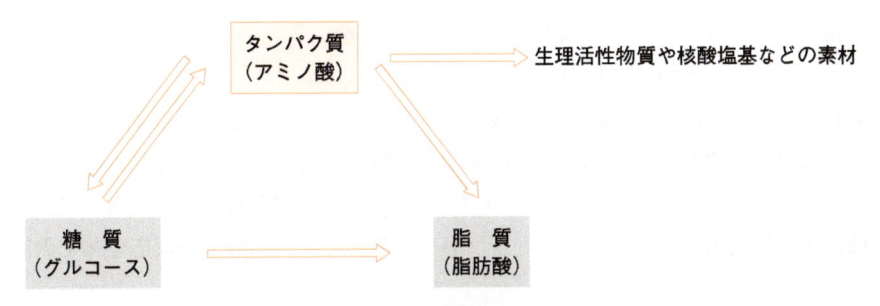

図6-11　タンパク質，糖質，および脂質の栄養素
アミノ酸は最も利用性の高い栄養素である．

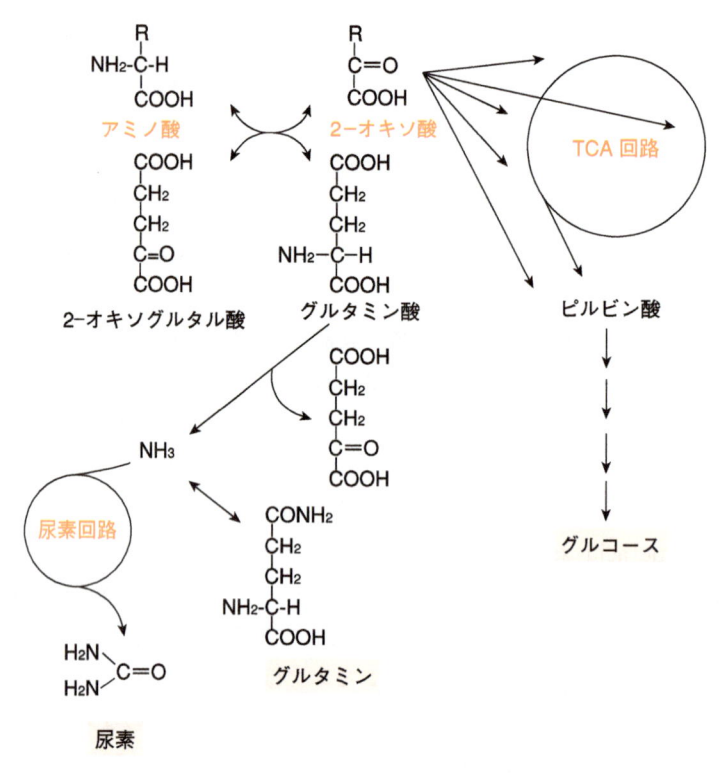

図6-12 アミノ酸の異化と糖新生

アミノ酸のアミノ基が2-オキソ酸に転移し，TCA回路などの中間体に代謝され，糖新生の素材となる．ロイシンはアセチルCoAに代謝されるため，糖新生の素材にはならない．

最終的にTCA回路*の中間体，ピルビン酸，アセト酢酸，およびアセチルCoA（acetyl-CoA）となる．TCA回路の中間体とピルビン酸からは糖新生が可能であるが，アセチルCoAからグルコースを生成することはできない．したがって，アセチルCoAにだけ代謝されるロイシンからは糖新生はできない．

絶食時などの異化状態では，骨格筋タンパク質が分解し生成したアミノ酸のアミノ基はピルビン酸，あるいは2-オキソグルタル酸にアミノ基を転移し，それぞれアラニンとグルタミン酸を生成する．アラニンは血流を通じて肝臓へ運ばれ，そこで再びアミノ基転移反応により，ピルビン酸となる．このピルビン酸は糖新生によってグルコースに変換され，脳や骨格筋のエネルギー源として供給される．これをグルコース-アラニン回路（glucose-alanine cycle）という（4.6.5節参照）．

骨格筋タンパク質は，分岐鎖アミノ酸を多く含むため，その分解は重要である．アミノ基を転移した分岐鎖2-オキソ酸は，分岐鎖ケト酸脱水素酵素により分岐鎖CoAを生成し，最終的にスクシニルCoAあるいはアセチルCoAにまで代謝される．これらの過程における分岐鎖ケト酸脱水素酵素反応は不可逆反応であるので，この酵素が反応全体を調節する

＊　クエン酸回路，あるいは発見者の名前にちなんでクレブス（Krebs）回路とも呼ばれる．糖，脂質，アミノ酸などアセチルCoAを生じる代謝産物からエネルギーを取り出す中心経路．

ことになる．分岐鎖ケト酸脱水素酵素の活性調節は酵素タンパク質のリン酸化（不活性型）と脱リン酸化（活性型）によるため，速い活性調節が可能である．分岐鎖ケト酸脱水素酵素は安静状態では活性が低いが，運動により脱リン酸化され活性が顕著に増加し，分岐鎖アミノ酸の代謝が活発になる．

6.5.3 タンパク質の過剰摂取とアミノ酸の異化

タンパク質の摂取に伴いアミノ酸の異化速度は急速に変化する．タンパク質の過剰摂取によって血中のグルカゴンやグルココルチコイドのレベルが上昇し，これらのホルモンが，多くのアミノ酸異化酵素を活性化，もしくは誘導する（図6-13）．アミノ酸は利用度の高い栄養素であることから，必要量を超えて摂取した場合は積極的に分解され，タンパク質合成以外の目的に用いられる．現在ではホルモン効果と独立したアミノ酸のこれらの酵素の直接的な誘導が示唆されている．

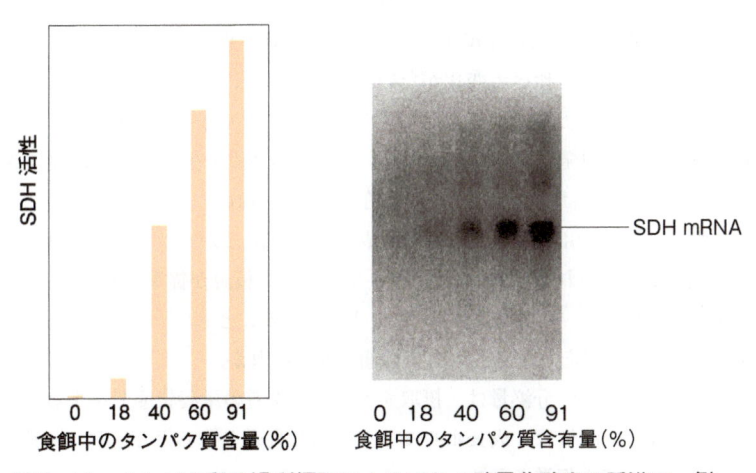

図6-13 タンパク質の過剰摂取によるアミノ酸異化酵素の誘導の一例

セリン脱水酵素（SDH）は，アミノ酸異化酵素の一つで，セリンをピルビン酸とアンモニアに分解する．この図は成長期のラットにタンパク質含量の異なる餌を与えてから，肝臓のSDH活性とそのmRNA量を測定したものである．必要量（この場合は18％）を超えてタンパク質を与えると，mRNAの増加を伴ってSDHの活性が急激に高くなることを示している．

Ogawa et al., *J. Biol. Chem.*, **266**, 20412 (1991) を一部改変．

予想問題

1 タンパク質栄養に関する記述である．正しいものの組合せはどれか．

a．タンパク質の栄養価は必須アミノ酸組成から化学的に評価することができる．
b．タンパク質の栄養価は，成長期の動物に食べさせて体重増加や窒素出納を測定しなくては評価できない．
c．栄養価の高いタンパク質を摂取しているときは，体タンパク質の分解は起こらない．
d．栄養価の高いタンパク質は，多く摂取すればするほど体タンパク質に変換されて蓄積される．

e．タンパク質の栄養価は，最も不足しているアミノ酸を添加することによって高めることができる．
　　　(1) a と b　　(2) b と c　　(3) c と d　　(4) d と e　　(5) a と e

② IGF-I に関する記述である．正しいものの組合せはどれか．
　　a．IGF-I は従来はエンドクリン型で作用すると考えられていたが，現在はパラクリン・オートクリン型でのみ作用すると考えられている．
　　b．インスリンは全身の広範な組織で合成・分泌され，エンドクリン型で作用する．
　　c．IGF-I とインスリンの構造だけでなく，それぞれの受容体の構造も類似性が高い．
　　d．IGF-I は血中で結合タンパク質（IGFBP）と結合しているため，インスリンと比較して血中半減期が長い．
　　e．IGF-I は血中ではすべて結合タンパク質（IGFBP）と結合して存在している．
　　　(1) a と b　　(2) b と c　　(3) c と d　　(4) d と e　　(5) a と e

③ IGF-I に関する記述である．正しいものの組合せはどれか．
　　a．成長ホルモン遺伝子を過剰発現するマウスでは成長が促進されているが，このとき IGF-I の合成量は正常動物と比べて変化がないと予想される．
　　b．成長ホルモンの成長促進作用はすべて仲介物質 IGF-I の作用による．
　　c．IGF-I 遺伝子を過剰発現するマウスでは，出生児の体重や生後の成長が促進される．
　　d．IGF-I の合成・分泌は成長ホルモンの存在下で促進される．
　　e．「成長ホルモンの作用を受けて肝臓で合成された IGF-I がパラクリン・オートクリン型で働き，成長が促進される」という新たなソマトメジン仮説が提案されている．
　　　(1) a と b　　(2) b と c　　(3) c と d　　(4) d と e　　(5) a と e

④ IGF-I に関する記述である．正しいものの組合せはどれか．
　　a．成長ホルモンの合成・分泌量は，摂取するタンパク質の栄養状態で決まる．
　　b．IGF-I の合成・分泌量は，成長ホルモンによって促進されるとともに，良好なタンパク質栄養状態によっても促進される．
　　c．IGF 結合タンパク質（IGFBP）の血中濃度は，タンパク質栄養状態によって変化する．
　　d．1 種類の必須アミノ酸の欠乏では，IGF-I の血中濃度は影響を受けない．
　　e．すべての IGF 結合タンパク質（IGFBP）の血中濃度は，タンパク質栄養状態の変化に応じて類似の制御を受けている．
　　　(1) a と b　　(2) b と c　　(3) c と d　　(4) d と e　　(5) a と e

⑤ タンパク質の合成に関する記述である．正しいものの組合せはどれか．
　　a．mRNA からタンパク質への翻訳は，リソソームが mRNA に結合することから始まる．
　　b．ロイシンは転写段階に作用してタンパク質合成を促進する．
　　c．ロイシンは eIF4E 結合タンパク質に作用して，eIF4F の形成を促進する．
　　d．インスリンによるタンパク質合成促進の機構には mTOR が関与している．
　　e．ロイシンはインスリンと同様，Pi3K を活性化することによりタンパク質合成を刺激する．
　　　(1) a と b　　(2) a と e　　(3) b と c　　(4) c と d　　(5) d と e

⑥ 細胞内タンパク質の分解に関する記述である．正しいものの組合せはどれか．
　　a．ユビキチンが標的タンパク質に結合するとプロテアソームにより分解される．
　　b．リソソーム内にはアルカリ性で活性が高いタンパク質分解酵素が入っている．

c．グルココルチコイドは細胞内タンパク質分解を抑制する．
d．タンパク質が分解されて生成したアミノ酸は，その一部がタンパク質合成に再利用される．
e．成熟期には成長が起こらないので，タンパク質の合成も分解も起こらない．
　(1) a と b　　(2) a と d　　(3) b と c　　(4) d と e　　(5) c と e

7 アミノ酸の代謝に関する記述である．正しいものの組合せはどれか．
a．アミノ基転移酵素の補酵素はビタミンCである．
b．尿素回路においてアンモニアが尿素となり腎臓から排泄される．
c．ロイシンからグルコースを生成することができる．
d．アミノ酸の炭素骨格は骨格筋で糖新生される．
e．フェニルアラニンのような芳香族アミノ酸は肝臓でアミノ基転移を受ける．
　(1) a と d　　(2) a と e　　(3) b と c　　(4) b と e　　(5) c と d

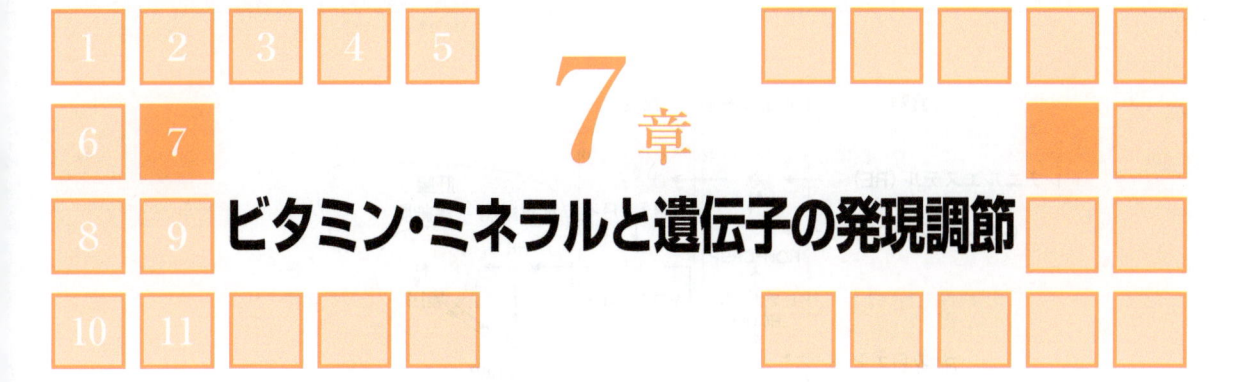

7章 ビタミン・ミネラルと遺伝子の発現調節

　ビタミン・ミネラルの欠乏症，過剰症についてはこれまでもよく知られていたが，その作用機構は不明な点が多かった．分子生物学の発展に伴い，作用機構が分子レベルで明らかになるとともに，遺伝子発現調節作用や信号伝達物質など新規の機能も見つかってきた．とくに，ビタミンA，ビタミンDの，ステロイドホルモンと同様のメカニズムによる遺伝子発現の調節や，その機能の解明は特筆に値する．

　本章では，ビタミン・ミネラルについて，分子レベルで解明された代謝動態，生理機能，さらに遺伝子発現調節作用に焦点を当てる．

7.1　ビタミンA

7.1.1　体内動態

　脂溶性ビタミンである，ビタミンA（レチノール，retinol）の吸収・輸送にはキロミクロン，ビタミンA結合タンパク質が関与する（図7-1）．ビタミンA結合タンパク質には，細胞間のレチノールの輸送を行うレチノール結合タンパク質（RBP；retinol-binding protein），細胞内でレチノールの輸送を行う細胞質レチノール結合タンパク質（CRBP；cellular retinol-binding protein），細胞内でレチノイン酸の輸送を行う細胞質レチノイン酸結合タンパク質（CRABP；cellular retinoic acid-binding protein）などがある．このように，輸送するビタミンAの構造と輸送部位に応じてそれぞれのビタミンA結合タンパク質が働き，ビタミンAの代謝は厳密に制御されている．

　動物性食品はビタミンAとしてレチノールおよびその脂肪酸エステル（レチニルエステル）を多く含み，植物性食品はプロビタミンAであるβ-カロテン（β-carotene）を含む．これらはいずれも吸収後，小腸上皮細胞内でレチニルエステルに変換され，キロミクロンに溶解し，血液を循環する．キロミクロンレムナントとともに，レチニルエステルは標的細胞および肝臓の実質細胞に取り込まれる．肝臓では，実質細胞に取り込まれたレチニルエステルはレチノールに分解され，CRBPと結合して星細胞に輸送される．輸送されたレチノールはレチニルエステルに変換され，星細胞に貯蔵される（図7-2）．

　標的組織への輸送は血液を介して行われる．血中ではレチノールはRBPおよびトランスサイレチン（TTR）と結合して輸送される．この複合体の濃度は一定に保たれており，濃度が低下すると，星細胞に貯蔵されていたレチニルエステルはレチノールに加水分解さ

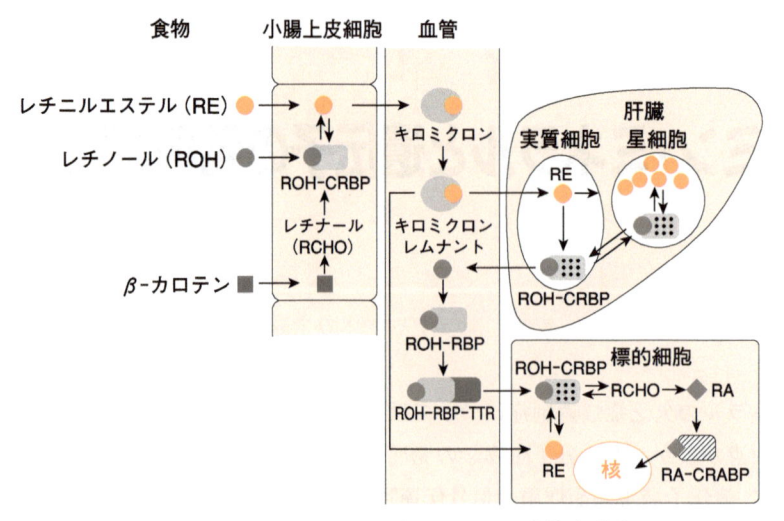

図7-1 ビタミンAの生体内動態
RE：レチニルエステル，ROH：レチノール，RCHO：レチナール，RA：レチノイン酸，RBP：レチノール結合タンパク質，TTR：トランスサイレチン，CRBP：細胞質レチノール結合タンパク質，CRABP：細胞質レチノイン酸結合タンパク質．

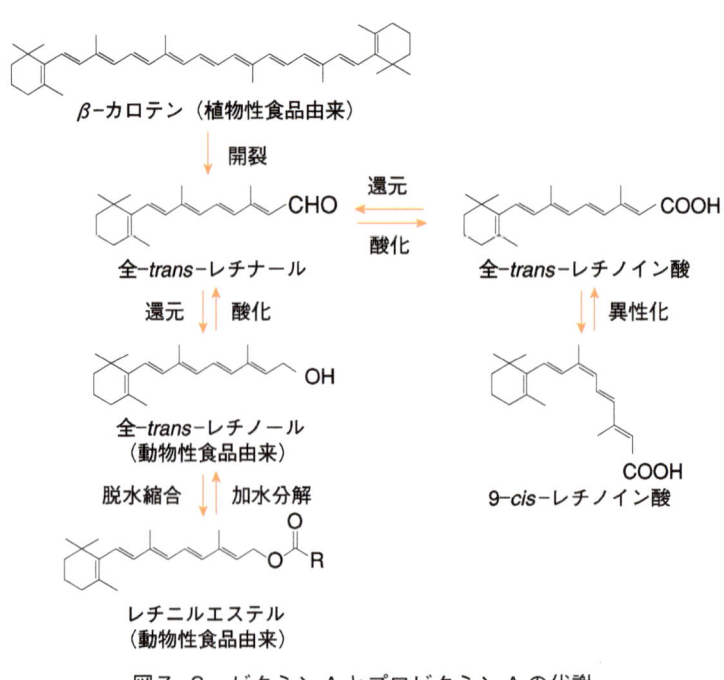

図7-2 ビタミンAとプロビタミンAの代謝
R：炭化水素鎖．

れ，血中に放出される．標的細胞に取り込まれたレチノールは，CRBPと結合する．アルコール脱水素酵素などによってレチノイン酸に酸化されると，CRABPと結合し，核に輸

送される.

ビタミンAの生理機能は，視物質(visual pigment)としてレチナール(retinal)が用いられる作用(7.1.2項参照)，およびレチノイン酸(retinoic acid)が核内受容体(nuclear receptor)を介する作用(7.3節参照)によって発揮される．ビタミンA欠乏症である夜盲症は，レチナールの欠乏に起因する．一方，核内受容体を介した細胞増殖・分化が過剰摂取によって制御できなくなると，過剰症として皮膚・粘膜異常が現れる．

7.1.2　レチナールと視覚の情報伝達

網膜には明暗に関与する桿体と，色覚に関与する錐体の2種類の視細胞がある．桿体の外節にはオプシンというタンパク質に，11-*cis*-レチナール(11-*cis*-retinal)が結合したロドプシン(rhodopsin)という視物質が存在する(図7-3)．ロドプシンが光を吸収すると，11-*cis*-レチナールは全-*trans*-レチナール(all-*trans*-retinal)に異性化される．それに伴いロドプシンの立体構造が変化し，メタロドプシンⅡとなる．メタロドプシンⅡは，GTP結合タンパク質(Gタンパク質)であるトランスデューシンと結合能をもつ．メタロドプシンⅡと結合したトランスデューシンのαサブユニットは解離して活性型となり，GMPホスホジエステラーゼを活性化し細胞内のサイクリックGMP(cGMP)濃度を急速に減少させる．これに伴い，cGMPによって制御される陽イオンチャンネルが閉じ，細胞内へのNa^+の流入が止まる．細胞は過分極し，電気シグナルに変換された情報は，視神経によって脳の視中枢へと伝達される．

7.2　ビタミンD

7.2.1　体内動態

自然界には側鎖の構造が異なるビタミンD_2(エルゴカルシフェロール，ergocarciferol)とビタミンD_3(コレカルシフェロール，cholecarciferol)が存在し，哺乳動物においてはその体内動態および生理作用はほぼ等しい．食品から摂取したビタミンDは小腸で吸収され，

Column　ノックアウトマウスを利用したビタミンAの機能解析

RARγノックアウトマウスには骨格形成異常などさまざまな催奇性が現れる．しかし，RARαノックアウトマウスではその障害は軽く，RARβノックアウトマウスには変異が認められない．2種類あるいは3種類すべてを同時に破壊したマウスは胎内で死亡するか，生後間もなく死亡する．これらの結果は，RAR，とくにRARγが形態形成に重要な役割を果たしていることを示している．また，いずれかのサブタイプが欠損しても，ほかのサブタイプがその機能を補うことにより，障害を軽減しようとする機構の存在が示唆される．

RXRαノックアウトマウスはすべて胎内で死亡するが，RXRβノックアウトマウス，RXRγノックアウトマウスには大きな変異は認められず，RXRβ・RXRγダブルノックアウトマウスにも先天的な変異は認められない．RXRの機能を発揮するにはRXRαだけで十分なのである．

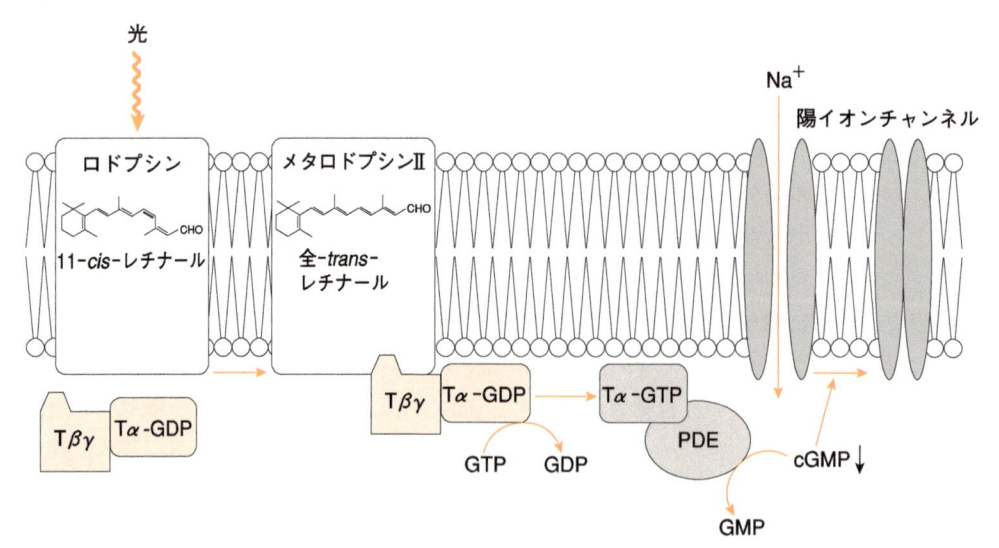

図7-3 光受容伝達の分子機構
Tα：トランスデューシンαサブユニット，Tβγ：トランスデューシンβ，γサブユニット，PDE：cGMPホスホジエステラーゼ．

ビタミンD結合タンパク質（DBP；vitamin D binding protein）と結合して肝臓に輸送される．また，皮膚には，アセチルCoAから合成された7-デヒドロコレステロール〔7-dehydrocholesterol，プロビタミンD_3（provitamin D_3）〕が存在し，紫外線照射によってビタミンD_3に変換され，肝臓に輸送される．プロビタミンD_3からのビタミンD供給は重要で，紫外線照射不足になるとビタミンD欠乏になるおそれがある．肝臓ではビタミンDの25位が水酸化され，25-ヒドロキシビタミンD〔25(OH)D〕となる．DBPによって腎臓に輸送された25(OH)Dは，1α位が水酸化されて活性型ビタミンD（active form of vitamin D）である1α,25-ジヒドロキシビタミンD〔1α,25(OH)$_2$D〕となる．25(OH)Dの24位が水酸化されると，不活性型である24,25-ジヒドロキシビタミンD〔24,25(OH)$_2$D〕になる（図7-4）．ビタミンDは，1α,25(OH)$_2$DがビタミンD受容体（VDR；vitamin D receptor）に結合することによってその生理作用を発揮する（7.3節参照）．1α,25(OH)$_2$Dが活性型ビタミンDであるのはこのためである．また，1α,25(OH)$_2$D$_3$は1α,25(OH)$_2$D$_2$よりもVDRへの親和性が高いため，ビタミンD_3はビタミンD_2よりもビタミンD活性が高くなっている．

　1α,25(OH)$_2$D量は，1α-水酸化酵素および24-水酸化酵素によって決定し，そのおもな調節因子は血中カルシウム濃度，リン濃度，副甲状腺ホルモン（PTH）と1α,25(OH)$_2$Dそのものである．血中カルシウム濃度が低くなると，副甲状腺が刺激され，PTH分泌を促進する．PTHは1α-水酸化酵素活性を上昇させ，24-水酸化酵素活性を低下させることにより，1α,25(OH)$_2$Dの産生を増加させる．増加した1α,25(OH)$_2$Dは，小腸のカルシウム吸収（7.2.2項参照）や腎臓のカルシウム再吸収を促進することによって，カルシウム濃度を増加する．カルシウム濃度が正常レベルに回復すると，1α,25(OH)$_2$DはVDRを介してPTH mRNAと1α-水酸化酵素mRNAの発現を抑制し，24-水酸化酵素mRNA

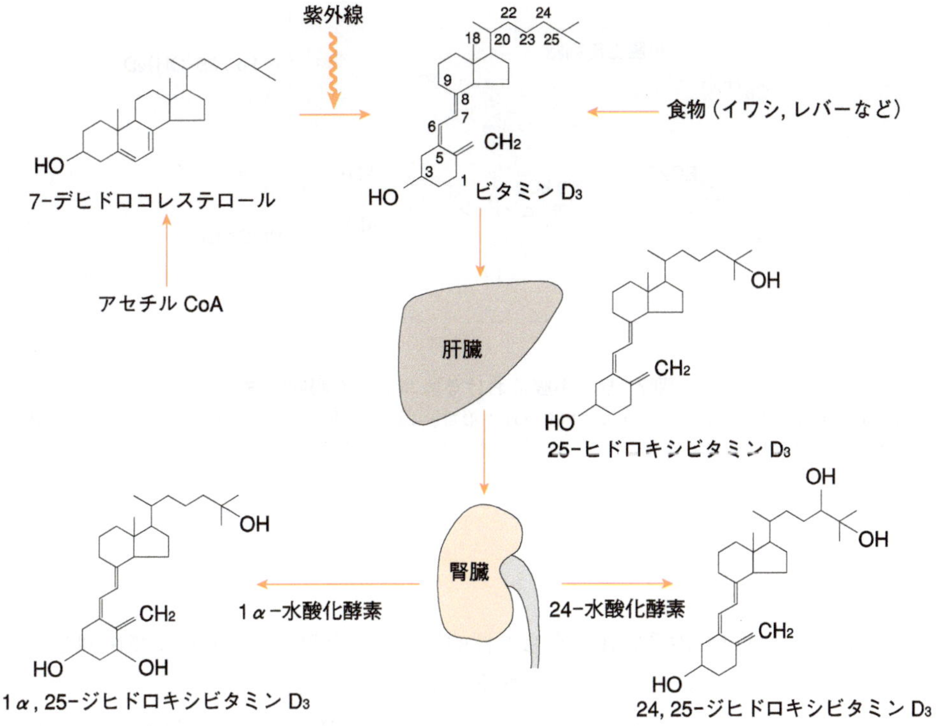

図7-4　ビタミンD_3の代謝

の発現を促進する．その結果，$1\alpha,25(OH)_2D$の産生が抑制され，カルシウム吸収が抑制される．このように$1\alpha,25(OH)_2D$，PTH，カルシウムは相互に作用し，血中$1\alpha,25(OH)_2D$濃度は厳密に制御されている．

7.2.2 腸管カルシウム吸収の調節作用

小腸には，ビタミンDに依存してカルシウムを能動的に吸収する経路が存在する（図7-5）．この経路は，刷子縁膜から細胞内への流入，刷子縁膜から基底膜への輸送，基底膜から細胞外への流出の3段階に分けられる．ビタミンDは各段階において，カルシウム吸収に必要なタンパク質の発現を促進する．すなわち，VDRを介して，刷子縁膜でカルシウムの流入に関与する上皮カルシウムチャネル（ECaC；epithelium Ca channel）mRNA，細胞内のカルシウム輸送に関与するカルシウム結合タンパク質9 kDaカルビンディン mRNA，基底膜でカルシウムポンプとして機能する形質膜の酵素（PMCA；plasma membrane Ca^{2+}-ATPase）1b mRNAの発現を促進する．腎近位尿細管にも小腸に類似したカルシウム吸収機構が存在し，ビタミンDは尿細管のカルシウム再吸収を高め，カルシウムの排泄を低下させる．

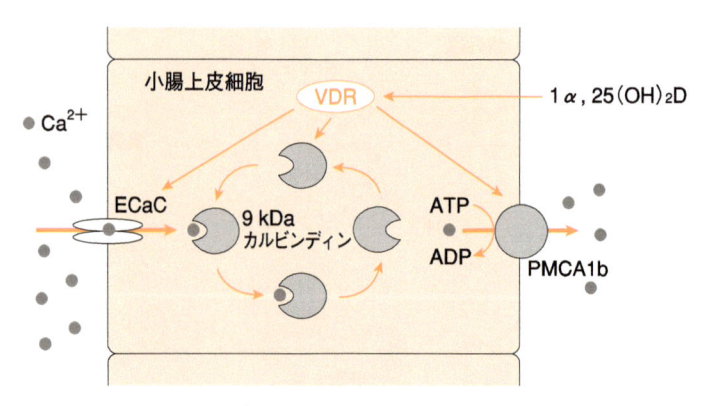

図7-5 小腸におけるカルシウム吸収機構

ECaC：上皮カルシウムチャンネル，PMCA1b：形質膜 Ca^{2+}-ATP アーゼ，VDR：ビタミンD受容体.
VDR は ECaC，9 kDa カルビンディン，および PMCA1b の発現を促進する.

7.3 核内受容体を介した遺伝子発現調節

　ビタミンA，Dは核内受容体を介して標的遺伝子の発現を転写レベルで制御し，多様な生理機能を発揮する．ビタミンAの受容体には，全-*trans*-レチノイン酸（all-*trans*-retinoic acid）をリガンドとするレチノイン酸受容体（RAR；retinoic acid receptor）と，9-*cis*-レチノイン酸（9-*cis*-retinoic acid）をリガンドとするレチノイドX受容体（RXR；retinoid X receptor）がある．さらにRAR，RXRにはともにα，β，γのサブタイプが存在する．これらのサブタイプはいずれも異なる遺伝子座からつくられ，時期特異的，細胞特異的に発現し，ビタミンAによる複雑な調節を可能とする．ビタミンDの受容体は，$1α, 25(OH)_2D$ をリガンドとするビタミンD受容体（VDR；vitamin D receptor）である．RAR，RXR，VDRを介した作用機構はステロイドホルモン，甲状腺ホルモンと同じ機構である．RAR，RXR，VDR はグルココルチコイド受容体，プロゲステロン受容体，甲状腺ホルモン受容体，ペルオキシソーム増殖剤応答性受容体（PPAR；peroxisome proliferator activated receptor）などとともに核内受容体スーパーファミリー（nuclear receptor super-family）を形成する．

　核内受容体は共通した構造をもち，構造と機能の違いによってN末端（A/B）領域，DNA結合領域（C），可変領域（D），リガンド結合領域（E），C末端領域（F）に分類できる．C領域は二つのジンクフィンガーモチーフ（zinc finger motif）からなり，核内受容体スーパーファミリーにおいてきわめて相同性が高い（図7-6）．ジンクフィンガー構造では，四つのシステイン残基（もしくは二つのシステイン残基と二つのヒスチジン残基）が，亜鉛と配位結合を形成し，指状のループ構造をつくる．ジンクフィンガーの立体構造が，特異的な配列（ホルモン応答配列）の立体構造を認識し，核内受容体はDNAと結合する．リガンド結合領域（E）はリガンドとの結合だけではなく，二量体形成，転写調節にかかわる機能ももつ．

　RAR，VDRはRXRとヘテロ二量体を形成してDNAに結合する（図7-7）．RXRはも

表7-1 核内受容体スーパーファミリー

受容体	名称	リガンド
RAR	レチノイン酸受容体	全-*trans*-レチノイン酸
RXR	レチノイドX受容体	9-*cis*-レチノイン酸
VDR	ビタミンD受容体	$1\alpha,25(OH)_2D_3$
PPAR	ペルオキシソーム増殖剤応答性受容体	15-デオキシ12,41-プロスタグランジンJ_2 多価不飽和脂肪酸
AR	アンドロゲン受容体	アンドロゲン
ER	エストロゲン受容体	エストラジオール
GR	グルココルチコイド受容体	グルココルチコイド
PR	プロゲステロン受容体	プロゲスチン
TR	甲状腺ホルモン受容体	甲状腺ホルモン(T_3)

$1\alpha,25(OH)_2D_3$,$1\alpha,25$-ジヒドロキシビタミンD_3.

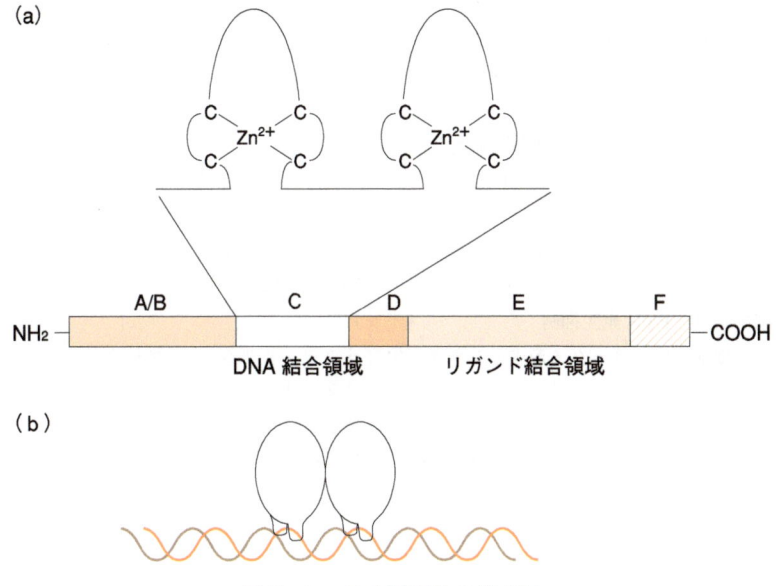

図7-6 核内受容体の模式図
(a) 核内受容体の構造，(b) 二量体を形成した核内受容体のジンクフィンガーモチーフとDNAの結合．

う一分子のRXRと結合してホモ二量体を形成することもできる．ホルモン応答配列は核内受容体に共通性があり，AGGTCAあるいはそれに類似した配列となっている．二量体の立体構造の微妙な違いにより，ホルモン応答配列はそれぞれの受容体に特異的な配列をとり，ビタミンA，ビタミンDに特異的な作用をもつことができる．

　RARの標的遺伝子は，RBP，CRBP，RARなどビタミンAの代謝や機能に関与する遺伝子をはじめ，発生や分化の段階で重要な役割を果たすホメオボックス遺伝子，転写因子や核内受容体など遺伝子発現調節作用に関与する遺伝子，チロシンキナーゼやプロテインキナーゼなど細胞内情報伝達に関与する遺伝子など多岐にわたる．VDRの標的遺伝子は，小腸のカルシウム吸収，腎臓のカルシウム再吸収，骨代謝などビタミンDの生理機能に関与する遺伝子である．

7・3 核内受容体を介した遺伝子発現調節

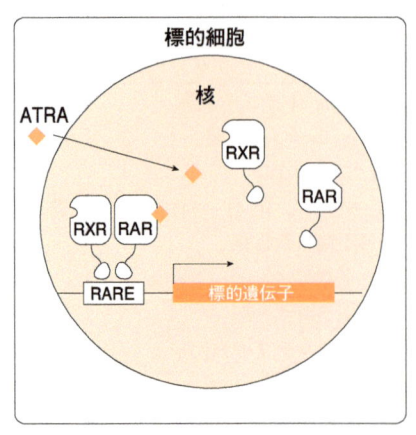

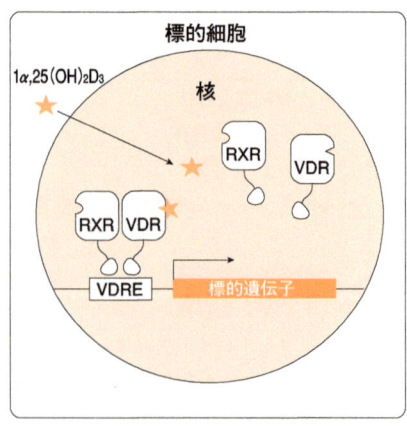

図7-7 核内受容体を介したビタミンAの作用機構
ATRA：全-*trans*-レチノイン酸，RAR：レチノイン酸受容体，RXR：レチノイドX受容体，RARE：ビタミンA受容体応答配列．核内受容体を介したビタミンDの作用機構は，$1\alpha,25(OH)_2D_3$をリガンドとするビタミンD受容体がRXRとヘテロ二量体を形成し，ビタミンD受容体応答配列に結合して標的遺伝子の転写を調節する．

表7-2 VDRのおもな標的遺伝子

組織	作用	標的遺伝子
小腸	カルシウム吸収	ECaC，PMCA1b，カルビンディン
腎臓	カルシウム再吸収	1α-水酸化酵素，24-水酸化酵素，ECaC，PMCA1b，カルビンディン
副甲状腺	PTH産生抑制	PTH
骨芽細胞	マトリックス形成とミネラル化	オステオカルシン，オステオポンチン，オステオプロテゲリン，RANKL
破骨細胞	骨吸収	RANK，インテグリン受容体

ECaC：上皮カルシウムチャンネル，PMCA1b：形質膜Ca^{2+}-ATPアーゼ，PTH：副甲状腺ホルモン．

7.4 その他のビタミン

ビタミンA，ビタミンD以外のビタミンについても，従来から知られていた機能とは異なる新規の機能をもつことが明らかとなってきた．しかし，その研究の歴史はまだ浅く，新たに発見された機能が栄養学的にどのような意義をもつのかは明らかになっていない．ここでは，そのなかでも比較的研究が進んでいるビタミンEとビタミンB_6，およびビタミンCについてとりあげる．

7.4.1 ビタミンEの体内動態と機能

ビタミンE（トコフェロール，tocopherol）は胆汁酸とミセルを形成し，小腸で受動拡散により吸収される．吸収された後，キロミクロンに溶解した状態でリンパ系に放出され，肝臓に取り込まれる（図7-8）．肝臓でα-トコフェロールは，α-トコフェロール輸送タンパク質（α-TTP；α-tocopherol transfer protein）と結合する．ほかの組織に輸送される際には，α-トコフェロールはα-TTPからVLDLに受け渡され，VLDLあるいはLDL

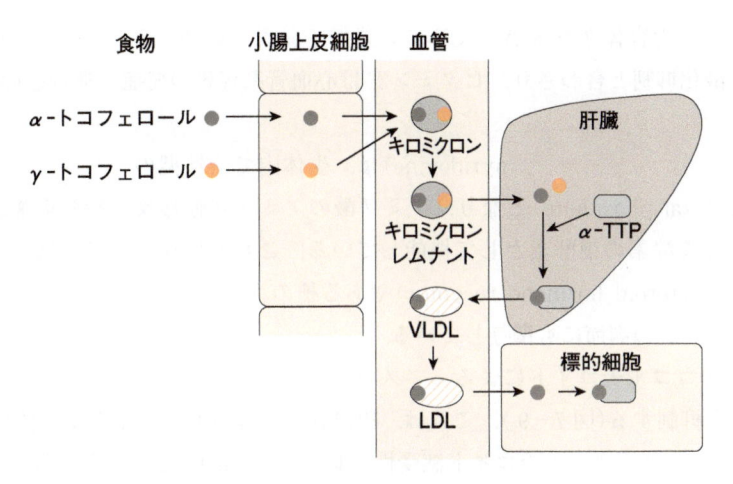

図7-8　ビタミンEの生体内動態
α-TTP：α-トコフェロール輸送タンパク質．

に溶解した状態で血液を循環する．α-TTPはα-トコフェロールとの親和性が最も高く，優先的にα-トコフェロールが血中に放出されるため，ビタミンEの中でα-トコフェロールが最も高い生理活性を示す．α-TTP遺伝子に変異があると血中α-トコフェロール濃度が低下し，先天性ビタミンE欠乏症を発症する．

ビタミンEのおもな生理機能として抗酸化作用，生体膜安定化がよく知られているが，それとは別に細胞内シグナル伝達を修飾する作用ももつ．たとえば，α-トコフェロールはプロテインホスファターゼ2A（PP2A；protein phosphatase 2A）を活性化することにより，プロテインキナーゼC（PKC；protein kinase C）を脱リン酸化して不活性型にする．PKC活性抑制により，血管基質の肥大，透過性亢進などによる血管障害の惹起を抑制する．単球，マクロファージ，好中球などの細胞増殖を抑制し，血管炎症を抑制する．また，作用機構は明らかになっていないが，α-トコフェロールは動脈内皮細胞の癒着分子となる

Column　コラム　新しいビタミン？

ビタミン様物質の一つにピロロキノリンキノン（PQQ）がある．PQQ欠乏食で飼育した実験動物には生育不良や脱毛などの症状が現れるが，生体内での具体的な機能はまったく不明である．しかし，新しい分子生物学的アプローチと偶然の発見がPQQ研究の新たな局面を拓いた．

躁鬱病の研究グループが，マウスDNAデータベースから躁鬱病に関与すると思われるある特殊な配列をもつ遺伝子を発見した．その遺伝子は躁鬱病とは無関係であったが，複数のPQQ結合配列をもち，リシン代謝に関与する酵素の遺伝子であった．ここまではコンピュータを用いて行った作業で，このようにコンピュータ上で未知の遺伝子を発見するという新しいアプローチは in silico と呼ばれる．PQQがリシン代謝に関与するか栄養学的な実験を行った結果，PQQ欠乏マウスのリシン代謝能は著しく低下し，PQQがこの酵素の補酵素として働く可能性が示された．

7・4　その他のビタミン

スカベンジャー受容体クラスAとCD36の遺伝子発現を抑制する．これらの作用がコレステロール酸化抑制と合わさり，ビタミンEは心血管系疾患の発症と進行を抑制する．

7.4.2 ビタミンB_6による遺伝子発現調節

ビタミンB_6（ピリドキシン，pyridoxine）は，生体内で活性型のピリドキサールリン酸（PLP；pyridoxal phosphate）となり，アミノ酸のアミノ基転移反応や脱炭酸反応を触媒するさまざまな酵素の補酵素として機能している．これとは別に，PLPはステロイドホルモン受容体（steroid hormone receptor）やある種の転写因子（transcription factor）に作用し，遺伝子発現の調節にも関与している．

PLPはグルココルチコイドによる，アスパラギン酸アミノトランスフェラーゼ（AST）の発現誘導を抑制する（図7-9）．これは，PLPがグルココルチコイド受容体複合体（GR）に結合し，GRとグルココルチコイド感受性エレメント（GRE）との結合を阻害するので，グルココルチコイドによるAST遺伝子の転写活性化が抑制されるからである．そのため，ビタミンB_6を欠乏させた動物では，逆にASTの発現レベルは上昇している．このよう

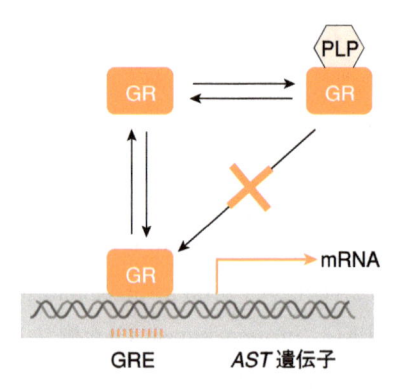

図7-9 ピリドキサールリン酸の遺伝子発現調節機構
PLP：ピリドキサールリン酸，*AST*遺伝子：アスパラギン酸アミノトランスフェラーゼ遺伝子，GR：グルココルチコイド受容体複合体，GRE：グルココルチコイド感受性エレメント．

Column コラム　寿命とニコチンアミド代謝

摂取エネルギーを制限すると老化が抑えられ，寿命が延長する．この現象は酵母，線虫，クモ，昆虫，魚類，哺乳類などさまざまな生物に認められる．エネルギー制限による寿命延長には，サーチュイン〔sirtuin（SIRT）1〕というNAD^+依存性ヒストン脱アセチル化酵素が深く関与していることが最近明らかとなった．SIRT 1はクロマチンを不活性構造に変え転写を抑制し，その活性は反応生成物であるニコチンアミドによって阻害される．ニコチンアミド分解酵素遺伝子を欠損した酵母では，エネルギー制限による寿命延長は起こらず，この遺伝子を5倍量導入した酵母では寿命が約2倍に延びた．動物細胞においても，NAD合成，ニコチンアミド分解に関与する酵素の過剰発現によってSIRT 1活性が調節されることが報告された．これにより，細胞内のニコチンアミド代謝の寿命への関与が明らかとなった．

な作用はPLP特異的で，ほかのビタミンB_6同族体(ピリドキサール，ピリドキサミンリン酸など)では観察されない．AST以外にもチロシンアミノトランスフェラーゼ，シスタチオナーゼ，グリコーゲンホスホリラーゼなどのB_6酵素もPLPによる同様の遺伝子発現調節を受ける．

　PLPはグルココルチコイドだけでなくプロゲステロン，アンドロゲン，エストロゲンなどの受容体とも結合し，DNA結合能を低下させ，ステロイドホルモンによる遺伝子発現誘導を抑制する．さらに，PLPはある種の転写因子とも結合し，DNAとの結合を抑制する．そのため，ビタミンB_6が直接関係しないさまざまな酵素やタンパク質の発現が，PLPによって影響を受けることになる．その代表的な例に肝臓におけるアルブミン合成がある．アルブミン遺伝子の発現調節にはHNF-1やC/EBPなどの転写因子がかかわっているが，PLPはこれらの転写因子と結合し，その機能を低下させる．そのため，ビタミンB_6が欠乏しPLP濃度が低下すると，これら転写因子が最大限に機能できるため，アルブミンmRNAの発現量が著しく増加する．現在のところ，このようなビタミンB_6によるアルブミン遺伝子発現調節の生理的意義についてはまだわかっていない．

　最近，ビタミンB_6にはがん細胞増殖抑制効果があることが報告されている．PLPの遺伝子発現制御作用が，がん細胞の増殖抑制と関係している可能性が考えられる．

7.4.3　ビタミンCと遺伝子発現調節

　ビタミンC(アスコルビン酸，ascorbic acid)は生体内でさまざまな酸化還元反応に関与しており，コラーゲンの合成，芳香族アミノ酸の代謝，ステロイドホルモンの生合成などに関係している．

　ビタミンCが欠乏すると壊血病を発症するが，これはコラーゲン合成が低下するためである．コラーゲンの合成過程で，ヒドロキシプロリン残基の生成反応(プロリン水酸化酵素)のコファクター(補因子)としてアスコルビン酸が機能していることはよく知られている．さらに，アスコルビン酸は酵素反応のコファクターとしてだけでなく，遺伝子レベルでもコラーゲン合成の促進に寄与している．それは，コラーゲン遺伝子に作用しその転

Column　コラム　先天性アスコルビン酸生合成代謝異常

　高等動物はグルコースからアスコルビン酸を生合成することができるが，その例外にヒト，サル，モルモットがあげられる．ヒトはアスコルビン酸生合成経路上の最終段階を触媒するL-グロノ-γ-ラクトン酸化酵素(GLO；L-gulono-γ-lactone oxidase)遺伝子と類似した遺伝子をもっているが，ラットGLO遺伝子と比較すると，エキソンの欠失や塩基の欠失，あるいは挿入など多数の変異が存在する．同様にサル，モルモットのGLO遺伝子も欠損しているため，ヒト，サル，モルモットにとってアスコルビン酸は必須栄養素となる．

　ビタミンC欠乏症である壊血病は，数カ月にわたってアスコルビン酸をまったく摂取しないというきわめて特異な状況で発症する．進化の過程で私たちの祖先はアスコルビン酸合成能を消失したが，幸いにもアスコルビン酸を容易に摂取できる環境であったために，淘汰を免れることができたようである．

写を活性化させるというものである．また同時に，コラーゲン mRNA の分解を抑制し，その安定化にも貢献している．

さらに，アスコルビン酸は，肝臓における薬物代謝にかかわるシトクロム P-450 の発現誘導を転写レベルで活性化させることが知られている．しかしながら，このようなアスコルビン酸による遺伝子発現調節については，詳細なメカニズム，生理的意義など多くの不明な点が残されている．

7.5 カルシウムと骨形成

7.5.1 カルシウムの体内動態とその制御

体内には約 1 kg のカルシウムが存在し，その 99% はリン酸化合物として骨を形成している．また，カルシウムは細胞内に 1%，血液中に 0.1% 存在し，筋肉の収縮，神経伝達，酵素の活性化，血液凝固，細胞内情報伝達など多様な機能に関与している．

血液中のカルシウム濃度は 2.5 mM に厳密に保たれており，その値が 10% 上昇すると高カルシウム症に，10% 低下すると低カルシウム症になる．血液中のカルシウム濃度が低下すると，副甲状腺ホルモン(parathyroid hormone)であるパラトルモン(PTH；parathormone)が分泌される(図 7-10)．PTH は骨吸収を促進し，骨からカルシウムを溶出させる．同時に，腎臓における尿細管再吸収を高め，尿への排出を抑制する．さらに，腎臓における活性型ビタミン D〔$1\alpha,25$-ジヒドロキシビタミン D，$1\alpha,25(OH)_2D$〕合成が PTH によって活性化される．生成した活性型ビタミン D は小腸におけるカルシウム吸収

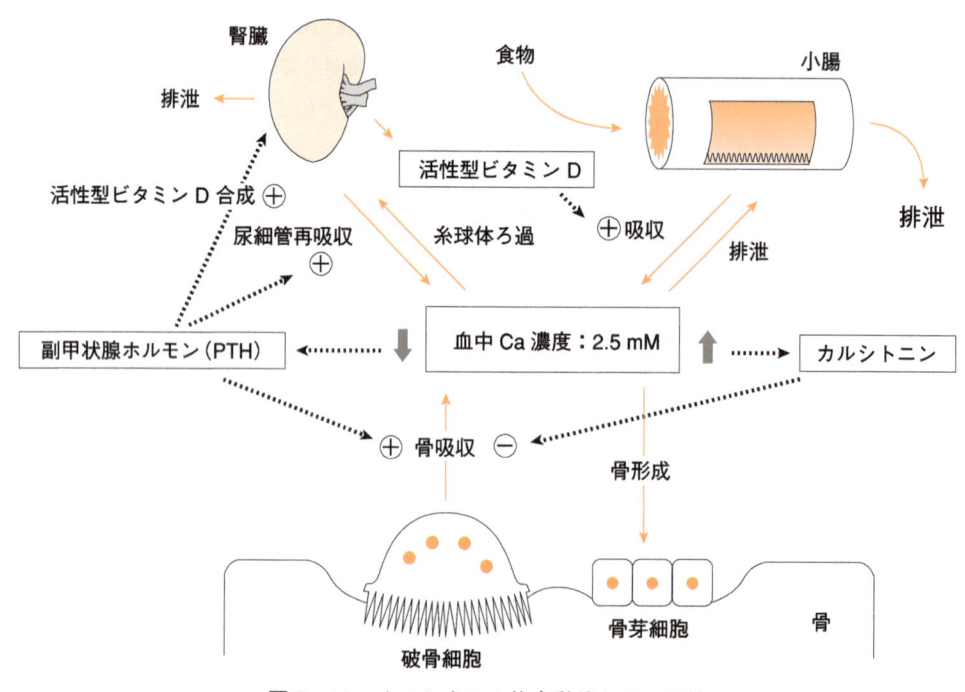

図 7-10 カルシウムの体内動態とその調節

を促進し，血液中のカルシウム濃度の上昇に貢献する（7.2.2項参照）．一方，血液中のカルシウム濃度が上昇すると，甲状腺からカルシトニン(calcitonin)が分泌される．カルシトニンは骨吸収を阻害するため，骨形成が優勢となり，血液中のカルシウム濃度が低下する．

7.5.2 細胞内カルシウム濃度の調節

細胞膜を隔て，細胞内と細胞外とではカルシウム濃度は著しく異なっており，その差は実に10,000倍にも達する．すなわち，細胞外にはCa^{2+}が10^{-3}Mのオーダーで存在するのに対し，細胞質の濃度は10^{-7}Mときわめて低値に維持されている．なお，このように細胞質のCa^{2+}濃度を著しく低値に維持することは，細胞内情報伝達におけるセカンドメッセンジャーとしてカルシウムが機能するためにきわめて重要である（7.5.3項参照）．

Ca^{2+}は脂質二重層からなる細胞膜を容易に透過することができず，カルシウムポンプ(Ca^{2+} pump)，ナトリウム-カルシウム交換系(Na^+-Ca^{2+} exchanger)，およびカルシウムチャンネル(Ca^{2+} channel)を介して輸送される（図7-11）．Ca^{2+}ポンプは，Ca^{2+}, H^+-ATPアーゼともいい，ATPエネルギーを利用したCa^{2+}の細胞外への排出に機能する．また，Na^+-Ca^{2+}交換系は3分子のNa^+と，1分子のCa^{2+}を交換するトランスポーターである．ナトリウムポンプ(Na^+, K^+-ATPアーゼ)の作用で，細胞内のNa^+濃度は細胞外に比べ低値に維持されており，通常はこのNa^+の濃度勾配を利用して細胞内からCa^{2+}を排出する方向に作動している．したがって，Ca^{2+}ポンプとNa^+-Ca^{2+}交換系の機能により，Ca^{2+}は能動的に細胞外にくみ出され，細胞質のCa^{2+}がきわめて低濃度に維持されている．一方，Ca^{2+}チャンネルは膜電位の変化や細胞外からの刺激に応答してゲートを開閉し，細胞外から細胞質へと濃度勾配に従ってCa^{2+}を透過させる．

ミトコンドリア内膜や小胞体膜上にもCa^{2+}ポンプやCa^{2+}チャンネルが存在しており，細胞質のCa^{2+}濃度の維持に機能している．さらに，小胞体はカルシウムの細胞内における貯蔵庫で，カルシウムを介した細胞内情報伝達に重要な役割を担っている．

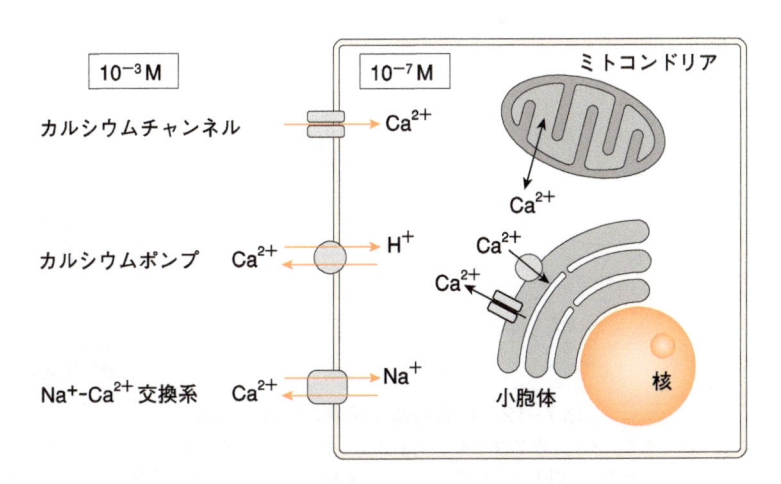

図7-11 細胞内カルシウムの動態

7.5.3 カルシウムを介した細胞内情報伝達

カルシウムは，細胞内情報伝達におけるセカンドメッセンジャーとして重要である．通常，細胞質のCa^{2+}濃度はきわめて低値に維持されているが，細胞外からなんらかの刺激を受けるとCa^{2+}濃度を一時的に急激に上昇させる．このようなCa^{2+}濃度の急激な上昇は，カルモジュリン(calmodulin)やプロテインキナーゼ(protein kinase)類の作用を介して，特定の酵素の活性化や遺伝子発現誘導など，多岐にわたる生化学的変化を引き起こす．

ホルモン，増殖因子，神経伝達物質などが細胞膜上の特定の受容体に結合すると，GTP結合タンパク質（Gタンパク質）の活性化やタンパク質チロシンリン酸化などを介してホスホリパーゼC(PLC；phospholipase C)が活性化される（図7-12）．PLCは細胞膜に存在するリン脂質の一つであるホスファチジルイノシトール二リン酸(PIP_2)を分解し，ジアシルグリセロール(DAG)とともにイノシトール三リン酸(IP_3；inositol 1,4,5-trisphosphate)を生成する．IP_3は小胞体膜上に存在する特異的な受容体に結合する．このIP_3受容体はCa^{2+}チャンネルで，IP_3の結合によってゲートが開く．その結果，小胞体内に貯蔵されていたCa^{2+}が細胞質へ放出され，細胞質のCa^{2+}濃度が急激に上昇する．また，IP_3とともに生成するDAGはプロテインキナーゼC(PKC)を活性化させる．

カルモジュリンはすべての真核生物に存在するカルシウム結合タンパク質で，カルシウムを捉えると構造変化を起こし，一連のカルモジュリン結合タンパク質と結合可能となる．カルモジュリン結合タンパク質にはカルモジュリン依存性プロテインキナーゼ(CaM-

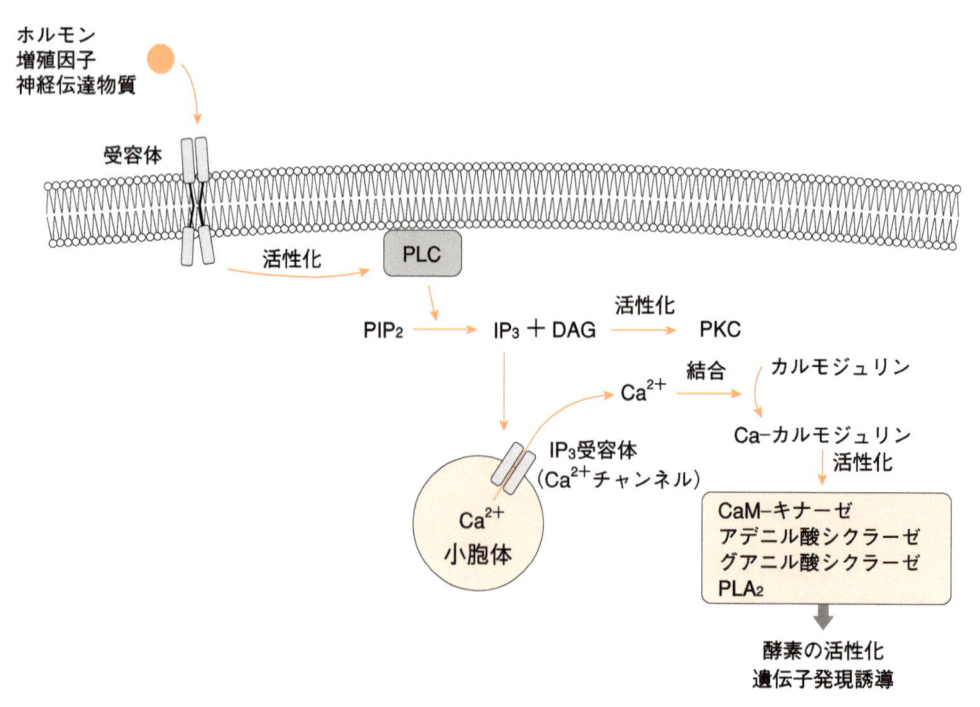

図7-12 細胞内情報伝達とカルシウム

PLC：ホスホリパーゼC，PIP_2：ホスファチジルイノシトール二リン酸，IP_3：イノシトール三リン酸，DAG：ジアシルグリセロール，PKC：プロテインキナーゼC，CaM-キナーゼ：カルモジュリン依存性プロテインキナーゼ，PLA_2：ホスホリパーゼA_2．

kinase），アデニル酸シクラーゼ，グアニル酸シクラーゼ，ホスホリパーゼA_2（PLA_2）などの情報伝達に関与する酵素があり，これら酵素の作用を介してさらに下流へと情報が伝達される．

7.5.4 骨形成とその調節

骨は体の構造体としてだけでなく，カルシウムの貯蔵庫としても機能している．そこでは活発な代謝が行われ，骨吸収（bone resorption）と骨形成（osteogenesis）を繰り返し，再構築（リモデリング）を営むことによって形態や機能を維持している．リモデリングサイクルは，破骨細胞（osteoclast）による骨吸収から開始される．すなわち，骨表面に骨吸収の場がつくられると，血液系幹細胞由来の破骨細胞前駆細胞が補充され，分化・融合し，成熟・活性化した破骨細胞が骨を吸収する．吸収が終了すると，間葉系幹細胞由来の骨芽細胞（osteoblast）が骨表面に定着し増殖する．骨芽細胞は分化に伴って，まずⅠ型コラーゲンなどの基質タンパク質を合成・分泌する．分化が最終段階にまで進むとオステオカルシンを産生・分泌し，ヒドロキシアパタイト結晶の沈着により石灰化が進行して骨形成が完了する．

このようなリモデリングは副甲状腺ホルモン（PTH，別名パラトルモン），活性型ビタミンD〔$1α,25(OH)_2D$〕，エストロゲン（estrogen）などのホルモン類によって調節される．PTHと活性型ビタミンDは骨芽細胞に作用し，その細胞膜上に破骨細胞誘導因子（RANKL；receptor activation of NF-κB ligand）を発現させる（図7-13）．骨芽細胞上のRANKLが，破骨細胞やその前駆細胞の細胞膜に発現している受容体（RANK）と結合すると，破骨細胞の活性化，さらには分化が引き起こされる．一方，エストロゲンが作用すると，骨芽細胞はオステオプテゲリン（OPG）を分泌する．分泌されたOPGはRANKLと結

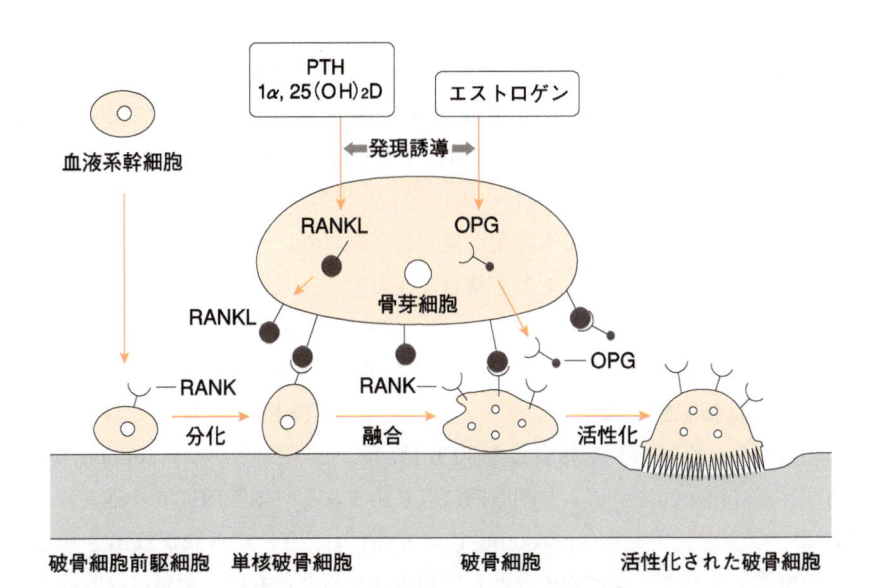

図7-13 破骨細胞の分化とその調節

PTH，副甲状腺ホルモン（パラトルモン），$1α,25(OH)_2D$：活性型ビタミンD，RANKL：破骨細胞誘導因子，RANK：RANKL受容体，OPG：オステオプテゲリン．

合し，RANKL の RANK への結合を阻害するため，破骨細胞の分化が抑制される．さらに骨のリモデリングには，局所的因子としてインターロイキン-1（IL-1）や腫瘍壊死因子-α（TNF-α）などのサイトカイン類がかかわっている．すなわち，これらサイトカインは直接破骨細胞に作用し，その分化や骨吸収の促進に作用している．

7.5.5 骨粗鬆症

通常は骨吸収と骨形成は平衡を維持しているが，なんらかの理由でバランスが崩れ，骨吸収が亢進すると骨粗鬆症となる．骨粗鬆症はその発症メカニズムに基づいて，Ⅰ型（閉経後骨粗鬆症）とⅡ型（老人性骨粗鬆症）に分類される．

閉経後骨粗鬆症（postmenopausal osteoporosis）は，卵巣機能の低下によるエストロゲン分泌量の減少に起因する高骨代謝回転を特徴とする病態である．エストロゲンが欠乏すると，骨局所では IL-1，TNF-α，およびプロスタグランジン E などの骨吸収因子の産生が亢進する．一方，破骨細胞の分化を抑制する OPG の発現はエストロゲンの減少により低下する．その結果，骨代謝回転が亢進し，骨吸収と骨形成はともに促進されるが，骨吸収の亢進が骨形成を上回るため骨量が減少する．

老人性骨粗鬆症（senile osteoporosis）の病態は，老化に伴う骨形成の相対的な低下を主因とする．これには PTH に対する反応の低下，インスリン様増殖因子-I（IGF-I）などの産生，およびそれに対する反応性の低下に加え，腎・腸管などのカルシウム代謝臓器の機能低下が関与していると考えられている．しかしながら，詳細についてはまだ多くが明らかにされていない．

7.6 その他のミネラル

7.6.1 鉄の体内動態とその調節

食物中の鉄は，十二指腸および空腸上部から Fe^{2+} として吸収される．消化管における鉄の吸収には，12 回膜貫通型構造をもつタンパク質である DCT 1（divalent cation transporter 1）が関与している．DCT 1 の遺伝子発現は鉄の吸収が盛んな十二指腸で最も高く，鉄欠乏状態になるとその発現レベルは著しく上昇する．また，DCT 1 は小腸だけでなく，腎臓，胸腺，精巣，脳でも発現が見られ，鉄以外に，亜鉛，銅，ニッケル，カドミウムなどのほかの 2 価の陽イオンとも結合できる．

体内に取り込まれた鉄は，トランスフェリン（TF；transferrin）と結合し血液中に輸送される（図 7-14）．鉄を結合していないアポ型の TF に 2 個の鉄が結合しホロ型となる．すべての細胞には細胞膜上にトランスフェリン受容体（TFR）が発現しており，ホロ-TF を認識し結合する．ホロ-TF を結合した TFR は，エンドサイトーシス（endocytosis）の一つである飲作用（pinocytosis）により細胞内に取り込まれる．細胞内に取り込まれた後，輸送小胞によってエンドソーム（endosome）にまで運ばれ，TF から鉄が放出される．鉄はさまざまな酵素タンパク質などの成分として利用されるとともに，余剰は鉄貯蔵タンパク質であるフェリチンとして貯蔵される．一方，TF は，鉄を放出しアポ型になると，輸送小胞を介してエキソサイトーシス（exocytosis）によって細胞外に放出され，再利用される．

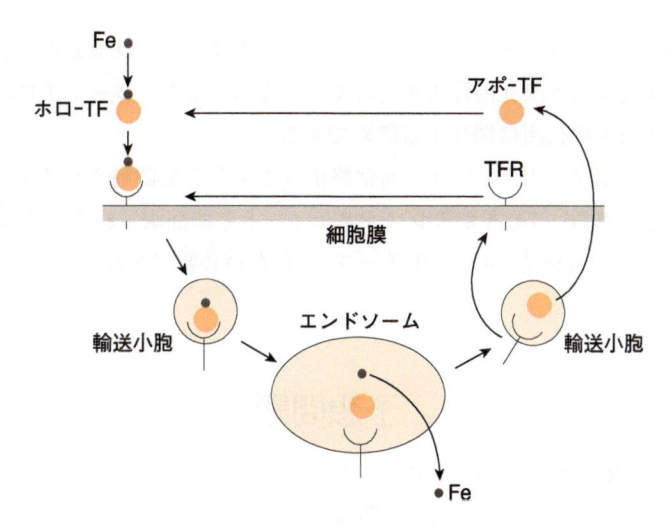

図7-14 鉄の細胞内への取込み
TF：トランスフェリン，TFR：トランスフェリン受容体．

同様にTFRもエキソサイトーシスによって細胞膜上に戻される．細胞膜上に発現しているTFRの数は高度に制御されており，細胞内に鉄が豊富に存在するとその数は減少する．一方，鉄欠乏状態や細胞のターンオーバー（代謝回転）が激しく，鉄供給が不十分なとき，受容体数は増加する．また，赤芽球性組織，胎盤，肝臓など鉄吸収の高い臓器には多数のTFRが発現している．

7.6.2 セレンとセレノタンパク質の生合成

生体内のセレンは，その大半がセレノシステイン（selenocysteine）もしくはセレノメチオニン（selenomethionine）としてタンパク質中に見いだされる．セレノメチオニンはメチオニンのかわりにさまざまなタンパク質に組み込まれているが，メチオニンと異なる生理機能をもっているかは不明である．一方，セレノシステインは，グルタチオンペルオキシダーゼ（glutathione peroxidase）やヨードチロニン脱ヨード酵素などの構成アミノ酸とし

> **Column コラム　ニコチン酸受容体の発見**
>
> ニコチン酸は高脂血症薬として50年にわたって使用されてきたが，その作用機構は不明であった．ニコチン酸は脂肪組織と膵臓に作用することから，これらの組織で発現するリガンド不明のGタンパク質共役受容体のなかからニコチン酸に応答する受容体をスクリーニング（選抜）し，ニコチン酸受容体として発見された．ニコチン酸受容体はニコチン酸と結合すると活性化し，Gタンパク質を介して細胞内cAMP濃度を低下させる．このシグナルが脂質分解を抑制し，脂肪細胞から遊離脂肪酸の放出が抑制され，血中遊離脂肪酸濃度が低下する．
> ニコチン酸受容体ノックアウトマウスは，ニコチン酸による血中遊離脂肪酸低下作用を示さない．ニコチン酸には不快な皮膚発赤作用があることから，ニコチン酸受容体をターゲットとした新しい高脂血症薬が期待されている．

7・6　その他のミネラル

て見いだされる．グルタチオンペルオキシダーゼは生体内の活性酸素の除去に関与しており，セレンが欠乏すると酸化的障害を受けやすくなる．また，ヨードチロニン脱ヨード酵素は甲状腺ホルモンの代謝に関与する酵素である．

セレノタンパク質のmRNAでは，通常終止コドンとして認識されるUGAがセレノシステインと翻訳される．UGAがセレノシステインとして翻訳されるためには，mRNAの3′-非翻訳領域に竜頭形構造（SECISモチーフ）の存在が必要である．

予想問題

1 ビタミンAの体内動態に関する記述である．正しいものの組合せはどれか．
 a．皮膚に存在するプロビタミンAは，紫外線により活性型ビタミンAに変換される．
 b．輸送するビタミンAの構造と輸送部位に応じて，それぞれ異なったビタミンA結合タンパク質が機能している．
 c．ビタミンAはレチニルエステルとして肝臓の星細胞に貯蔵される．
　(1) aとb　(2) aとc　(3) bとc　(4) a, b, cのすべて

2 ビタミンA欠乏時に夜盲症になる理由に関する記述である．正しいものはどれか．
 a．ロドプシンの補酵素であるレチノイン酸が不足するため．
 b．ロドプシンの構成に必要なレチナールが不足するため．
 c．ロドプシンの酸化を抑制するβ-カロテンが不足するため．
 d．核内受容体を介してロドプシン遺伝子を発現できなくなるため．

3 ビタミンDの体内動態に関する記述である．正しいものの組合せはどれか．
 a．皮膚に存在するプロビタミンD_3は，紫外線によりビタミンD_3に変換される．
 b．ビタミンD結合タンパク質がビタミンDを輸送する．
 c．$1\alpha,25$-ジヒドロキシビタミンD，副甲状腺ホルモン，カルシウムは相互に作用し，血中$1\alpha,25$-ジヒドロキシビタミンD濃度は厳密に制御される．
　(1) aとb　(2) aとc　(3) bとc　(4) a, b, cのすべて

4 ビタミンDの腸管カルシウム吸収作用に関する記述である．正しいものはどれか．
 a．ビタミンDはビタミンD受容体を介してカルシウム吸収に必要なタンパク質の発現を促進する．
 b．上皮カルシウムチャンネルにビタミンDが結合すると，チャンネルが開口してカルシウム流入が促進される．
 c．細胞内でビタミンDはカルシウムと結合し，刷子縁膜側から基底膜側へカルシウムを輸送する．
 d．基底膜に存在するカルシウムポンプによってビタミンDが細胞に取込まれ，カルシウムが排出される．

5 ビタミンAとビタミンDの受容体に関する記述である．正しいものの組合せはどれか．
 a．ステロイドホルモンの受容体の仲間である．
 b．ペプチドホルモンの受容体の仲間である．

c．DNAに結合して標的遺伝子の転写を調節する．
d．細胞膜上に存在し，細胞内のcAMP濃度を調節する．
　　(1) aとc　　(2) aとd　　(3) bとc　　(4) bとd

6　a～cに示した核内受容体と対応するリガンドについて，正しいものの組合せはどれか．
a．RAR──11-*cis*-レチナール
b．RXR──9-*cis*-レチノイン酸
c．VDR──1α,25-ジヒドロキシビタミンD
　　(1) aとb　　(2) aとc　　(3) bとc　　(4) a, b, cのすべて

7　ビタミンEの中でα-トコフェロールが最も高い生理活性を示す理由に関する記述である．正しいものはどれか．
a．α-トコフェロールが小腸で選択的に吸収されるため．
b．α-トコフェロールが選択的に肝臓から血中に放出されるため．
c．α-トコフェロールがビタミンEの補酵素型であるため．
d．ビタミンE受容体はα-トコフェロールと結合して標的遺伝子の転写を調節するため．

8　ビタミンB_6による遺伝子発現調節に関する記述である．正しいものの組合せはどれか．
a．ピリドキサールリン酸はグルココルチコイド感受性エレメントに結合し，グルココルチコイド・受容体複合体の結合を阻害する．
b．ビタミンB_6を欠乏させた動物では，アスパラギン酸アミノトランスフェラーゼの発現レベルが上昇する．
c．ピリドキサミンリン酸はピリドキサールリン酸と同様，アスパラギン酸アミノトランスフェラーゼの発現調節にかかわっている．
d．ピリドキサールリン酸は肝臓におけるアルブミン合成を制御する．
　　(1) aとc　　(2) aとd　　(3) bとc　　(4) bとd

9　アスコルビン酸に関する記述である．正しいものはどれか．
a．アスコルビン酸はコラーゲン合成におけるプロリン水酸化酵素のコファクターとして機能するとともに，この酵素の転写を活性化させる．
b．アスコルビン酸はコラーゲンmRNAの分解を抑制する．
c．アスコルビン酸は，肝臓の薬物代謝にかかわるシトクロムP-450の発現レベルを低下させる．
d．高等動物でアスコルビン酸をビタミンとして要求するのは，ヒトとサルだけである．

10　カルシウムの体内動態とビタミンDに関する記述である．正しいものの組合せはどれか．
a．血液中には体内の約1％のカルシウムが存在し，その濃度は2.5 mMに厳密に調節されている．
b．血液中のカルシウム濃度が低下すると副甲状腺ホルモンであるパラトルモンが分泌され，骨からカルシウムを溶出させる．
c．パラトルモンは活性型ビタミンD(1α,25-ジヒドロキシビタミンD)合成を活性化する．
d．活性型ビタミンD(1α,25-ジヒドロキシビタミンD)は，腎臓で2段階の反応によりビタミンDから合成される．
　　(1) aとc　　(2) aとd　　(3) bとc　　(4) bとd

11　カルシウムと骨形成に関する記述である．間違っているものはどれか．

a. 体内に存在するカルシウムの99%は、リン酸化合物として骨の形成にかかわっている。
b. 活性型ビタミンD(1α,25-ジヒドロキシビタミンD)は破骨細胞に直接作用し、その分化を促進する。
c. 甲状腺ホルモンであるカルシトニンは骨吸収を阻害するため、骨形成が優勢となり、血液中のカルシウム濃度を低下する。
d. 副甲状腺ホルモンであるパラトルモンは骨芽細胞に作用し、破骨細胞誘導因子(RANKL)を発現させる。

12 カルシウムと細胞内情報伝達に関する記述である。正しいものの組合せはどれか。
a. 細胞内のカルシウム濃度は、細胞外の約10,000分の1ときわめて低値に維持されているが、これはカルシウムが細胞内情報伝達のセカンドメッセンジャーとして機能するために重要である。
b. 細胞膜上のカルシウムポンプは、ナトリウムの細胞内外の濃度差を利用して、濃度勾配に逆らった細胞内から細胞外へのカルシウムの排出に機能している。
c. イノシトール三リン酸は、ミトコンドリア膜上のカルシウムチャンネルのゲートを開け、細胞質にカルシウムを流入させる。
d. カルモジュリンは、カルシウムと結合すると構造変化を起こし、カルモジュリン結合タンパク質との結合が可能となる。

(1) aとc (2) aとd (3) bとc (4) bとd

13 骨形成と骨粗鬆症に関する記述である。正しいものの組合せはどれか。
a. 骨芽細胞は、その分化が最終段階にまで進むとプロスタグランジンEを産生・分泌し、ヒドロキシアパタイト結晶の沈着により石灰化が進行して骨形成が完了する。
b. エストロゲンが作用すると、骨芽細胞がオステオプテゲリンを分泌し、オステオプテゲリンは破骨細胞の分化を促進する。
c. 閉経後骨粗鬆症では、エストロゲン分泌量が減少し、骨局所ではインターロイキン-1や腫瘍壊死因子-αなどの骨吸収因子の生産が亢進する。
d. 老人性骨粗鬆症の病態は、老化に伴う骨形成の相対的な低下を主因とするもので、腎・腸管などのカルシウム代謝臓器の機能低下が関与していると考えられている。

(1) aとb (2) bとc (3) bとd (4) cとd

14 鉄とセレンに関する記述である。間違っているものはどれか。
a. 消化管における鉄の吸収に関与するDCT 1の遺伝子発現は十二指腸で最も高く、鉄が欠乏すると著しく上昇する。
b. 鉄はトランスフェリンと結合してエンドサイトーシスによって細胞内に取り込まれるが、取り込みに関与したトランスフェリンはエキソサイトーシスによって細胞外に放出され再利用される。
c. 細胞膜上のトランスフェリン受容体数は高度に制御されており、鉄欠乏になると受容体数は増加する。
d. グルタチオンペルオキシダーゼのmRNAでは、通常終止コドンとして認識されるUGAがセレノシステインと翻訳されるが、この翻訳にはmRNAの5′-非翻訳領域に存在するSECISモチーフが必要である。

8章 味とにおいの信号伝達

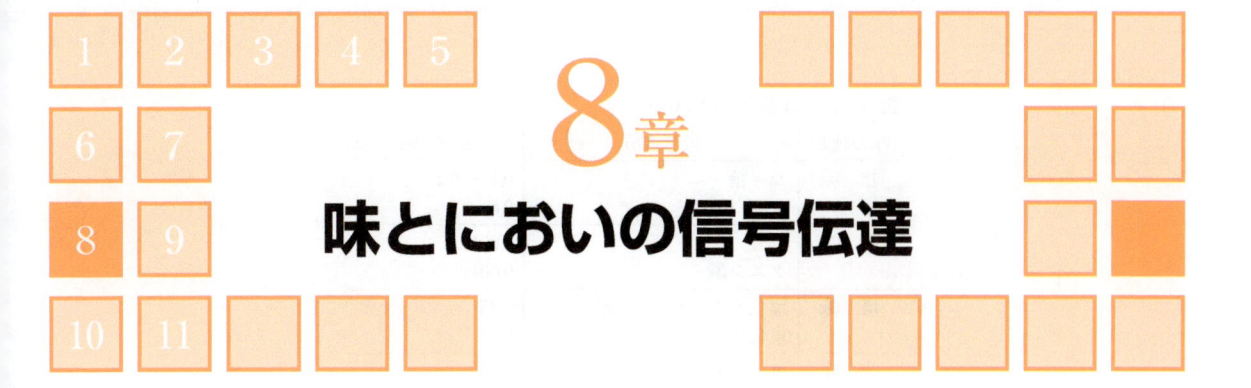

私たちは,「視覚」,「聴覚」,「触覚」,「味覚」,「嗅覚」の五感を経由して外界からの情報を収集・処理している．これらの感覚のうち,「味覚」と「嗅覚」は,ともに化学物質を感知する感覚で, 化学感覚 (chemical sense) と総称されている．味覚は水に溶けているものを感知する接触感覚，嗅覚は気体状の化学物質を感知する遠隔感覚である．これらは食物の認知になくてはならない感覚で，生命の維持のみならず，豊かな生活を営むのに重要な役割を果たしている．

8.1 味の情報伝達機構

味覚は，口腔内に取り込まれた物質を，摂取すべきものか吐き出すべきものかを選択する．すなわち，食物選択に本質的な役割を演じている．ここでは，化学物質が口腔内の味覚器 (gustatory organ) に接触・受容され，味情報として知覚される過程について述べる．

8.1.1 味の種類とその感受性

(1) 味の種類

味の種類は無数にあるが，古くからこの多種多様な味をいくつかの基本味に分類することが試みられてきた．ドイツの心理学者ヘニングが唱えた「味の四面体説」，すなわち甘味 (sweet taste), 塩味 (salt taste), 酸味 (sour taste), 苦味 (bitter taste) の四つの味を基本味 (basic taste) とするという考え方が長く定着していた．しかしその後，官能評価や神経生理学的手法によって，グルタミン酸ナトリウムの呈する味，「うま味 (umami)」もほかの基本味とは独立した味であることが証明され，現在基本味は，従来の甘味，塩味，酸味，苦味の四基本味にうま味を加えた五つに分類されている．

五つの基本味の閾値 (threshold value)（感知できる最低濃度）は，呈味物質によって異なるが，一般に甘味，塩味，うま味物質で高く，酸味，苦味物質で低い（表8-1）．甘味はエネルギー源，塩味はミネラル，うま味はタンパク質のシグナルで，酸味は腐敗物，苦味は毒物のシグナルであると考えると，この閾値の高低は，生物の生理から見れば合致している．閾値には，水とは異なると感じうる最低濃度を意味する検知閾 (thresholds of audibility) と，各呈味物質の味質を認識しうる最低濃度である認知閾 (thresholds of acknowledgment) があり，一般に，認知閾は検知閾の1.5〜2.5倍である．

表8-1　五基本味の閾値

味の種類	呈味成分	濃度(％)
甘　味	ショ糖	0.1〜0.4
	ブドウ糖	0.8
酸　味	酢酸	0.0012
	クエン酸	0.0019
塩　味	塩化ナトリウム(食塩)	0.25
	塩化カリウム	0.03
苦　味	カフェイン	0.03
	硫酸キニーネ	0.00005〜0.0003
うま味	L-グルタミン酸ナトリウム	0.03
	5′-イノシン酸ナトリウム	0.025

小俣　靖,「"美味しさ"と味覚の科学」,日本工業新聞社(1986),p.124.

（a）甘　味

　甘味物質は,糖,アミノ酸,テルペン,配糖体,ペプチド,タンパク質など多岐にわたる.このような甘味物質の構造的多様性とは裏腹に,甘味と甘味物質の化学構造には密接な関係がある.たとえば,ブドウ糖や果糖は,水溶液中で構造的にα型とβ型のアノマーとなりうる.ブドウ糖はα型がβ型の1.5倍甘く,果糖はβ型がα型の3倍甘い.

Column コラム　　果物は冷やして食べると甘くなる

　果糖にはα型とβ型があり,β型はα型の3倍甘味が強い.水溶液中ではその比率は一定の割合で平衡に保たれているが,低温では,この平衡が移動し,β型をとる割合が増す.一般に,果糖を多く含む果物を冷やして食べた方が甘く感じるのはこのためである.

β-D-フルクトピラノース　　　　α-D-フルクトピラノース

β-D-フルクトフラノース　　　　α-D-フルクトフラノース

　果糖は水溶液中では,ピラノース構造を主とした環状構造をとっており,鎖状構造はごくわずかである.オリゴ糖として結合した場合には,フラノース構造をとっている.

またD-アミノ酸には甘味を呈するものが多いが，ロイシンやイソロイシン，バリンなどのアミノ酸は，L体になると苦味を呈する．そこで，甘味物質の構造の共通性から味細胞の甘味受容体の構造を推定しようとする試みがなされている．AH–Bモデル〔甘味物質と受容体にはそれぞれ水素供与基(AH)と水素受容基(B)があり，これらが互いに結合するという説〕をはじめとして，これに疎水結合部位を加味したAH–B–Xモデル〔図8-1 (a)〕などが提唱された．さらに1996年，甘味物質の認識に八つの結合部位（水素受容体B，水素供与体A，疎水性部位G，水素結合とπ電子による相互作用部位Dなど）を想定したmultipoint attachmentモデル〔図8-1 (b)〕が提唱され，強甘味物質lugduname〔図8-1 (c)〕などの人工合成に活用された．

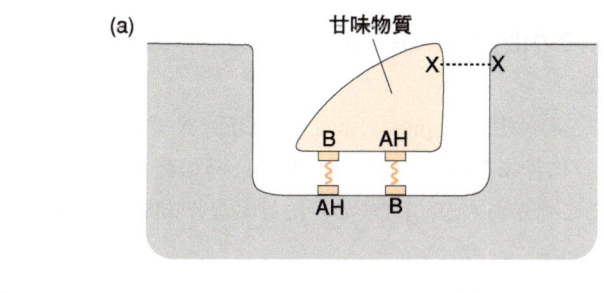

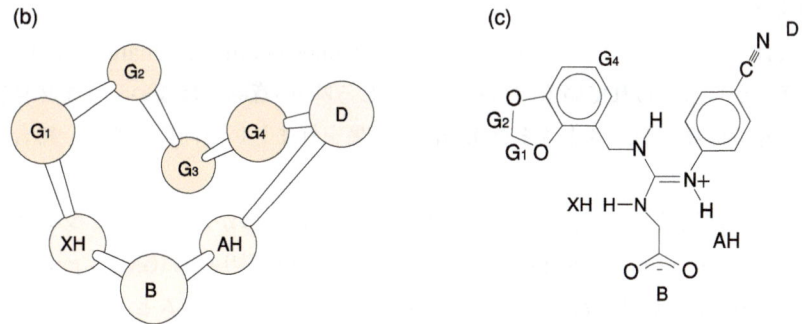

図8-1　甘味受容体モデル
(a) AH—B—Xモデル．AH〜B：水素結合，X…X：疎水結合，(b) multipoint attachmentモデル，(c) lugdunameの構造式．
中島清人，勝川秀夫，二ノ宮祐三，味覚の受容・情報変換機構Ⅰ，日本調理科学会誌，**31**, 314(1998).

8・1　味の情報伝達機構

Column　味見は供食温度で

甘味の一部や塩味は温度によって呈味強度が異なるため，調理中に供食温度と異なる温度で味を調えると，実際に食べたときに味の濃さにズレが生じることがある．とくに塩味は，心地よく感じる濃度範囲が狭いので注意が必要とされる．

(b) 塩　味

現在のところ，好ましい塩味を呈するのは塩化ナトリウムだけで，その主体はナトリウムイオン(sodium ion)とされている．しかし，塩素イオンも塩味の発現に関与していると考えられている．また，塩味の閾値は温度の影響を受け，17〜42℃の間では閾値が直線的に高くなる．

(c) 酸　味

溶液中に解離している水素イオン(hydrogen ion)は酸味を生じさせる．しかし，酸味の強弱は，水素イオンに伴う陰イオンによって影響され，必ずしも水素イオン濃度と比例しない．酢酸は，同一pHのとき，電気生理学的にも官能評価的にも，塩酸などの無機酸より酸味応答が強い．

(d) 苦　味

苦味物質は多種多様で，その化学構造に統一性を見いだすのは困難だが，疎水基を含んでいるという共通性がある．

また，フェニルチオカルバミド(PTC；phenylthiocarbamide, N–C=S 基をもつ苦味物質)に対して遺伝的(劣性遺伝)に苦味を感じにくい人がいる．その症状をもつ人びとを味盲(taste blindness)と称することがあるが，PTCのみに対する苦味閾値が高い(感受性が低い)だけで，味覚欠如ではない．

(e) うま味

うま味とは，「グルタミン酸ナトリウム(MSG；monosodium glutamate)の呈する味」を意味し，従来から用いられている「おいしいと感じる味」の意味ではない．うま味物質自体はおいしい味ではないが，さまざまな味の混合効果を好ましい方向に誘導し，総合的に嗜好性を高めている．

代表的なうま味物質として，グルタミン酸ナトリウムのほかに，5′-イノシン酸ナトリウム(IMP；inosine 5′-monophosphate)や5′-グアニル酸ナトリウム(GMP；guanosine 5′-monophosphate)などが見いだされている．グルタミン酸ナトリウムとイノシン酸ナトリ

Column コラム　　だしを使って減塩調理

日本では，生活習慣病のなかでも高血圧症罹患者数が多いが，この要因の一つとして，従来，食塩の過剰摂取が考えられていた．幸い，減塩運動などによって食塩摂取量は減少傾向にあるが，今なお適性摂取量とはいい難い状況である．というのも，塩味に対してヒトが適切だと感じる塩分濃度範囲は狭く，いったん塩味強度に対する嗜好が形成されると塩味強度の低下によって，その食物全体の風味を「物足りない」，「味気ない」と感じてしまうからである．そのため，食品のおいしさを維持しながら減塩する方法が必要であるが，その一つとして従来からだしを強く効かせる方法が用いられている．

グルタミン酸ナトリウムを添加すると，食塩を適量の20〜30%に減らした場合でも減塩の物足りなさを感じず，おいしさはほとんど変わらない．そのため減塩調理では，だしを濃い目に使うとよい．

ウムには，うま味の相乗効果が認められ，その相乗効果によって生じたうま味強度をグルタミン酸ナトリウム単独濃度として次式で示すことができる．

$$y = 1200uv + u \qquad (u：MSG\%,\ v：IMP\%)$$

しかし，この現象は動物種間で異なり，イヌではヒト同様に顕著な相乗効果が認められるが，ラットでは微弱である．

（f）その他の味

私たちは，五基本味のほかにも，渋味，辛味，えぐ味，金属味などを感じうる．しかしこれらは，味覚とほかの感覚との複合感覚（渋味 ＝ 味覚 ＋ 粘膜収斂感，辛味 ＝ 味覚 ＋ 痛覚・温覚など）と考えられている．

（2）味覚修飾物質

その物質を口に含んだ後，続いて口に入れた食物の味が変化する作用をもつ物質のことを味覚修飾物質と呼ぶ．

（a）甘味を抑制する物質

ギムネマ酸（gymnemic acid）は，インドと西アフリカ原産の植物 *Gymnema sylvestre* の葉に含まれる配糖体（トリテルペンに D-グルクロン酸が結合）である．舌にギムネマ酸を作用させると，約30秒後にさまざまな甘味物質の甘味を一様に抑制するが，ほかの味に影響を及ぼすことはない．この効果はチンパンジーとヒトにおいてのみ生じる．

（b）酸味を甘味に変える物質

ミラクリン（miracline）は，西アフリカ原産の植物 *Richadella dulcifica* の実（通称ミラクルフルーツ）の果肉に含まれる糖タンパク質（分子量24,600）である．これ自体は無味だが，酸味のある食品を甘く感じさせる作用をもつ．これは，ミラクリンが味細胞膜表面に接着した後，酸によって味細胞膜の構造が変化し，ミラクリンが甘味受容体に結合するためであると考えられている（図8-2）．

（c）苦味を抑制する物質

ホスファチジン酸（phosphatidic acid）は，ホスファチジン酸を含有するリポタンパク質，たとえばホスファチジン酸と β-ラクトグロブリンからなるリポタンパク質は，甘味，酸味，塩味などに影響することなく苦味を選択的に抑制する．これは，味受容膜の疎水領域に吸着し，苦味受容サイトを覆うことと苦味物質を吸着することに寄因すると考えられる．食品および医薬品の苦味マスキング剤として活用されている．

（3）味の感受性の変化

食品中にはさまざまな呈味物質が共存している．摂食時には，味質間での相互作用，末梢の味覚器や中枢神経の応答変化が起こり，食品の味の認識が，各呈味物質によって生じる味の単純な加算にならないことがある．そのため，各呈味物質の定量値と感覚値は必ずしも一致しない．このような現象を表8-2にまとめた．

8.1.2 味覚器

口腔内にある味蕾（taste bud）は，味を感じる，すなわち食べ物に含まれる化学物質（呈

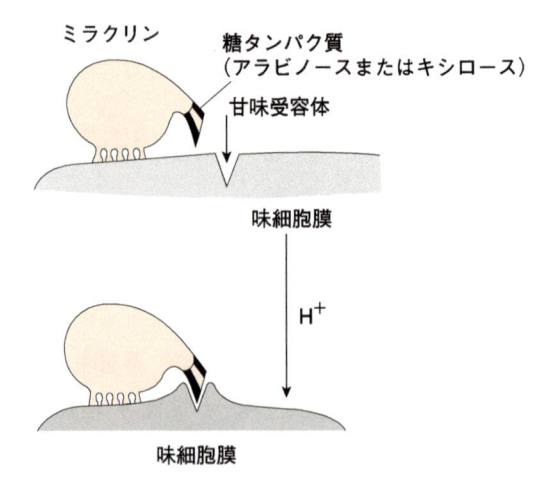

図8-2　ミラクリンの作用機構

Karl-Heinz Plattig,「鼻のきく人・舌のこえた人—味とにおいの謎を探る」，小川　尚訳，学会出版センター(2001)，p.136 より一部改変．

表8-2　味の相互作用

分　類	混合した味刺激 (多)＋(少)	呈味の変動	例
対比効果	甘　味　＋　塩　味 酸　味　＋　苦　味 うま味　＋　塩　味	甘味を強める 酸味を強める うま味を強める	汁粉，すいかと食塩 レモネード 澄まし汁
抑制効果	苦　味　＋　甘　味 塩　味　＋　酸　味 酸　味　＋（塩　味／甘　味） 塩　味　＋　うま味	苦味を弱める 塩味を弱める 酸味を弱める 塩味を弱める	コーヒー，チョコレート 漬け物 すし酢 しょうゆ，塩辛
相乗効果	うま味 (MSG＋IMP)* 甘　味 (ショ糖＋サッカリン)	うま味が強くなる 甘味が強くなる	こんぶとかつおぶしのだし汁 粉末ジュース
変調効果	先に味わった呈味物質の影響で，後に味わう食べ物の味が異なって感じられる現象		濃厚な食塩水を味わった直後の水は甘く感じる
順応効果	ある強さの呈味物質を長時間味わっていると，閾値が上昇する現象		甘いケーキを続けて食べると，甘味の感度が鈍る

＊ MSG：L-グルタミン酸ナトリウム，IMP：5′-イノシン酸ナトリウム．
川端晶子，畑　明美，「調理学」，建帛社(1990)，p.33.

味物質)の刺激を受け取る組織で，40〜120個の細胞が，その名のとおり花のつぼみのように集まっている．この味蕾は，その3分の2が舌上にあり，舌前方部に散在する茸状乳頭(fungiform papilla)，舌根部の有郭乳頭(circumvallate papilla)，および舌縁部にある葉状乳頭(foliate papilla)の上皮内に存在し(図8-3)，残りの約3分の1は軟口蓋，咽頭，咽頭蓋の粘膜内に散在している．また乳児では，頰粘膜や口唇粘膜にも認められ，口の中一面で味を感じることができる．味蕾の数は，乳児では約10,000個だが，加齢によって

8章　味とにおいの信号伝達

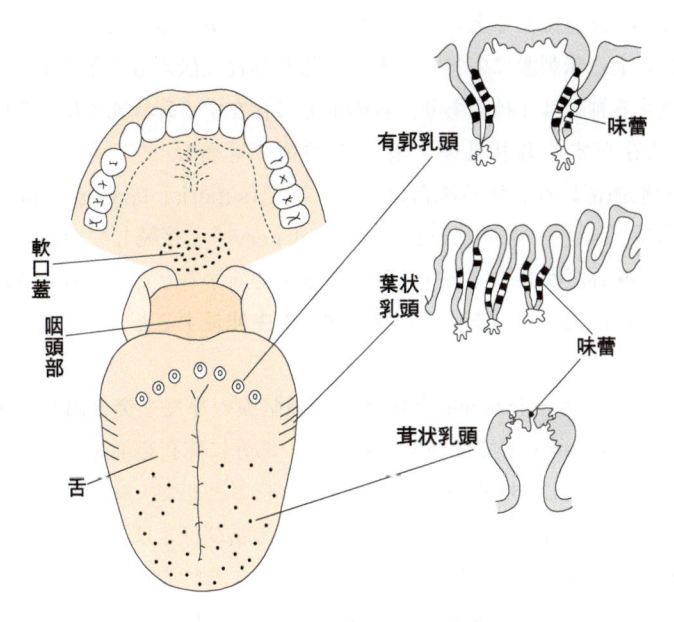

図8-3 味蕾の分布と構造
山本　隆,「脳と味覚―おいしく味わう脳のしくみ」, 共立出版(1996), p.49.

減少していく．ことに75歳以上での味蕾数の減少が顕著で，高齢期での味覚機能の低下が予測される．しかし個人差も大きく，また日常生活で私たちが口にする呈味物質濃度ではほとんど差がでないともいわれている．

　味蕾を構成する細胞には，いくつかの異なる種類の細胞が含まれているが，いずれも周囲に重層した**扁平上皮細胞**(squamous cell)から分化形成され，約10日で次つぎに入れ替わっている．これら味蕾細胞のなかで，神経終末とシナプスを形成し，味を受容伝達する

Column　コラム　偏食とダイエットの行き過ぎにご注意

　「何を食べても味がない」，「ラーメンがゴムのように感じる」など味を適切に認識できないことを味覚障害という．味覚障害になると，食事が苦痛になったり，料理をするとき味付けができなかったりと，日常生活に大きな支障をきたす．わが国の味覚障害患者数は年間14万人といわれており，その原因は，神経障害や薬剤の副作用など多岐にわたるが，近年，亜鉛の摂取不足による味覚障害が注目されている．亜鉛は魚介類や肉・卵などに豊富に含まれているため，普通の食事をしていれば不足することはないといわれるが，亜鉛キレート作用をもつポリリン酸などを含むことが多い加工食品の多用やダイエット，偏食による極端な栄養の偏りから亜鉛欠乏が起こりがちである．

　現在のところ，亜鉛と味覚器の関連性の詳細は明らかではないが，味細胞の新生・交代にかかわっていると考えられており，患者の味蕾や味細胞に形態的異常も見いだされている．発症後，治療までの期間が短いほど回復率が高いため，できるだけ早い治療が望まれる．

8・1　味の情報伝達機構

細胞が味細胞(taste cell)であると考えられている．ラットを用いた実験結果から，味細胞の多くは2種類以上の味刺激に応答し，その情報を神経に伝えることが示唆された．この味覚情報を伝達する神経は4種類あり，舌の前方に存在する茸状乳頭にある味蕾は鼓索神経，舌の後方に存在する茸状乳頭や有郭乳頭中の味蕾は舌咽神経(glossopharyngeal nerve)，咽頭や喉頭部に存在する味蕾は上咽頭神経(superior laryngeal nerve)，軟口蓋に存在する味蕾は大浅錘体神経(greater petrosal nerve)と接続している．味蕾の形成・維持には，これら味神経が必須であり，神経線維を切断するとその神経の支配領域にある味蕾が数日のうちに消失してしまい，神経線維が再生伸長すると元の上皮内に味蕾が再生する．

　また味細胞は，微絨毛(microvilli)と呼ばれる細胞膜のひだを突き出し，味蕾先端の開口部にある味孔(taste pore)まで伸びている．この部分に味孔を通過してきた呈味物質が接触し，それによって生じた味細胞の電気的変化が信号として，味神経を介して脳に伝わる．マウスやラットの場合，この味細胞と味神経との結び付きは一対一の単純なものではなく，1本の味神経線維が数個の味蕾を支配している．そのため，1本の神経線維が味蕾中の1〜数個の味細胞とシナプスを形成すると考えられている(図8-4)．

　ところで，舌上の味覚感受性について「味覚地図」(甘味は舌先端，酸味は側面，苦味は奥，塩味は舌縁に沿って感じる)が知られているが，現在の研究では「味覚地図」のような明確な区分はないとされている．しかし，官能評価を行うと，舌上の各味質に対する味覚感受性は均一ではなく部位によって異なることがわかる．このような味覚の局在は，舌上における味蕾の不均一な分布によると考えられる．味蕾が密集している部分でより鋭敏に味を感じることから，舌先端や奥は敏感であるといえる．

8.1.3　味の受容と伝達

　呈味物質は，味細胞の表面で，味覚受容体(taste receptor)やイオンチャンネル(ion channel)と相互作用し，味細胞に電気的変化を生じさせる．味細胞内の電気的変化は，電

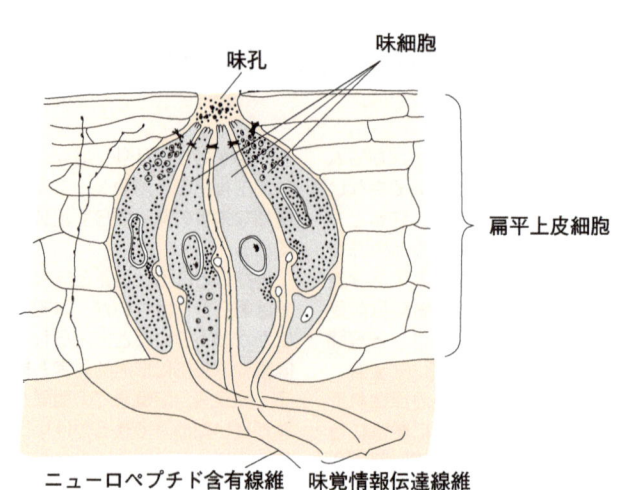

図8-4　味蕾の構造

山本　隆，「脳と味覚―おいしく味わう脳のしくみ」，共立出版(1996)，p.50より一部改変．

荷をもった原子やイオンの量に応じて起こる．味を受容していないとき，味細胞は神経細胞と同様，細胞内(intracellular)が負に，細胞外(extracellular)は正に帯電しており，-40〜-50 mV 程度の細胞電位をもっている〔静止膜電位(membrane potential)〕が，味物質はいろいろな手段で味細胞内の陽イオンの濃度を上げ，電位差をなくそうとする．これを脱分極(depolarization)と呼び，この電位変化を受容器電位(receptor potential)という．呈味物質が味細胞に接触した後，味細胞が脱分極するまでの味の受容・伝達機構については，現在もなお精力的に研究が続けられており，さまざまな味覚受容体やイオンチャンネル，およびその下流に続く情報伝達機構が明らかにされてきている．以下に，その代表的な受容機構を示す(図8-5)．

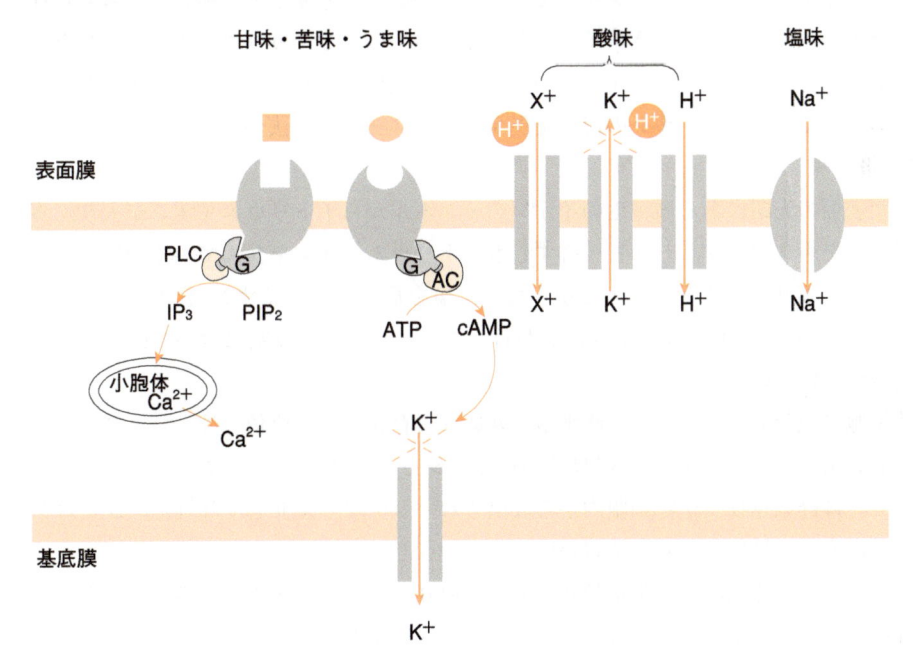

図8-5 味細胞における代表的な味の情報伝達機構
PLC：ホスホリパーゼC，G：Gタンパク質，IP_3：イノシトール 1,4,5-トリスリン酸，
PIP_2：ホスファチジルイノシトール 4,5-ビスリン酸，AC：アデニル酸シクラーゼ．

(1) 甘 味

砂糖などの甘味物質は細胞に入らない．甘味物質は味細胞の表面の受容体に結合し，この受容体と細胞内部で共役したGタンパク質(G protein)が，近くに存在している酵素を活性化し，シグナル伝達系が作動する．現在同定されている甘味受容体(T1Rファミリー)ではイノシトールリン脂質(inositol phospholipid)系のシグナル伝達系が作動し，細胞内の情報伝達を担うセカンドメッセンジャー(second messenger)としてイノシトール三リン酸(inositol triphosphate)が生成され，小胞体内のカルシウムイオン(calcium ion)を細胞質内に放出し，細胞内にカルシウムイオンが蓄積して脱分極が起こると考えられている．また一方で，サイクリックヌクレオチド(cyclic nucleotide)系のシグナル伝達系が作動し，

cAMPが生成され間接的にカリウムチャンネルを閉じるとの報告もある．

(2) 苦 味

キニーネなどの苦味も，甘味同様，Gタンパク質とセカンドメッセンジャーを介して，細胞内にカルシウムイオン濃度の上昇を引き起こすと考えられている．

(3) うま味

グルタミン酸などのうま味物質も，Gタンパク質共役型受容体に結合し，セカンドメッセンジャーを活性化し，甘味や苦味と共通のメカニズムによって脱分極を引き起こすと考えられている．

(4) 酸 味

水素イオンが，イオンチャンネルを介して味細胞に脱分極を引き起こすと考えられている．その過程については，水素イオンが直接細胞内に入る，カリウムチャンネルを水素イオンがブロックしてカリウムイオンの細胞外への流出を抑制する，水素イオンがチャンネルに結合してほかの陽イオンの流入を促す，という三つの方法が想定されている．

(5) 塩 味

細胞表面の先端にある微絨毛のイオンチャンネルからナトリウムイオンが入り，蓄積して脱分極を引き起こす．しかし，必ずしもナトリウムイオンを含んでいる物質が，食塩と同じように塩味を引き起こすとは限らない．塩を形成する陰イオン（食塩の場合は塩素イオン）もなんらかの形で塩味受容にかかわっているが，その役割については現在のところ解明されていない．

味細胞に脱分極が起こると，味細胞の基底部に存在する電位依存性<u>カルシウムチャンネル</u>(calcium channel)が開き，細胞外からカルシウムイオンが流入する．これが引き金となって，神経伝達物質が味細胞内から放出され，シナプスを介して味神経ニューロンがそれを受け取り，最終的に脳に情報が届く．

ニューロンは味刺激を電気信号として受け取り，脳に伝達するが，脳がどのように味質の違いを認識するかについては，二つの考え方がある（図8-6）．一つは「<u>ラベルドライン</u>」説(labeled-line theory)，すなわち，味神経線維の1本1本が基本味のいずれか一つの味を伝えるという考え方である．たとえば，ショ糖に最もよく応答する線維（ショ糖ベスト線維）がなんらかの刺激によって応答を引き起こしたとしても甘味の情報となる．もう一つは「<u>アクロスファイバー</u>」説(across-fiber pattern theory, across-neuron pattern theory)である．単一線維が複数の味に反応することに基づいて，味質の情報伝達は複数の神経の興奮状態パターンとして伝えられると考えられた．呈味物質が舌を刺激したとき，どの線維がどの程度応答するかというパターンが呈味物質によって異なるため，脳がこのような応答パターンを認識して味質を識別するという考え方である．この二つの説のいずれが正しいかについては，現在なお決着がついていない．

8.2 においの情報伝達機構

私たちは，においに取り囲まれており，無香，無臭の環境を見いだすことはきわめて困

図8-6　神経による味質の識別

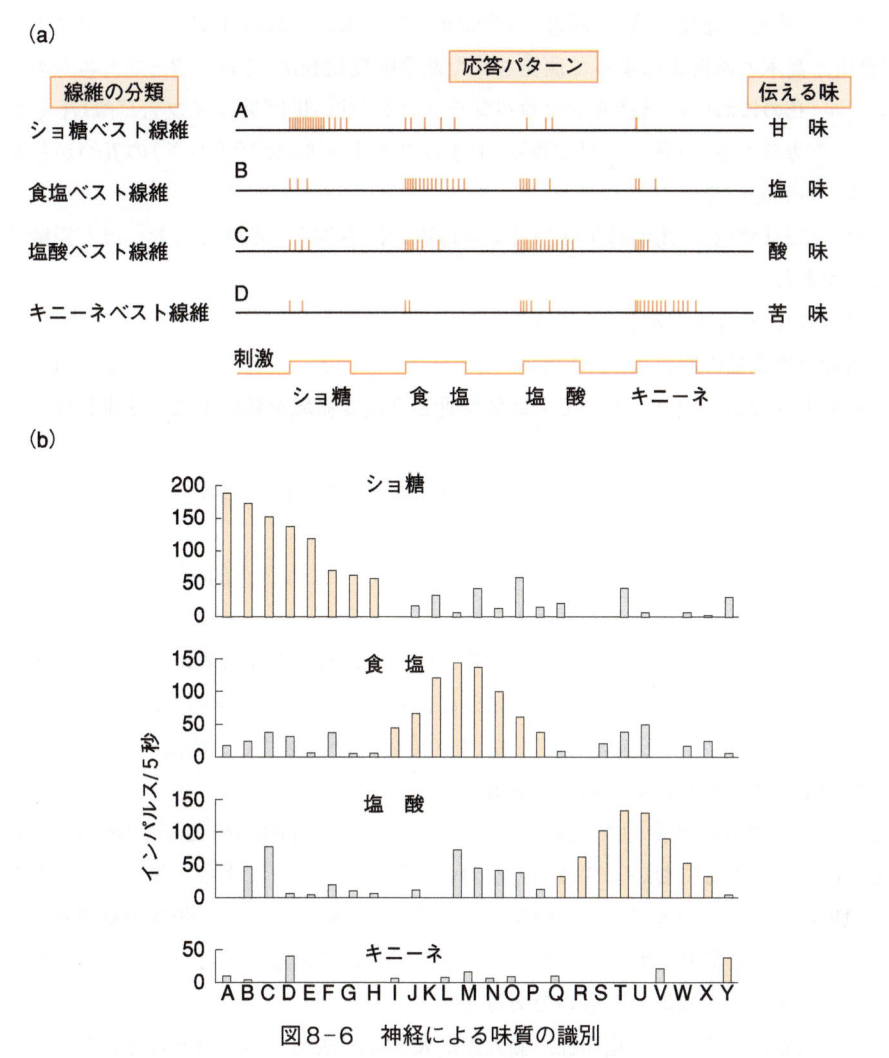

(a)ラベルドライン説の概念図．A, B, C, Dはそれぞれショ糖, 食塩, 塩酸, キニーネの刺激で最も大きな応答を示し, 甘味, 塩味, 酸味, 苦味を伝えると考えられる. (b)アクロスファイバーパターン説の概要. 横軸に25本の線維(AからYまで)を並べ, 各味刺激に対する応答の大きさを示した. □ は, それぞれのグラフ中に記した味刺激に対して最もよく応じたベスト線維であることを示す.
山本　隆,「脳と味覚—おいしく味わう脳のしくみ」, 共立出版(1996), p.73.

8・2 においの情報伝達機構

難である．通常，におい物質は鼻孔(前鼻孔)より鼻腔に進入するが，食物の咀嚼時に感じるにおいには，むしろ口腔から後鼻孔(咽頭の上方にある鼻腔の開口部)ににおい物質が進入することが重要であるとされている．ここでは，鼻腔に進入した何万種とあるにおい物質のにおいを識別するメカニズムについて述べる．

8.2.1　においの種類とその感受性

(1) においの種類

においの実体は空気中を漂う揮発性化学物質である．私たちは，約400,000種の化学物質に対してにおいを感じるとされている．三原色や五基本味のように，においについても原臭が検討されているが，現在のところ定説となるものはない．ある特定のにおいのみを

感じない，または感度が低い「嗅盲」の診断薬として用いられる T&T オルファクトメーター（豊田，高木の両博士によって開発された基準嗅覚検査法）では，β-フェニルエチルアルコール（花のにおい），メチルシクロペンテノロン（甘い焦げ臭），イソ吉草酸（汗くささ），γ-ウンデカラクトン（熟した果実香），およびスカトール（カビくささ）の五つが基準臭として用いられている．

また，におい物質の閾値は呈味物質より桁違いに小さく，不快なにおいほど鋭敏に感じる傾向がある．

（2）においの感受性の変化

刺激量と感覚量の間には，下に示すウェーバー・フェヒナーの法則（Weber-Fechner's low）が成り立つが，嗅覚においても閾値付近と高濃度領域を除いてこの法則に従う．

$$Y = K \times \log X + a \quad (Y:感覚量,\ X:刺激量,\ K および a:固有定数)$$

この式に基づくと，におい物質量が元の1%になっても感覚的には30%として認識される．悪臭対策が難しいゆえんである．

また，嗅覚では，順応現象が顕著である．同一のにおいを連続的に嗅いでいると，そのにおいに対して感じ方が弱くなるが，ほかのにおいに対しては感受性が失われないのが特徴である．これを選択的嗅覚疲労と呼ぶ．すべてのにおい物質で一様に起こるのではなく，順応しやすい物質としにくい物質がある．

このほか，嗅覚に特徴的な現象として，マスキング（masking）と変調（modification）がある．前者は，あるにおいよりほかのにおいを強くすることによって先のにおいを弱く感じる現象で，芳香剤や香辛料にこの現象が活用されている．また，後者の変調とは，異なるにおいの物質を混ぜ合わせるとまったく別のにおいに感じることで，いろいろな調合香料はこの現象を巧みに用いたものである．

また，嗅覚は，ほかの感覚同様，個人差が大きく，性別・年齢など身体状況によっても影響を受ける．加齢により感度が減退し，順応しやすくなる（図8-7）．一般的に，男性は女性より感度が低く，加齢減退が顕著であることも認められている．一方，女性は，におい物質の種類によって月経周期や妊娠によっても嗅覚感度が変化する．

8.2.2 嗅覚器

鼻腔は，対を成した複雑な空洞である（図8-8）．上顎の口蓋を鼻腔の下壁とし，下から，下鼻道，中鼻道，上鼻道に分かれ，鼻腔の天蓋に嗅上皮がある．嗅上皮〔図8-9(a)〕は，嗅細胞，支持細胞と基底細胞から構成されているが，におい分子を受け止めるのは嗅細胞である．嗅細胞は，常に外界にさらされているために有害物質による損傷を受けやすく，定期的に基底細胞が新しい嗅細胞に分化して置き換わっている．

嗅覚受容体は，嗅細胞の先端にある繊毛に存在している．ヒトの場合，嗅覚受容体は347種類見いだされており，各嗅細胞はこの受容体すべての遺伝子をもっているが，1個の嗅細胞にはそのうちの1種類の嗅覚受容体しか発現していない．また，嗅細胞の繊毛の逆方向には神経軸索が伸び，その末端は，におい情報を受け取る脳の入り口（大脳前部に

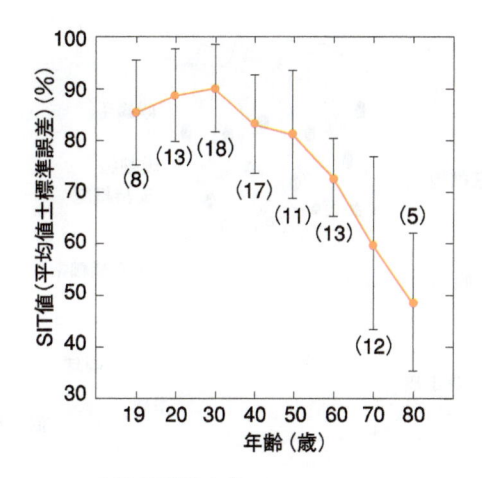

図8-7 健常者における嗅覚識別検査(SIT;smell identification test)値(12種類の嗅素に対する識別正答率)の年齢別変化

被験者：8〜90歳の健常者(平均年齢；47.3±21歳，男性39名，女性59名)
(　)内の数字は被験者数を示す．
大山　勝，古田　茂，高齢者における鼻の機能・嗅覚の役割，日本味と匂学会誌，**4**(2)，131(1997)．

位置する)である嗅球内に入り，嗅球に存在する一対の糸球に収束している．このとき，同種の嗅覚受容体をもつ多数の嗅細胞の軸索が，特定の糸球に収束する．ここで，嗅細胞から伸びた軸索は，僧帽細胞と呼ばれる神経細胞の樹状突起とシナプスを形成している〔図8-9(b)〕．こうして，嗅細胞が得た嗅覚情報は，僧帽細胞，嗅皮質の錐体細胞，さらに脳へと伝えられていく．

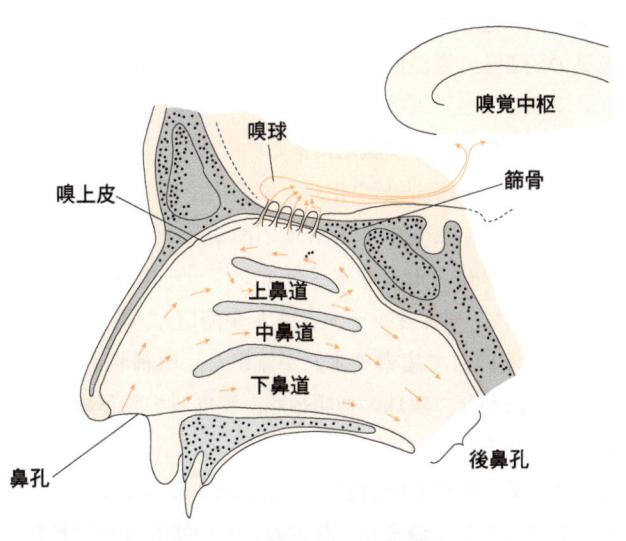

図8-8 鼻腔の正中断面図

Karl-Heinz Plattig,「鼻のきく人・舌のこえた人―味とにおいの謎を探る」，小川　尚 訳，学会出版センター (2001)，p.15 より一部改変．

8・2 においの情報伝達機構

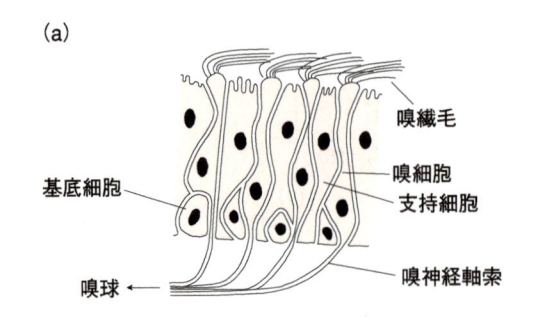

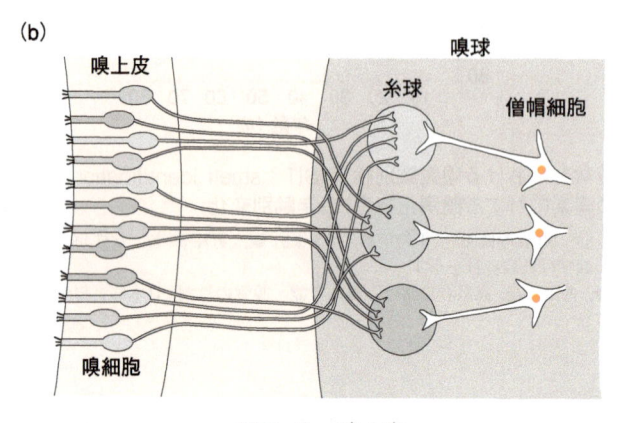

図8-9　嗅上皮
(a)嗅上皮の模式図，(b)嗅上皮から嗅球への投射.
日本化学会 編，「化学総説 40 味とにおいの分子認識」，学会出版センター(1999)，p.126.

8.2.3　においの受容と伝達

　におい物質は，鼻孔から吸気とともに鼻腔内に入る．通常，吸気は下鼻道を流れるため，におい物質が直接嗅上皮に運ばれることはなく，鼻腔空間を拡散して嗅上皮に到達する．通常の呼吸時で吸気の約5％，意識的ににおいを嗅いでいるときは約20％が嗅上皮に達する．

　嗅上皮に到達したにおい物質は，嗅繊毛にある嗅覚受容体で認識される．このにおい物質の接触によって嗅覚受容体の構造が変化し，細胞内で嗅覚受容体と共役しているGタンパク質が活性化する．その結果，近くに存在する酵素，アデニル酸シクラーゼ(adenylate cyclase)が活性化され，ATPは，セカンドメッセンジャーであるcAMPに変換する．このcAMP濃度の上昇によって，陽イオンチャンネルが開口し，陽イオンが細胞内に流入し，また，塩素チャンネルも開口して塩素イオンが流出し，嗅細胞が脱分極する(図8-10)．この電気的興奮が軸索に伝わり，嗅球の僧帽細胞，嗅皮質の錐体細胞へと伝達され，最終的に大脳に情報が伝達される．

　また，嗅覚受容体は，単一のにおい物質のみを認識するのではなく，構造が類似する複数種類のにおい物質を認識する．つまり，特定のにおい物質は複数種類の受容体と結合する．そのため，におい物質の種類が異なれば，活性化される受容体の組合せも変化する．さらに，各受容体に対する親和力(閾値)はそれぞれ異なっているため，におい物質の濃度

の高低によって，活性化される受容体の数が異なる．におい物質の濃度が低いときには，高いときよりも活性化される受容体の数は少なくなる．すなわち，においの質と強弱の識別は，どの嗅覚受容体が活性化されたか，その組合せパターンによって行われるのである．そのため，におい物質の約1,000分の1種類の嗅覚受容体で，すべてのにおい識別が可能となる．

　また，嗅覚受容体は嗅上皮上に無秩序に分布せず，同一の受容体は，嗅上皮の共通する領域に選択的に発現している．そのため，嗅上皮の領域によって認識するにおい物質が異なると考えられる．この考え方を用いて，嗅上皮の領域と認識されるにおい物質の相関関係を示した「におい地図(olfactory map)」が作成されている．さらに，1,000万本にものぼる嗅細胞の軸索のうち同種の嗅覚受容体をもつ嗅細胞の軸索が，特定の糸球に収束するため，「どの嗅覚受容体の組合せが活性化されたか」という情報は，「どの糸球の組合せが活性化されたか」と置き換えて考えることができる．そこで，各糸球が嗅球のどこに配置されるかは，嗅球における「におい地図」となる．

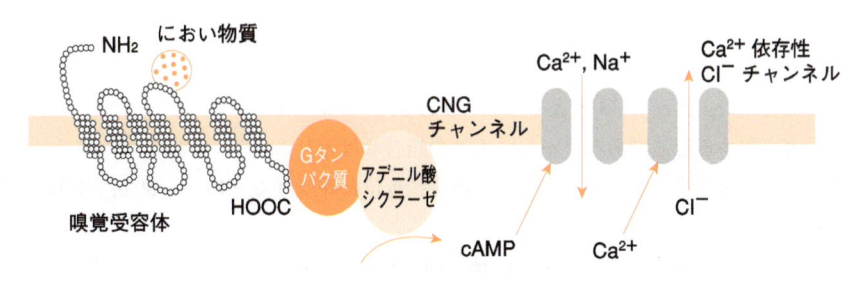

図8-10　においの情報伝達経路

東原和成，大村真代，嗅覚受容体の構造・機能，嗅上皮分布，日本味と匂学会誌，9(1), 37(2002)．より一部改変．

8・2 においの情報伝達機構

Column　コラム　嗅覚の仕組みを解明した研究がノーベル医学生理学賞に！

　2004年，リチャード・アクセル博士とリンダ・バック博士が「嗅覚受容体と嗅覚受容機構」の研究によってノーベル医学生理学賞を受賞した．両博士は，ラットから嗅覚受容体遺伝子をクローニングし，哺乳類のにおいの受容体は約1,000種類しかないものの，それらの相互作用によって何万種類ものにおいがかぎ分けられることを，分子レベルから細胞間の連絡までを含めて解明することに成功した．「最も謎に包まれた人間の感覚」とさえいわれていた嗅覚の研究が，彼らによって飛躍的に進んだ．

予想問題

1 味覚に関する記述である．正しいものの組合せはどれか．
　a．口腔内にある味蕾は，味刺激を受け取る組織で，200～1,000個の細胞が集まっている．
　b．味蕾を構成する細胞のうち，味覚情報伝達線維とシナプスを形成する細胞が味細胞と考えられている．
　c．味覚情報を伝達する神経は5種類あり，舌の前方に存在する茸状乳頭にある味蕾は鼓索神経という．
　d．舌の後方に存在する茸状乳頭や，有郭乳頭中の味蕾は上咽頭神経と接続している．
　e．味細胞は，微絨毛と呼ばれる細胞膜のひだを突き出し，それは味蕾先端の開口部にある味孔まで伸びている．
　　(1) aとd　　(2) aとc　　(3) bとd　　(4) cとe　　(5) bとe

2 味に関する記述である．正しいものの組合せはどれか．
　a．塩味の発現に，塩素イオンの関与は不必要である．
　b．ブドウ糖の甘味は，α型がβ型の1.5倍強い．
　c．うま味は，グリシンやアスパラギン酸が組み合わさって生じる味である．
　d．酸味は，水素イオンによって生じる．
　e．苦味物質には，親水性基を含む物質が多い．
　　(1) aとd　　(2) aとc　　(3) bとe　　(4) bとd　　(5) cとe

3 味の受容に関する記述である．正しいものの組合せはどれか．
　a．味細胞は，味を受容していないとき，静止膜電位と呼ばれる$-40\sim-50\,\mathrm{mV}$程度の細胞電位をもっている．
　b．味を受容していないとき，味細胞は神経細胞と同様，細胞内が正に，細胞外は負に帯電している．
　c．呈味物質によって脱分極が起こり，電位差がなくなる方向に変化する．この電位変化を受動体電位という．
　d．味細胞が脱分極するまでの味の受容・伝達機構には，塩味・酸味では味覚受容体が介在していると考えられている．
　e．味細胞が脱分極するまでの味の受容・伝達機構には，甘味・苦味・うま味ではGタンパク質共役受容体が介在していると考えられている．
　　(1) aとb　　(2) cとd　　(3) aとe　　(4) bとd　　(5) cとe

4 においに関する記述である．正しいものの組合せはどれか．
　a．におい物質の閾値は，通常，呈味物質よりも小さい．
　b．マスキングとは，あるにおいを連続的に嗅いでいると，すべてのにおいに対して感じにくくなることである．
　c．あるにおいよりほかのにおいを強くすることによって，先のにおいを弱く感じる現象を順応という．
　d．異なるにおいの物質を混ぜ合わせると，まったく別のにおいに感じることを変調という．
　e．嗅上皮は，嗅細胞，僧帽細胞および支持細胞の三つから構成されている．
　　(1) aとc　　(2) bとd　　(3) cとe　　(4) aとd　　(5) bとe

5 嗅覚に関する記述である．正しいものの組合せはどれか．
   a．におい物質は，鼻孔から吸気とともに鼻腔内に入り，拡散して嗅皮質に到達する．
   b．におい物質は，嗅皮質を構成する嗅細胞の繊毛の先に存在する嗅覚受容体で認識される．
   c．におい物質の接触によって，嗅細胞が脱分極する．
   d．脱分極の電気的興奮が軸索に伝わり，嗅球の支持細胞，嗅皮質の錐体細胞と伝達され，最終的に大脳に情報が伝わる．
   e．1個の嗅細胞には1種類の嗅覚受容体しか発現していない．
     (1) aとb (2) aとd (3) bとc (4) cとe (5) dとe

9章 肥満の分子メカニズム

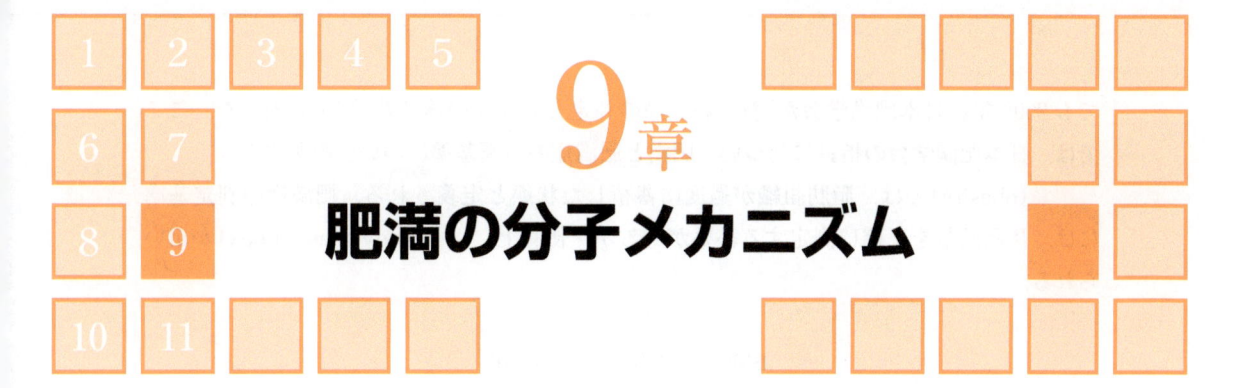

肥満症は最も代表的な生活習慣病の一つである．肥満症，糖尿病，動脈硬化症などは，成人に起こりがちな疾病群であるという意味から「成人病」という語彙が用いられていたが，1996年，厚生省（当時）は，「生活習慣病」という語彙を用いることを提唱した．2005年に発表されたWHO（世界保健機構）の統計によれば，世界人口60億人のうち10億人以上がBMI ≧ 25で，2015年には15億人以上がBMI ≧ 25となる可能性がある．現在，30歳以上の75%がBMI ≧ 25となる国は，女性ではアメリカ，エジプト，マルタ，メキシコ，南アフリカ，トルコなど，男性ではイギリス，ドイツ，ニュージーランド，アルゼンチン，ギリシャ，クエートなどがあり，西太平洋諸島のナウルやトンガでは，成人10人中9人がBMI ≧ 25となっている．またアメリカでは，肥満症の治療に年間約3億ドル以上，肥満症に関連する疾病の治療に年間約500億ドル以上費やし，年間約30万人以上の人びとが肥満に起因する疾病により死亡している．日本でも男性1,300万人，女性1,000万人がBMI ≧ 25といわれ，標準体重を30%超えると糖尿病の発生率は10倍にも激増する．これらの点から，肥満症をいかに抑制するかは非常に重要な国家プロジェクトである．

わが国における肥満症の急速な増加は食事を含めた生活習慣が欧米化したことによるが，分子生物学が発達する以前，肥満症は，生活習慣がルーズな人が過食により罹る疾病であると捉えられていた．しかし，1994年ロックフェラー大学のフリードマンらがポジショナルクローニング（positional cloning）によって脂肪組織からレプチン〔ギリシャ語の"*leptos*"（痩せる）の意〕を発見すると，肥満症の概念はコペルニクス的展開を遂げた．すなわち，以前から「食べても太らない人，食べると太る人」といった漠然とした概念があったが，レプチンの発見はその概念を科学的に証明した．さらに，脂肪組織はエネルギーを貯蔵する受動的な臓器であると考えられていたが，この考えが間違いであり，肥満の産物である脂肪が，生体恒常性にかかわる生理活性物質を産生および分泌し，実は肥満をコントロールしていたという衝撃的な事実が判明した．これ以降，肥満症の分子レベルでの解明が分子生物学的手法を用いて急速に進んでいる．

9.1 肥満と肥満症の診断基準

1997年にWHOが「肥満の予防と治療に関する勧告」を発表し，1998年にNIH（アメリカ国立衛生研究所）が「肥満についてのガイドライン」を発表した．これらを受けてわが国

でも 2000 年に日本肥満学会が「新しい肥満の判定と肥満症の診断基準」を発表した．ここでは，日本肥満学会の指針に基づいて肥満と肥満症の診断基準について説明する．

肥満(obesity)とは，脂肪組織が過度に蓄積した状態と定義される．肥満度の判定基準には，体脂肪量を正確に測定する必要があるが，便宜上，BMI(body mass index)が用いられる．

$$BMI = 体重(kg) \div 身長(m)^2$$

スポーツ選手などの例外を除き，BMI 値は，CT スキャン(computerized tomography scan, X 線断層撮影法)や DEXA(dual energy X-ray absorptiometry, 二重エネルギー X 線吸収法)から推定される体脂肪量と高い相関があり，国際的にも肥満度の判定基準として広く用いられている．

わが国における BMI と疾病合併率との関連は J カーブで示され，BMI 22 のときに疾病が最も少ないことから，このときの体重を標準体重とする（図 9-1）．$18.5 \leq BMI < 25$ となる体重を普通体重とし，肥満度は 4 段階に分かれ，$25 \leq BMI < 30$ を肥満 1 度，$30 \leq BMI < 35$ を肥満 2 度，$35 \leq BMI < 40$ を肥満 3 度，$BMI \geq 40$ を肥満 4 度としている（表 9-1）．WHO の基準では，BMI 25 以上を肥満前段階(preobese)，BMI 30 以上を肥満(obese)と定めている．わが国では，BMI 30 以上は全人口の 2〜3% に過ぎないが，日本人では欧米人よりも軽度の肥満で疾病を発症しやすいことから，BMI 25 以上を肥満と判定している．

肥満症(obesity disease)とは，肥満に起因ないし関連する健康障害（2 型糖尿病，脂質代謝異常，高血圧，冠状動脈性疾患を含む 10 項目）を合併するか，その合併が予測される場合で，医学的に減量を必要とする病態と定義される（表 9-1）．従来までの肥満の概念は，肥満そのものを疾病として捉えるのではなく，糖尿病，動脈硬化症などのリスクファクター（危険因子）として捉えられていた．しかし，肥満により過剰に蓄積した脂肪組織が，レプチンなどのアディポサイトカイン(9.3 節参照)を産生および分泌し，さまざまな病態を惹起することが明らかとなり，現在では肥満症を疾病単位として捉えるべきであると考えられている．

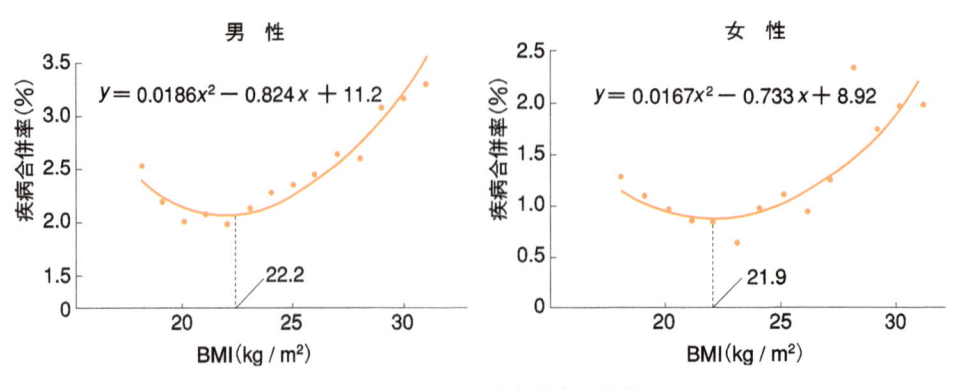

図 9-1　BMI と疾病合併率の関係

表9-1 肥満の判定と肥満症の診断基準

肥満の定義：
　脂肪組織が過剰に蓄積した状態．
肥満の判定：
　身長あたりの体重指数：BMI(body mass index) = 体重(kg) ÷ 身長(m)^2 を基に下表のごとく判定する．
表　肥満度分類

BMI	判定	WHO基準
< 18.5	低体重	Underweight
18.5 ≦ ～< 25	普通体重	Normal range
25 ≦ ～< 30	肥満（1度）	Preobese
30 ≦ ～< 35	肥満（2度）	Obese class Ⅰ
35 ≦ ～< 40	肥満（3度）	Obese class Ⅱ
40 ≦	肥満（4度）	Obese class Ⅲ

※　ただし，肥満（BMI ≧ 25）は，医学的に減量を要する状態とは限らない．
　なお，標準体重(理想体重)は最も疾病の少ないBMI 22を基準として，
　標準体重(kg) = 身長(m)^2 × 22 で計算された値とする．

肥満症の定義：
　肥満症とは肥満に起因ないし関連する健康障害を合併するか，その合併が予測される場合で，医学的に減量を必要とする病態をいい，疾患単位として取り扱う．
肥満症の診断：
　肥満と判定されたもの（BMI ≧ 25）のうち，以下のいずれかの条件を満たすもの．
　1）肥満に起因ないし関連し，減量を要する（減量により改善する，または進展が防止される）健康障害をもつもの．
　2）健康障害を伴いやすいハイリスク肥満．
　　身体測定のスクリーニングにより上半身肥満を疑われ，腹部CT検査によって確定診断された内臓脂肪型肥満．
肥満に起因ないし関連し，減量を要する健康障害：
　1）2型糖尿病・耐糖能障害　　6）脳梗塞：脳血栓症・一過性脳虚血発作
　2）脂質代謝異常　　　　　　　7）睡眠時無呼吸症候群・Pickwick症候群
　3）高血圧　　　　　　　　　　8）脂肪肝
　4）高尿酸血症・痛風　　　　　9）整形外科的疾患：変形性関節症・腰椎症
　5）冠動脈疾患：心筋梗塞・狭心症　10）月経異常
※　参考：肥満に関する健康障害として考慮するが，診断基準に含めない項目
　1）扁桃肥大　　　　　　　　　7）悪性腫瘍
　2）気管支喘息　　　　　　　　　①乳がん
　3）胆石　　　　　　　　　　　　②胆嚢がん
　4）膵炎　　　　　　　　　　　　③大腸がん
　5）タンパク尿，腎臓機能障害　　④子宮内膜がん（子宮体がん）
　6）子宮筋腫　　　　　　　　　　⑤前立腺がん
　　　　　　　　　　　　　　　8）偽性黒色表皮腫
　　　　　　　　　　　　　　　9）摩擦疹，汗疹などの皮膚炎

日本肥満学会肥満症診断基準検討委員会，肥満研究，6(1)，18(2000)．

　肥満度が高くなれば疾病の発症率が高くなることは間違いのない事実であるが（図9-1），BMIと疾病の発症とは必ずしも一致しない．たとえば，わが国では，BMI 30以上の頻度は欧米の10分の1であるにもかかわらず，2型糖尿病の発症率は欧米と同等である．また，肥満4度であっても肥満症にならない大相撲力士が存在する．これは，日本人はBMIが欧米人に比べ低いが，脂肪が皮下よりも内臓に蓄積する傾向にあり，力士はBMIは高いが，脂肪が内臓よりも皮下に蓄積する傾向にあるためである．すなわち，肥

満症の発症には脂肪が蓄積する部位が大きく関与し，皮下脂肪蓄積型肥満(subcutaneous obesity)よりも内臓脂肪蓄積型肥満(visceral fat obesity)の方が危険度が高く，よって内臓脂肪蓄積型肥満傾向にある日本人は注意が必要である(図9-2)．

　内臓脂肪(visceral fat)とは，腹腔内脂肪のなかでも門脈環流域に分布する腸管膜脂肪(mesenteric fat depots)や，大網・小網脂肪(greater and lesser omental fat depots)の総称で，下大静脈環流域に存在する腹腔内脂肪とは異なる．全身の脂肪組織に占める内臓脂肪の割合は，成人男性で約20％まで，女性で約6％までである．内臓脂肪蓄積型肥満の診断基準を表9-2に示した．しかし最終的な診断には腹部CTスキャンが必要であるため，容易に診断することができず，今後CTスキャンを用いない簡便な測定法の開発が望まれる．

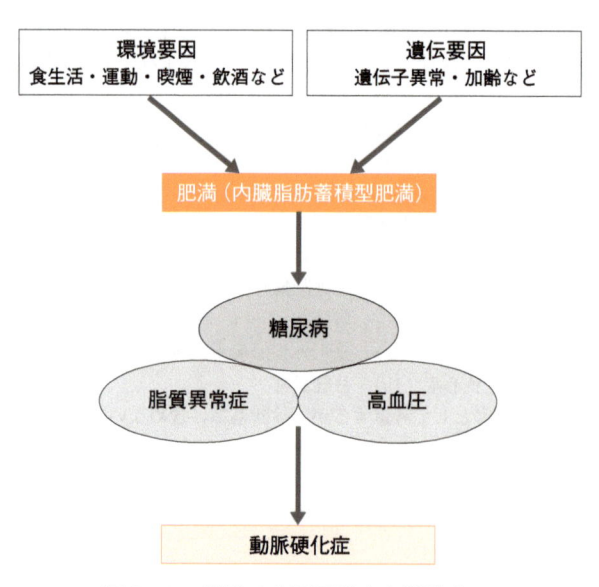

図9-2　肥満は生活習慣病を誘導する

表9-2　内臓脂肪型肥満の診断基準

診断方法	判定
内臓脂肪型肥満のスクリーニングに用いる身体計測指標として，立位，呼気時に測定した臍囲径(ウエスト周囲径)を用いる．ただし，WHO基準でのウエスト周囲径は肋骨弓下縁と上前腸骨棘の中間点としている．	BMI 25以上で，男性のウエスト周囲径85 cm以上，女性のウエスト周囲径90 cm以上を上半身肥満の疑いあり，とする．
上半身肥満の疑いと判定された例に対し，腹部CT法により呼気時の臍レベル断面像を撮影し，内臓脂肪面積を計測する．	男女とも内臓脂肪面積100 cm^{2}以上を内臓脂肪型肥満と診断する．

日本肥満学会肥満症診断基準検討委員会，肥満研究，**6**(1)，18(2000)．

9.2 メタボリック症候群と内臓脂肪蓄積

　肥満（とくに内臓脂肪蓄積型肥満），耐糖能異常，脂質代謝異常，高血圧症といった複数の疾病が，それぞれは軽度であっても重複して発症すると最終的に致死をもたらす心血管疾患の発症を引き起こす．このような病態をメタボリック症候群（metabolic syndrome）と呼ぶ．NIH の統計によれば，アメリカ人の約 24% がメタボリック症候群に該当する*．

　多くの臨床研究により，内臓脂肪蓄積がメタボリック症候群を引き起こすことが指摘されている．そのメカニズムの一つとして，内臓に脂肪が蓄積すると，門脈を経由して肝臓に流入する内臓脂肪由来の遊離脂肪酸（FFA；free fatty acid）の増加があげられる．脂肪組織には，グルコース輸送に関与するグルコーストランスポーター4（GLUT4；glucose transporter 4），リポタンパク質を加水分解し脂肪組織に遊離脂肪酸を供給するリポタンパク質リパーゼ（LPL；lipoprotein lipase），脂質合成を行うアシル CoA 合成酵素（ACS；acyl-CoA synthetase）の遺伝子が発現している．過食状態では，内臓脂肪での各遺伝子の発現が皮下脂肪よりも鋭敏に応答して亢進するため，内臓脂肪が蓄積しやすい状態にあ

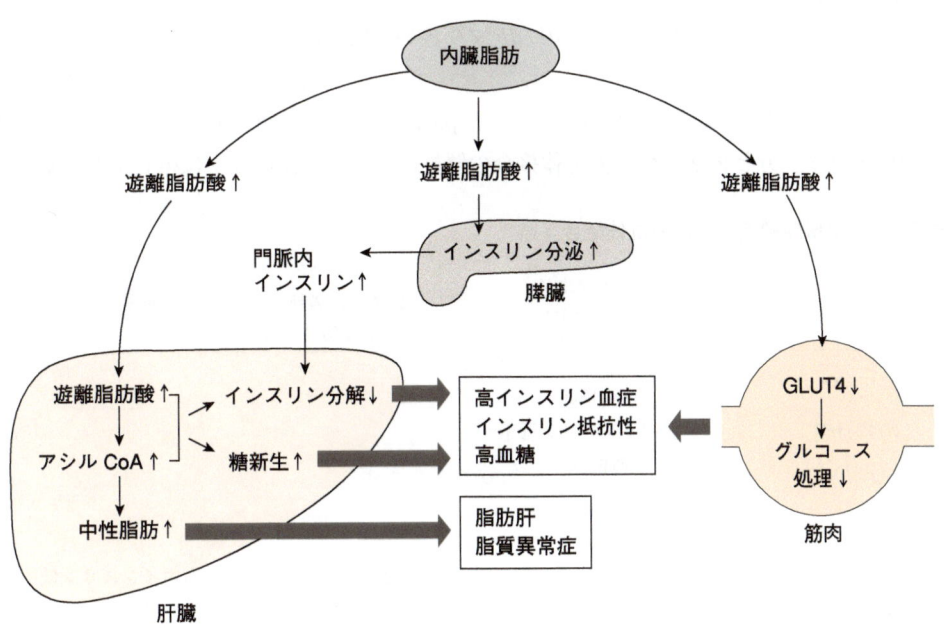

図9-3　内臓脂肪蓄積によるメタボリック症候群の誘導
下村伊一郎ら，*Molecular Medicine*，**39**(4), 416(2002)を改変．

---

* E. S. Ford, W. H. Giles, W. H. Dietz., Prevalence of the metabolic syndrome among US adults：findings from the third National Health and Nutrition Examination Survey., *JAMA*, **287**(3): 356(2002). 本論文は，NIH の National Heart, Lung, and Blood Institute が実施した National Cholesterol Education Program（NCEP，米国コレステロール教育プログラム）による，高コレステロール血症の診療指針（ATP III）の論文〔The Third Report of the National Cholesterol Education Program（NCEP）Expert Panel on Detection, Evaluation, and Treatment of High Blood Cholesterol in Adults（Adult Treatment Panel III），*JAMA*, **285**(19), 2486, (2001)〕のデータを基に，メタボリック症候群の割合を算出している．

る．また，内臓脂肪は脂肪分解活性が高いため，過剰に蓄積した脂肪から高濃度の遊離脂肪酸が門脈に放出され，肝臓に流入する．肝臓における遊離脂肪酸は，中性脂肪の合成に用いられて脂肪肝や脂質異常症を誘発する．さらには，この遊離脂肪酸の上昇はインスリン分解を抑制し，高インスリン血症とインスリン抵抗性を惹起する．肥満ラットの内臓脂肪を摘出するとインスリン抵抗性が改善され，臨床的にも BMI 35 以上の肥満患者の内臓脂肪を外科的切除すると耐糖能やインスリン感受性が改善される（図 9-3）．

9.3　肥満遺伝子レプチンの発見

レプチン（leptin）は，単一遺伝子異常で起こる遺伝性肥満動物 *ob/ob* マウスの解析により，肥満遺伝子産物として同定された脂肪組織特異的に発現する分泌タンパク質である．レプチンは視床下部を介して摂食を抑制するが，レプチン遺伝子に異常があり，正常なレプチンを生成できない *ob/ob* マウスは肥満を起こす．またレプチンは，代表的なアディポサイトカイン（adipocytokine）の一つであり，その他のアディポサイトカインについては 9.4 節で説明する．

遺伝性肥満マウス *ob/ob* マウスと *db/db* マウスの原因遺伝子である肥満（*ob*；obese）遺伝子と糖尿病（*db*；diabetes）遺伝子は，常染色体劣性の遺伝様式により著しい肥満を示す．*ob/ob* マウスと *db/db* マウスの併体結合（parabiosis）＊の解析，および遺伝性肥満マウスのいずれか一方と正常マウスの併体接合の解析により，循環血液中に摂食量と体重増加

表 9-3　遺伝性肥満マウスの併体結合実験

	ob/ob マウス レプチン欠損	*db/db* マウス レプチン過剰 レプチン受容体欠損	正常マウス
ob/ob + +/+	摂食量低下 血中インスリン低下 血糖低下	—	変化なし
db/db + +/+	—	体重増加 体脂肪増加	血中インスリン低下 血糖低下 餓死
ob/ob + db/db	体重減少 体脂肪減少 血中インスリン低下 血糖低下 餓死	体重増加 体脂肪増加	—

実験医学，**14**(16)，54(1996) を改変．

＊　2 匹のマウスの皮膚と血管を外科的に結合する施術．

を抑制する飽食因子が存在することが示された(表9-3). *ob/ob*マウスでは，循環血液中の飽食因子が欠損しているが，併体結合により正常マウスから飽食因子が供給されると摂食が低下し，肥満が改善される．一方，*db/db*マウスでは，飽食因子に対する応答機構が破綻しているためフィードバック機構が作動せず飽食因子が過剰に生成される．*ob/ob*マウスや正常マウスは，過剰の飽食因子が併体結合により*db/db*マウスから血中に流入するため餓死する．

1994年，*ob/ob*マウスの原因遺伝子(*ob*遺伝子)がクローニングされ，*ob*遺伝子が循環血液中に存在する飽食因子レプチンをコードすることが示された．1995年には，遺伝性肥満*db/db*マウスの原因遺伝子(*db*遺伝子)がクローニングされ，*db*遺伝子がレプチン受容体(Ob-R)をコードすることがわかった．レプチン受容体には少なくとも6種のアイソフォーム(Ob-Ra～Ob-Rf)があり，そのうちOb-Rbがレプチンの生理作用の発現に重要な役割を担っていると考えられる．

レプチンには，エネルギー消費器官である褐色脂肪組織や骨格筋での脂肪酸酸化を亢進させる作用がある(図9-4)．レプチンは，視床下部―交感神経系を介して，あるいは直接的にエネルギー消費器官のAMP活性化プロテインキナーゼ(AMPK；5′-AMP-

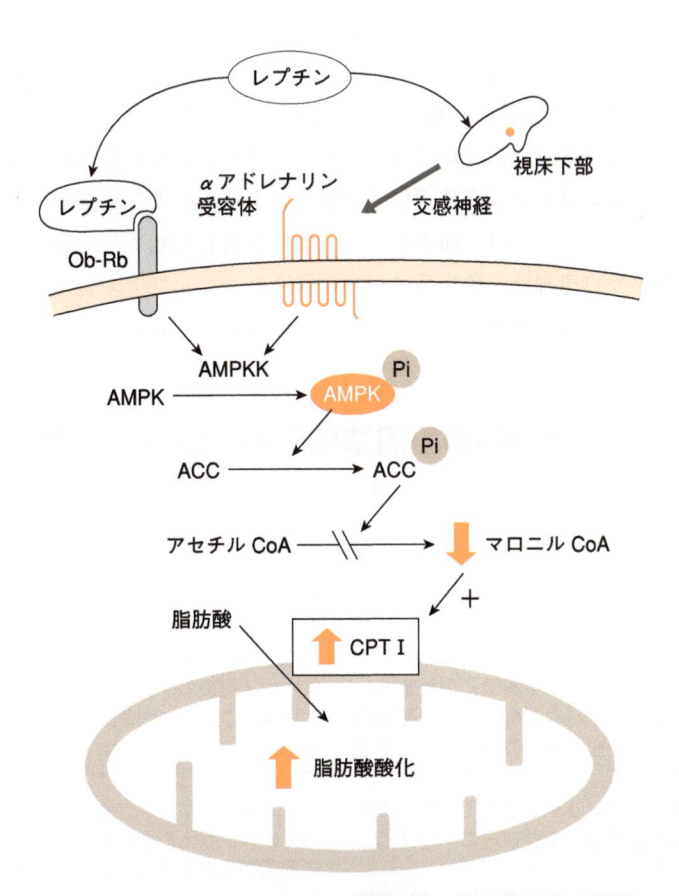

図9-4 レプチンによる骨格筋の脂肪酸酸化の機構
AMPKK：AMPキナーゼキナーゼ．
箕越靖彦，B. B. Kahn, *Molecular Medicine*, **39**(4), 398(2002)を改変．

activated protein kinase)を活性化する．活性化した AMPK はアセチル CoA カルボキシラーゼ（ACC；acetyl-CoA carboxylase）をリン酸化することによってその活性を抑制し，マロニル CoA（malonyl-CoA）を低下させる．長鎖脂肪酸をミトコンドリア内に取り込むカルニチンパルミトイルトランスフェラーゼⅠ（CPTⅠ；carnitine palmitoyltransferase）は脂肪酸酸化の律速酵素であり，マロニル CoA によって阻害される．したがって，レプチンが AMPK を活性化するとマロニル CoA が低下し，CPTⅠ活性が亢進するため，脂肪酸のミトコンドリアへの取込みと脂肪酸酸化が促進され，脂肪蓄積は抑制される．

　レプチンによる摂食調節は，視床下部に存在するレプチン受容体を介して摂食に関連する神経ペプチドの作用によって行われていると考えられる．満腹中枢（satiety center）は視床下部の腹内側核に，摂食中枢（feeding center）は外側野に存在しているが，レプチン受容体は腹内側核や外側野だけでなく弓状核，室傍核，背内側核など広範囲に発現している．神経ペプチドは，摂食亢進作用をもつものと，摂食抑制作用をもつものとに大別される．摂食を亢進させる神経ペプチドには，ニューロペプチド（NPY），アグーチ関連タンパク質（AgRP），オレキシン，メラニン凝集ホルモン（MCH），ガラニン，グレリンなどがある．一方，摂食を抑制させる神経ペプチドには，色素細胞刺激ホルモン（α-MSH），コカイン-アンフェタミン調節転写産物（CART），ニューロペプチドW（NPW），甲状腺刺激ホルモン放出ホルモン（TRH），副腎皮質刺激ホルモン放出ホルモン（CRH）などがある．これらの神経ペプチドは，視床下部のさまざまなニューロン（神経細胞）でつくられており，レプチンによる摂食調節は，いくつかの神経ペプチドを介して行われる．

　レプチン遺伝子やレプチン受容体遺伝子の変異によって顕著な肥満症を発症する家系が存在する．レプチン欠損症では，血中レプチン濃度が著しく低下し，幼少期より過食と肥満を呈し，内分泌，自律神経，免疫系に異常が見られる．レプチン受容体欠損症では，生後数カ月より過食と肥満が顕著となり，下垂体機能異常が認められ，レプチン補充療法に

Column　遺伝病の原因遺伝子のクローニング

　遺伝病の原因遺伝子をクローニングする方法には，ファンクショナルクローニング（functional cloning）とポジショナルクローニング（positional cloning）とがある．

　ファンクショナルクローニングとは，疾患を引き起こす原因タンパク質やその代謝産物を見つけ出し，タンパク質のアミノ酸配列の情報を基に遺伝子をクローニングする方法である．しかし，この方法では，異常タンパク質や代謝産物を同定することができない多くの遺伝病の原因遺伝子をクローニングすることは不可能である．

　ポジショナルクローニングとは，遺伝病家系において疾患の発症と強く連鎖する遺伝子マーカー（DNA マーカー）を見つけ出し，これにより原因遺伝子の染色体上の位置を決定し，それを手がかりに原因遺伝子をクローニングする方法をいう．ポジショナルクローニングは，従来のファンクショナルクローニングとはアプローチ方法の順序が逆であることから逆行遺伝学（reverse genetics）と呼ばれていたが，1992 年にコリンズによりポジショナルクローニングと名付けられた．最近では，ポジショナルクローニングを用いて多数の原因遺伝子がクローニングされている．

より肥満が改善される．しかし，大多数の肥満症では，体脂肪量の増加に比例して脂肪組織からのレプチン生成も増加し，血中レプチン濃度が上昇するため**レプチン抵抗性**が生じる．また，糖尿病発症後体重が減少すると，脂肪組織量も減少し血中レプチン濃度は低下する．1999年，肥満症に対するレプチンの臨床試験が行われたが，レプチンによる減量効果は，血中濃度が正常の20〜30倍に上昇するような大量投与の場合でのみ認められ，生理的濃度の範囲内では減量効果は認められなかった．さらなる研究による肥満の治療としてのレプチンの臨床応用が期待される．

9.4 アディポサイトカイン

脂肪組織には多くの分泌タンパク質遺伝子が発現している．組織中タンパク質に占める分泌タンパク質の割合は，皮下脂肪では約20%であるのに対して，内臓脂肪では約30%にも上り，内臓脂肪は皮下脂肪よりもより多くの分泌タンパク質を生成している．脂肪組織由来の生理活性をもつ分泌因子のことを**アディポサイトカイン**と呼び，ホルモン，サイトカイン，増殖因子など多くの物質が含まれる．ここでは主要なアディポサイトカインについて説明する．

9.4.1 アディポネクチンと腫瘍壊死因子α

アディポネクチン（adiponectin）は，ヒト脂肪組織からクローニングされたアディポサイトカインであり，血漿タンパク質から精製された**GBP28**（gelatin-binding protein of 28 kDa）と同一の物質である．マウスからクローニングされた**Acrp30**と**Adipo Q**はアデ

Column コラム　やせ過ぎの人もご注意！

　妊娠時の女性の過剰なダイエットが子どもの肥満を引き起こすという事実が，最近の疫学調査で明らかとなった．出生児に低体重だった子どもは，肥満や糖尿病になりやすく，2005年，この機構にレプチンが関与していることが報告された．妊娠後期の摂食量を30%減らしたマウスから生まれた子どもの体重は，通常よりも17%小さかった．しかしこの子どもは，早い時期からレプチン濃度が増加してレプチン抵抗性となり，高脂肪食を投与すると肥満が通常よりも加速され，血中コレステロール濃度も約1.5倍に増加した．

　近年妊娠期にダイエットをする風潮があり，2,500グラム以下の低出生体重児の出生率が増加している．妊娠後期からの肥満は，分娩後も肥満が継続する傾向にあり，経産回数が増えるほど肥満度も増加するため，妊娠期の体重を適正に維持することが求められているが，過度のダイエットは慎むべきである．

　また別の疫学調査では，日本人の中高年において，男女ともにやせた人の方が肥満や標準体格の人より死亡率が高いことがわかった（2005年）．約11,000人を対象とした調査で，男性については同様の結果を厚生労働省研究班が2002年に発表しているが，今回は女性でも同じ傾向が見られた．

　わが国では若い女性を中心にやせ願望をもつ人びとが多く，やせた人が増えている．栄養が足りなければ感染症に対する抵抗力も減る．将来に備えてバランスの良い食事を心がけ，やせ過ぎに注意することが必要である．

ィポネクチンのオーソログ*である．腫瘍壊死因子 α（TNF-α）は，腫瘍部位に出血性壊死を誘導する物質として発見されたが，現在では生体防御や免疫機構にかかわる非常に重要なサイトカインであることが明らかになっている．TNF-α はおもにマクロファージ，好中球，好塩基球，好酸球，リンパ系細胞などで生成されるほか，脂肪組織でも生成される．

アディポネクチンは，ヒト血中に非常に高濃度（0.5～1.0 mg/dℓ）で存在する．多くのアディポサイトカインは，肥満に伴って血中濃度が増加するが，アディポネクチンは脂肪蓄積と逆相関を示す．これは肥大した脂肪細胞において TNF-α の産生，分泌が亢進し，TNF-α がオートクリン的，またはパラクリン的に脂肪細胞のアディポネクチン生成を抑制するためである（図9-5）．

また，アディポネクチンは肥満症だけでなく，糖尿病や動脈硬化症も抑制する．アディポネクチン遺伝子欠損マウスに普通食を与えているときは正常であるが，高ショ糖・高脂肪食を与えると強いインスリン抵抗性および糖尿病を呈する．ヒトの糖尿病患者でも低アディポネクチン血症が観察される．また，血中アディポネクチン濃度とインスリン感受性との間には相関が見られ，血中アディポネクチン濃度を増加させることができればインス

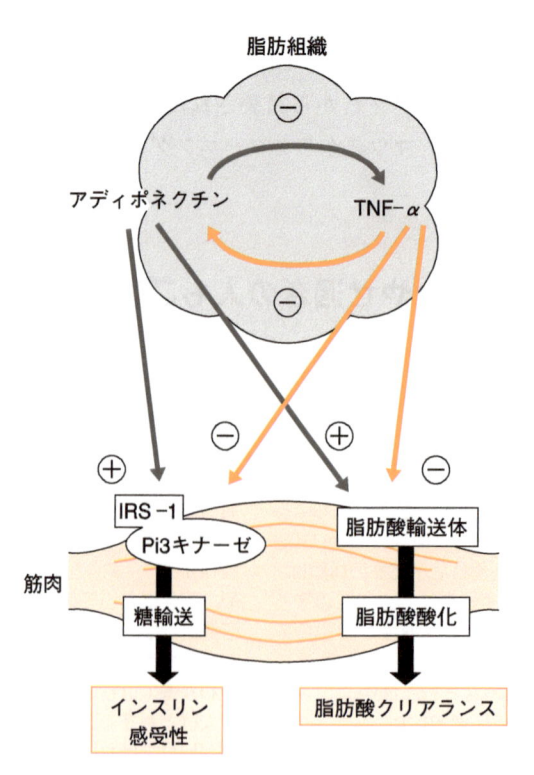

図9-5　アディポネクチンと TNF-α の作用機構
前田和久，*The Lipid*, **15**(3), 52(2004)を改変．

* ある2種類の生物がもっている遺伝子が，共通の祖先がもっていた一つの遺伝子に由来するものであったとき，それらをオーソログであるという．

リン感受性の改善，さらには糖代謝機能の回復も期待できる．アディポネクチンと TNF-αとは，脂肪細胞内では互いの生成を抑制し，筋肉では糖代謝や脂肪酸代謝に対する互いの作用を抑制する（図9-5）．筋肉においてアディポネクチンは，インスリン受容体基質1（IRS-1；insulin receptor substrate-1）シグナルを介した糖輸送を亢進し，脂肪酸輸送タンパク質1型（FATP-1；fatty acid transport protein-1）を介した脂肪酸酸化が促進されるが，TNF-αはこれらを抑制する．

近年，アディポネクチン受容体（AdipoR1, AdipoR2）がクローニングされた．AdipoR1はおもに骨格筋に，AdipoR2はおもに肝臓に発現していることがわかった．培養細胞に各受容体を過剰発現させるとアディポネクチンの作用が増強されて脂肪酸酸化が促進する．逆に，siRNA（small interfering RNA）を用いた RNAi（RNA interference，RNA 干渉）によって各受容体の発現を抑制させると，アディポネクチンの作用が低下する．このことから，AdipoR1 は骨格筋での脂肪酸燃焼を，AdipoR2 は肝臓での脂肪酸燃焼を促進していることがわかる．アディポネクチン受容体のアゴニスト*の開発は，生活習慣病の抑制につながる可能性がある．

9.4.2　PAI-1

肥満症に静脈血栓症や心筋梗塞などの血栓性疾患の発症頻度が高いことが知られている．血栓症は，原因となる不溶性フィブリンの生成と分解にかかわる凝固系あるいは線溶系の異常によって引き起こされ，肥満に伴って，線溶系のプラスミノーゲンアクチベーターインヒビター1（PAI-1；plasminogen activator inhibitor-1）の抗原量と活性が増加する．PAI-1 はプラスミノーゲンアクチベーターを抑制することによりプラスミン生成を妨げ，フィブリンからのフィブリノーゲン分解産物の生成を抑制し，線溶活性を低下させる．PAI-1 は脂肪組織以外に肝臓や血管内皮細胞でも産生されるが，血中 PAI-1 濃度は内臓脂肪蓄積量と正の相関を示し，肥満に伴って内臓脂肪の PAI-1 遺伝子発現量が増加する．したがって，肥満症では，内臓脂肪蓄積に伴って PAI-1 生成が増加し，線溶活性を低下させるために血栓が形成され，静脈血栓症や心筋梗塞の発症率が上昇すると考えられる．

9.4.3　レジスチン

レジスチン（resistin）は，インスリンに抵抗作用があることから命名された（resistance to insulin）．チアゾリジン系薬剤は，脂肪細胞に特異的に発現する PPARγ（9.5 節参照）に結合してインスリン抵抗性を軽減し，レジスチンの発現を顕著に低下させる．レジスチンをマウスに投与すると耐糖能が低下し，抗レジスチン抗体を投与すると血糖値が低下する．よって，レジスチンはインスリン抵抗性を惹起すると考えられている．

9.4.4　その他

その他のアディポサイトカインには，血圧調節にかかわるアンジオテンシノーゲン，インスリン様作用をもつビスファチジン，脂質代謝にかかわるリポタンパク質リパーゼやコレステロールエステル転送タンパク質，性ホルモンであるエストロゲン，アンドロゲンな

---

* ホルモンなどの生理活性物質の受容体との結合により，受容体に構造変化をもたらし，それに続いてさまざまな生理作用を示す物質．その生理活性物質がもつ作用と同じ，または類似の作用を発現する．

Column コラム　　RNAiとは

　RNAi(RNA interference)とは，siRNA(short interfering RNA)と呼ばれる21～23塩基の二本鎖RNA(dsRNA；double-stranded RNA)が細胞内に存在すると，配列特異的にmRNAが切断・分解されて，遺伝子発現が抑制(knock down)される現象をいう．細胞内でdsRNAは，RNase IIIファミリーに属すダイサー(Dicer)と呼ばれる酵素によって分解されて二本鎖siRNAとなり，次いでRNAヘリカーゼにより二本鎖が一本鎖に解きほぐされる．一本鎖siRNAは，複数のタンパク質の複合分子であるRISC(RNA-induced silencing complex，RNA誘導サイレンシング複合体)に取り込まれ，活性型RISCとなる．siRNAはRISC内でさまざまなmRNAと接触し，自身の塩基配列と相補的な配列をもつmRNAと結合すると，RISCを構成するArgonaute2タンパク質が標的mRNAを二つに切断(スライサー)するため翻訳が行われなくなる．RISCは切断されたmRNAを放出して，次の標的mRNAを見つけ出し，連続的に標的mRNAを切断する．

　RNAiの現象は，1990年にJoseph Molらにより植物で発見された．彼らは，紫色の花が咲くペチュニア(西洋アサガオ)に色素合成に関与する酵素の遺伝子を導入すれば，一層濃い紫色の花が咲くだろう，と考えて実験を行ったが，結果はその逆で白っぽい花が咲いた．この現象は共抑制と呼ばれ，その後同様の現象が真菌やショウジョウバエでも観察された．一方，線虫(*Caenorhabditis elegans*)の遺伝子発現をアンチセンスRNAにより阻害しようとする試みも行われていた．標的mRNAと相補的な配列をもった合成アンチセンスRNAを細胞中に導入すると，アンチセンスRNAはmRNAと二本鎖を形成し，mRNAの翻訳を阻害することができる．

　1995年，GuoとKemphuesは，アンチセンスRNAを線虫に導入すると標的mRNAの翻訳が抑制されるが，コントロールとして用いたセンスRNAも翻訳を抑制することを観察した．理論的には，センスRNAの配列はmRNAと同じであるため，mRNAの翻訳を阻害することはないはずである．1998年，FireとMelloは，センスRNAに不純物として混在する二本鎖RNAがmRNAの翻訳を阻害したのではないかと考え，二本鎖RNAを除去したセンスおよびアンチセンスRNAと，二本鎖RNAを個別に線虫に導入し実験を行った．驚くべきことに，精製したセンスおよびアンチセンスRNAはいずれもほとんど影響が見られなかったが，二本鎖RNAが極少量で標的mRNAの翻訳を阻害した．彼らは，この現象をRNAiと名付けた．

　現在では，標的遺伝子の発現を抑制するsiRNAを合成し，さまざまな遺伝子の発現を*in vitro*のみならず*in vivo*において制御することが可能である．この方法を用いれば，遺伝子と遺伝子産物の機能を解析することができる．がんやウイルス感染症，遺伝子疾患の発症に関与する遺伝子を同定することができれば，この方法が有効な治療法の開発に結びつく可能性がある．このような目的ですでに多数のベンチャー企業が設立されている．また，生物中にはタンパク質をコードしないnon-coding RNAが多数存在し，その一部がdsRNAの前駆体となり，DNAのメチル化とヒストン修飾に関与し，さまざまな遺伝子の転写調節に関与すると考えられている．

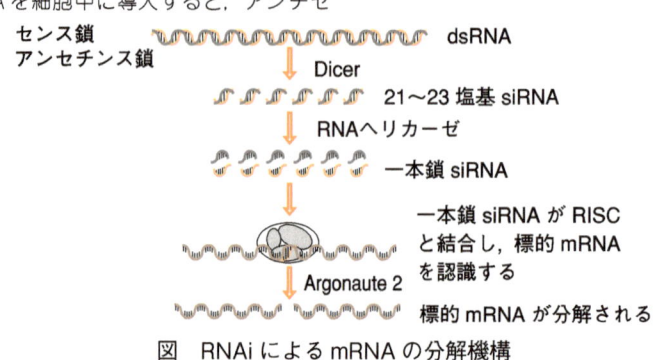

センス鎖　　　　　　　dsRNA
アンセチンス鎖
　　　↓ Dicer
　　　　　　　　　　21～23塩基 siRNA
　　　↓ RNAヘリカーゼ
　　　　　　　　　　一本鎖 siRNA
　　　　　　　　　　一本鎖 siRNA が RISC と結合し，標的 mRNA を認識する
　　　↓ Argonaute 2
　　　　　　　　　　標的 mRNA が分解される

図　RNAiによるmRNAの分解機構

9章 肥満の分子メカニズム

どがあり，今後，新規のアディポサイトカインが見つかる可能性もある．

9.5 脂肪細胞の分化と肥大

脂肪細胞の分化と肥大には，ステロイドホルモン受容体ファミリーであるペルオキシソーム増殖剤応答性受容体γ（PPARγ；peroxisome proliferator-acivated receptor γ）が重要な働きを果たしている．PPARγはリガンド応答性の核内受容体であり，同じく核内受容体であるレチノイドX受容体（RXR；retinoid X receptor）とヘテロダイマーを形成して，標的遺伝子上流にある応答配列PPRE（peroxisome proliferator response element）に結合している．PPARあるいはRXRにリガンドが結合しない状態ではSMRT（silencing mediator for retinoid and thyroid hormone receptor）などのコリプレッサー*が結合し，標的遺伝子の転写は抑制されている．リガンドが結合するとPPARγ/RXRヘテロダイマーからコリプレッサーが解離し，CBP/p300，SRC-1，PGC-1（PPARγ coactivator1）などのアクチベーターが結合する．その結果標的遺伝子の転写が活性化される（図9-6）．

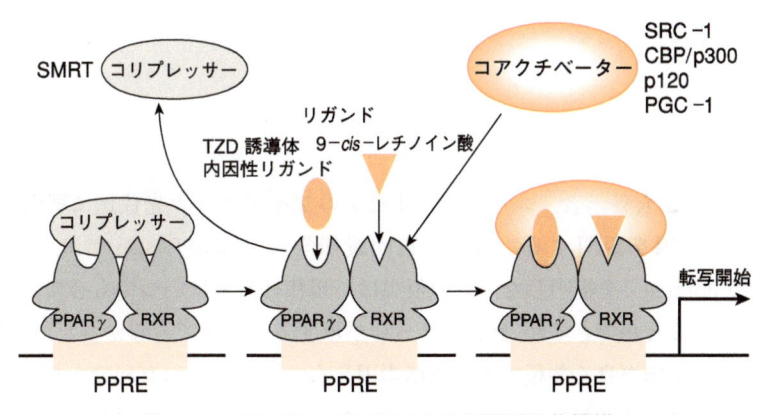

図9-6 PPARγ/RXRによる転写活性化機構
山内敏正，門脇 孝，Molecular Medicine，39(4)，438(2002)を改変．

PPARγは，前駆脂肪細胞の脂肪細胞への分化を促進する．繊維芽細胞にPPARγを発現させ，PPARγのアゴニストを投与すると，繊維芽細胞は脂肪細胞へ分化する．PPARγヘテロ欠損マウスの胎児から得られた繊維芽細胞では，正常マウスの胎児に比べて脂肪細胞の分化が約半分に減少し，PPARγホモ欠損マウスの胎児では繊維芽細胞は脂肪細胞にまったく分化しない．一方，分化を終えた成熟脂肪細胞では，PPARγは脂肪細胞を肥大化させる．PPARγヘテロ欠損マウスに高脂肪食を与えると肥満や脂肪細胞の肥大化が抑制される（PPARγホモ欠損マウスは胎生致死なので実験ができない）．

---

* 補抑制物質，リプレッサー（抑制物質）と結合することにより，リプレッサーを活性化する物質．多くは生合成の最終産物であり，その生合成系の酵素タンパク質の合成を抑制することで，自分自身を合成する酵素の合成を妨げる．

9.6　遺伝要因と環境要因

　肥満は，遺伝要因に環境要因が加わって発症すると考えられている．マースらは，25,000人以上の双生児，50,000人以上の親子および養子におけるBMIの疫学的調査を行っている(1997年)[*1]．それによると，一卵性双生児間のBMIの相関係数は0.74であるのに対して，二卵性双生児間の相関係数では0.32，兄弟間では0.25，親子間では0.19，養子間では0.16，夫婦間では0.12であった．このことは，BMIは環境要因よりも遺伝要因によって支配されていることを意味している．日本人を対象とした疫学調査でも，BMIは環境要因よりも遺伝要因の影響を強く受け，BMIに対する遺伝要因の寄与率は約70％であると推定されている[*2]．

　近年，わが国においても肥満症が急激に増加しているが，日本人の遺伝子が短期間で変化したとは考えにくい．単一遺伝子異常によって肥満症を発症する遺伝子として，レプチン，レプチン受容体，プロオピオメラノコルチン，メラノコルチン4型受容体が知られているが，その他の肥満関連遺伝子の変異では肥満症は起こりにくい．したがって，肥満症は，複数の遺伝要因に過食や運動不足といった環境要因が複雑に組み合わさって発症する多因子疾患であるといえる．

9.7　倹約遺伝子

　1963年アメリカ人科学者，ニールは，オセアニアやアメリカ先住民に肥満や2型糖尿病が急増した原因を説明するために，集団遺伝学の立場から倹約遺伝子仮説(thrifty genotype hypothesis)を提唱した．この仮説は，現代社会ではいつでも必要十分量のカロリーを摂取することができるが，食糧を十分に摂取することができなかった原始社会では，摂取エネルギーを効率良く蓄積できる遺伝素因をもつ者が生存に有利であり，その遺伝素因をもたない者は淘汰されたという説である．しかし，現代社会では効率的なエネルギー貯蔵は肥満の原因となりうる．ニールは，このようなエネルギーを効率的に貯蓄する遺伝素因を倹約遺伝子(thrifty gene)と名付けた．

　これまでの知見から倹約遺伝子であると推測されているものに$β_3$アドレナリン受容体遺伝子($β_3$-adrenergic receptor gene)がある．$β_3$アドレナリン受容体遺伝子は，内臓脂肪や褐色脂肪組織で発現し，交感神経刺激による熱生成にかかわっている．

　2型糖尿病の発症率が高いアメリカアリゾナ州に居住するピマインディアン，2型糖尿病のフィンランド人，および重篤な肥満症患者(BMI > 40)の$β_3$アドレナリン受容体遺伝子にミスセンス変異が発見されている(1995年)．ミスセンス変異とは，ある塩基が別の塩基に変異(点突然変異)することによって，本来とは異なるアミノ酸に置換される遺伝子変異をいう．$β_3$アドレナリン受容体の64番目のアミノ酸のトリプトファン(塩基配列：TGG)がアルギニン(塩基配列：CGG)に置き換わると(図9-7)，1日のエネルギー消費

[*1]　H. H. Maes et al., *Behav. Genet.*, **27**, 325 (1977).
[*2]　大木秀一, 肥満研究, **7**, 119 (2001).

量が約200 kcal 低下し，肥満が促進される．日本人においても，β_3 アドレナリン受容体遺伝子に同様の変異をもつヒトでは，安静時の代謝量が低く，BMI 上昇と内臓脂肪蓄積が観察される（図9-8）．

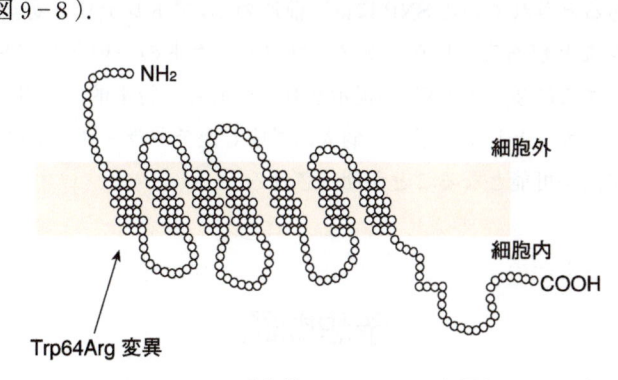

図9-7 β_3 アドレナリン受容体のミスセンス変異（Trp64Agr）

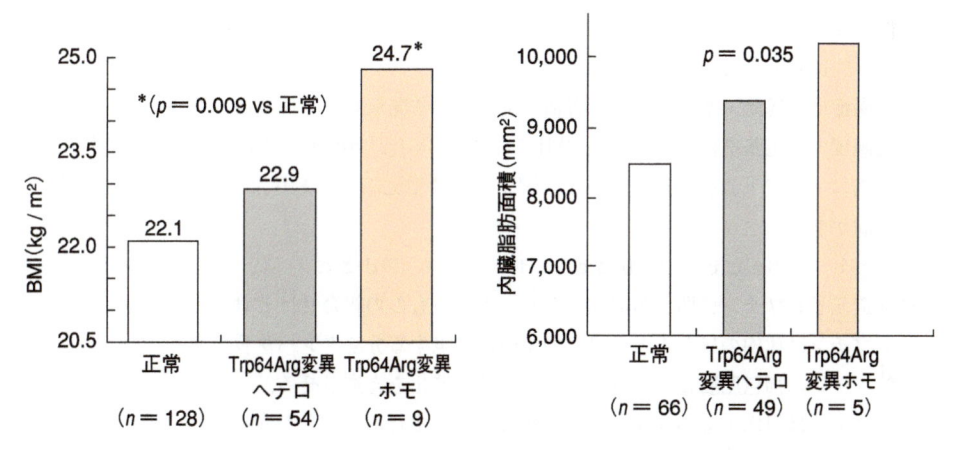

図9-8 β_3 アドレナリン受容体のミスセンス変異とBMI，内臓脂肪面積の関係
門脇弘子, *Molecular Medicine*, **33**(10), 1134(1996)を改変．

9.8 肥満と遺伝子多型

遺伝子多型（polymorphism）は，遺伝子を構成する塩基配列の個体差を指し，人類の1％以上の頻度で起こる遺伝子変異である．肥満のような多因子疾患にとって重要な遺伝子多型に，一塩基多型（SNP；single nucleotide polymorphism）とマイクロサテライト多型（microsatellite polymorphism）の二つがある．SNPは，個人間で1塩基の違いをもち，制限酵素の認識配列上に塩基変異が存在する場合は制限酵素断片長多型（RFLP；restriction fragment length of polymorphism）とも呼ばれる．一方，マイクロサテライト多型はCAリピート多型とも呼ばれ，CACACA……といった単純な配列の反復が数回から数十回繰り返され，個人間で配列の反復回数が異なる多型をいう．SNPはゲノム約1,000塩基に1カ所の頻度で存在するのに対して，マイクロサテライト多型は30,000から

100,000塩基に1カ所存在する．したがって，SNPの方がゲノム中に高密度で存在し，個人の遺伝的素因の相違を強く反映する．

　肥満と関連があるとされているSNPには，前述のβ_3アドレナリン受容体，レプチン，アディポネクチンなどがある．現在，ゲノムプロジェクトの一環としてSNPのゲノム解析が進んでおり，さらに多くのSNPが提示されつつある．将来的にSNPを遺伝的素因の特徴を表す遺伝マーカーとして活用し，個人に対応したテーラーメイド医療および，テーラーメイド栄養療法が可能となることが期待される．

予想問題

1 肥満と肥満症に関する記述である．正しいものの組合せはどれか．
  a．肥満は脂肪組織が過度に蓄積した状態と定義される．
  b．肥満症は肥満に起因ないし関連する健康障害を合併するか，その合併が予測される場合で，医学的に減量を必要とする病態と定義される．
  c．肥満症は，暴飲・暴食など生活習慣の乱れにより発症し，遺伝要因は関係ない．
  d．肥満度の判定基準には体重指数BMIを用い，BMIが増加すれば必ず疾病が発症する．
  e．肥満には，皮下脂肪蓄積型肥満と内臓脂肪蓄積型肥満とがあり，日本人は皮下脂肪蓄積型肥満が多い．
　　(1)aとb　(2)aとe　(3)bとc　(4)cとd　(5)dとe

2 肥満遺伝子レプチンに関する記述である．正しいものの組合せはどれか．
  a．レプチンは体内のほとんどすべての組織に発現する分泌タンパク質である．
  b．レプチンは褐色脂肪組織や骨格筋での脂肪酸酸化を亢進させる．
  c．レプチンは視床下部のレプチン受容体に取り込まれると摂食が亢進する．
  d．肥満症ではレプチン産生が低下する．
  e．レプチン欠損症では，血中レプチン濃度が著しく低下し，過食と肥満を呈する．
　　(1)aとc　(2)bとc　(3)bとe　(4)aとd　(5)dとe

3 アディポサイトカインに関する記述である．正しいものの組合せはどれか．
  a．脂肪組織から分泌される生理活性をもつ分泌因子のことをアディポサイトカインという．
  b．アディポネクチンは肥満に伴って産生が亢進する．
  c．TNF-αはアディポネクチンとともに肥満症，糖尿病，動脈硬化症を抑制する．
  d．肥満症ではPAI-1生成が増加するため線溶活性が低下し，血栓が形成され血栓症や心筋梗塞の発症が増加する．
  e．レジスチンはインスリン抵抗性を改善する．
　　(1)aとc　(2)aとd　(3)bとd　(4)cとe　(5)bとe

4 脂肪細胞の分化と肥大に関する記述である．正しいものの組合せはどれか．
  a．PPARγは前駆脂肪細胞の脂肪細胞への分化を抑制する．
  b．PPARγは成熟脂肪細胞の肥大化を抑制する．
  c．PPARγはステロイドホルモン受容体ファミリーに属する．

d．PPARγ は RXR とヘテロダイマーを形成し，標的遺伝子の上流にある応答配列 PPRE に結合している．
e．PPARγ にリガンドが結合していない状態では，PPARγ/RXR ヘテロダイマーにアクチベーターが結合し標的遺伝子の転写を促進し，リガンドが結合するとアクチベーターが解離し，コリプレッサーが結合して標的遺伝子の転写を抑制する．

(1) a と e　　(2) b と d　　(3) b と e　　(4) c と d　　(5) a と c

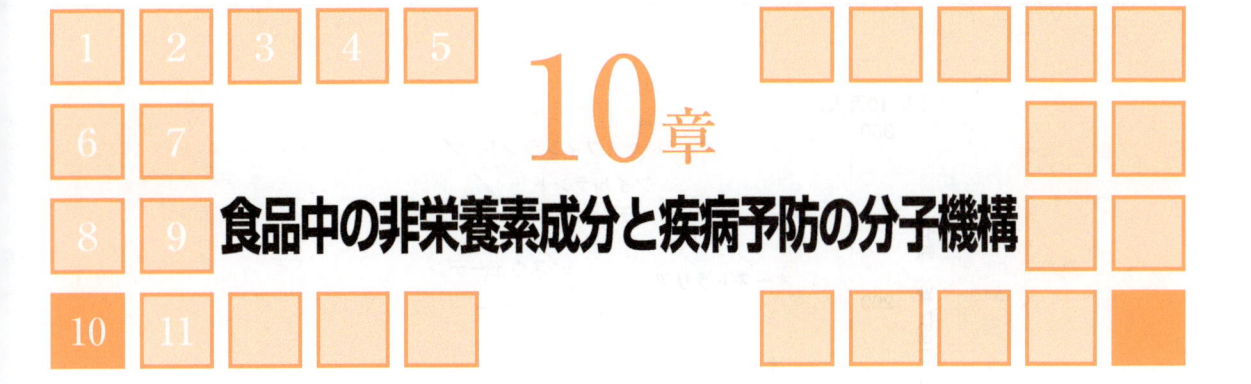

10章 食品中の非栄養素成分と疾病予防の分子機構

　わが国の平均寿命は，生活環境の改善や医学の進歩により世界有数の水準に達している．一方，人口の急速な高齢化に伴う，疾病全体に占める，がん，心臓病，脳卒中，糖尿病などの生活習慣病の患者数の増加のために，健康を増進し，発病を予防する「一次予防」に重点が置かれるようになってきた．国外では，1997年に米国がん研究財団が食物栄養とがんについての約4,500篇の研究論文を検討し，運動量や1日当たりの野菜や果実の摂取目標量などを定めた「がん予防15カ条」を提唱した．これによると植物性の食品ががん予防にとくに効果があり，これら15カ条を守れば，がんの30～50％以上が予防できるとされている．これらの動向を踏まえ，2000年にはわが国でも厚生労働省が，生活習慣病やその原因となる生活習慣の改善などに関する課題に対し目標値を定めて，健康づくりを推進する「健康日本21」を策定した．このように疾病の一次予防に効果のある生活習慣や食品成分への関心が高まっている．

　最近では疾病の一次予防にかかわる食品成分の化学構造が明らかとなり，それらの多くが，これまであまり注目されてこなかった植物中の非栄養素成分であることがわかってきた．本章では，食品中の非栄養素成分が，生体内のどのような情報伝達機構を介して疾病予防にかかわっているかについて解説する．

10.1　食品中の非栄養素成分と疾病予防

10.1.1　ワインフラボノイドと心臓疾患予防

（1）フレンチパラドックス

　食品中の非栄養素成分が疾病予防にかかわる有名な例にフレンチパラドックス（French paradox）がある．これは，乳脂肪の高摂取国では冠状動脈硬化を原因とする心臓疾患率が高いが，赤ワインを多く飲む習慣があるフランスでは乳脂肪を高摂取しているにもかかわらず，心臓疾患率が他のヨーロッパ諸国に比べ低い（約40～50％）ことをいう（図10-1）．このことから赤ワイン中のなんらかの成分が心臓疾患を予防していることが推測された．研究の結果，赤ワインに多く含まれるポリフェノール類に，心臓疾患の原因の一つである低比重リポタンパク質（LDL）に対する抗酸化作用や，平滑筋細胞の血管内膜への遊走抑制作用があることがわかってきた．

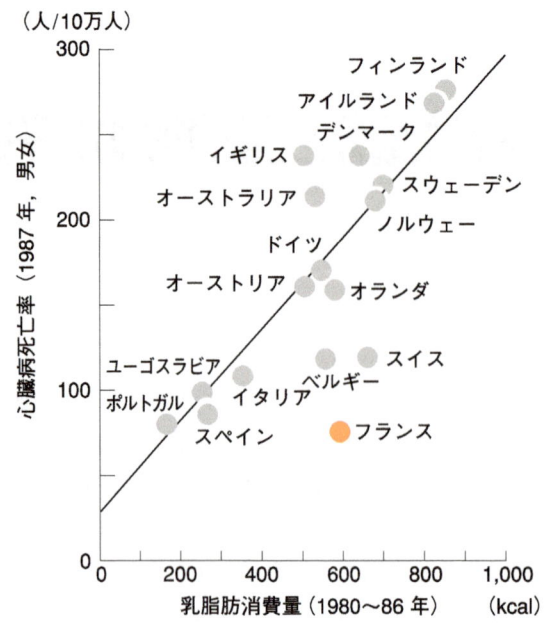

図10-1　フレンチパラドックス（乳脂肪の摂取量と心臓病死亡率）
S. Renaud et al., *Lancet*, **339**, 1524 (1992) を改変.

（2）植物に含まれるポリフェノール

ポリフェノール (polyphenol) とは，植物中のフェニルアラニンから生合成されるフェノール性ヒドロキシル基を分子内に複数もつ物質の総称で，フラボノイド (flavonoid) 類と非フラボノイド類に大別される．フラボノイド類は炭素骨格に C_6–C_3–C_6 の共通した基本構造をもち，側鎖構造の違いなどによりフラボン (flavone) 類，イソフラボン (isoflavone) 類，フラバノン (flavanone) 類，フラボノール (flavonol) 類，フラバノール (flavanol, カテキン) 類，アントシアニジン (anthocyanidin) 類などに分類される（図10-2）．一方，非フラボノイド類は C_6–C_3–C_6 の基本構造をもたないもので，カレー粉やマスタードの黄色の色素成分であるウコンに含まれるクルクミン (crucumin)，赤ワインに含まれるリズベラトロール，野菜やコーヒーの苦味成分であるクロロゲン酸などがある．

カテキン類やこれが重合してできるタンニンは赤ワインや緑茶の渋味成分で，また赤ワインは赤色色素であるアントシアニジン類も豊富に含んでいる．

（3）多段階進行する動脈硬化形成

動脈硬化 (arteriosclerosis) とは，血管壁が肥厚して血管の内腔が狭窄する状態をいい，心臓の冠状動脈でこれが起こると心筋梗塞を引き起こす．動脈硬化は図10-3のような経路で多段階に進行する．なんらかの原因で血管内皮が傷害されると，そこに単球が接着し，血管内膜（コラーゲンとペプチドグリカンで構成されている）に侵入して旺盛な貪食能をもった食細胞であるマクロファージとなる．マクロファージは本来，生体異物である細菌やウイルスを貪食することで感染から体を守っているが，一方で，血管内膜の酸化LDLも生体異物と認識し，スカベンジャーレセプターを介してこれを無制限に取り込む．取り込

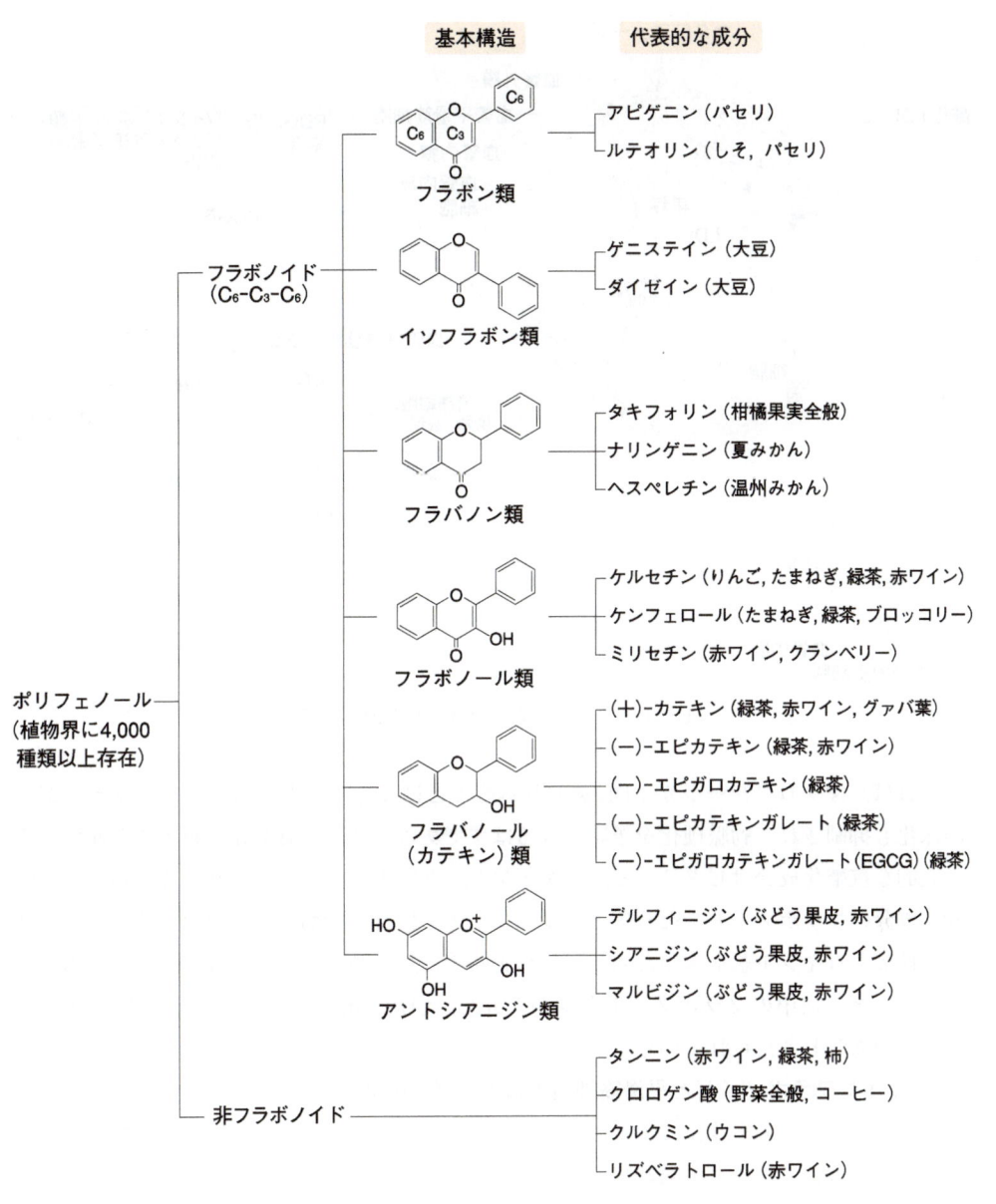

```
                              基本構造        代表的な成分

                              フラボン類    ─┬ アピゲニン（パセリ）
                                            └ ルテオリン（しそ，パセリ）

                   フラボノイド
                   (C₆-C₃-C₆)  イソフラボン類 ─┬ ゲニステイン（大豆）
                                              └ ダイゼイン（大豆）

                              フラバノン類  ─┬ タキフォリン（柑橘果実全般）
                                            ├ ナリンゲニン（夏みかん）
                                            └ ヘスペレチン（温州みかん）

  ポリフェノール                フラボノール類 ─┬ ケルセチン（りんご，たまねぎ，緑茶，赤ワイン）
  （植物界に4,000                               ├ ケンフェロール（たまねぎ，緑茶，ブロッコリー）
  種類以上存在）                                 └ ミリセチン（赤ワイン，クランベリー）

                              フラバノール類 ─┬ (＋)-カテキン（緑茶，赤ワイン，グァバ葉）
                              （カテキン）類   ├ (－)-エピカテキン（緑茶，赤ワイン）
                                              ├ (－)-エピガロカテキン（緑茶）
                                              ├ (－)-エピカテキンガレート（緑茶）
                                              └ (－)-エピガロカテキンガレート（EGCG）（緑茶）

                              アントシアニジン類 ─┬ デルフィニジン（ぶどう果皮，赤ワイン）
                                                  ├ シアニジン（ぶどう果皮，赤ワイン）
                                                  └ マルビジン（ぶどう果皮，赤ワイン）

                   非フラボノイド ─┬ タンニン（赤ワイン，緑茶，柿）
                                  ├ クロロゲン酸（野菜全般，コーヒー）
                                  ├ クルクミン（ウコン）
                                  └ リズベラトロール（赤ワイン）
```

図 10-2　ポリフェノールの分類

んだ酸化 LDL の量がマクロファージの許容量を超えると，マクロファージは破裂して粥状態の泡沫細胞となる．これが弾けて血管内膜に沈着すると，動脈硬化の初期病変が形成され血管内腔が狭くなる．さらに悪化すると，血管内膜に平滑筋細胞が遊走するようになり，そこからコラーゲンが分泌されると血管内膜が肥厚して，血管内腔はさらに狭くなる．

（4）ワインフラボノイドとマクロファージ泡沫化の抑制（LDL 抗酸化作用）

　マクロファージは血管内膜の酸化 LDL を大量に取り込んで泡沫細胞となり，これが動脈硬化の初期病変を形成する．しかし，なんらかの方法で LDL の酸化を抑制することが

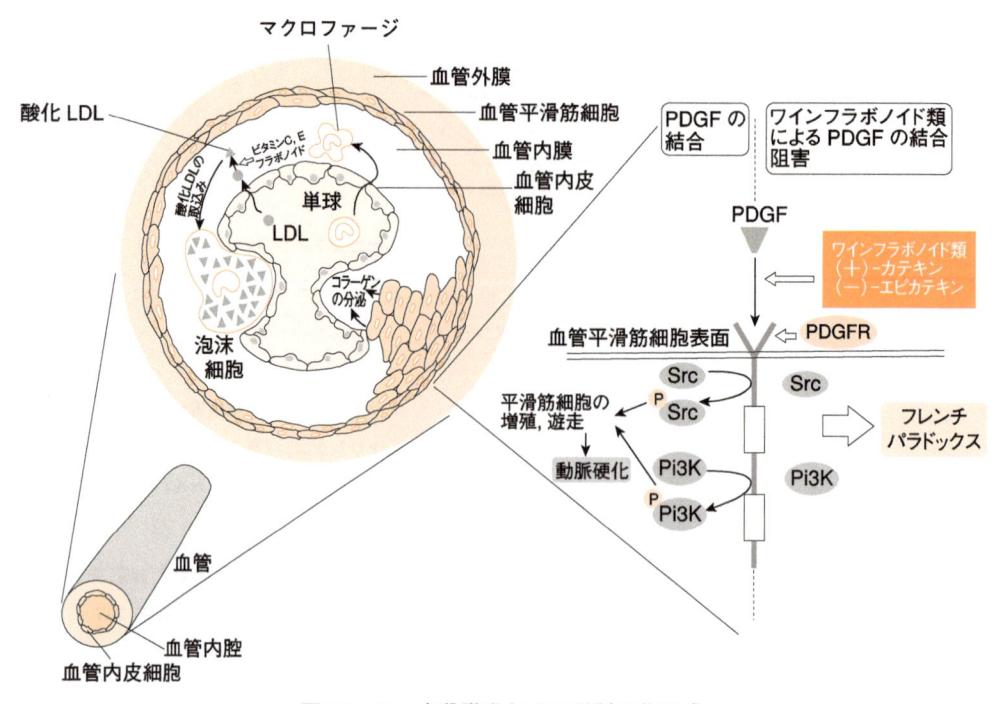

図10-3　多段階進行する動脈硬化形成

できれば，マクロファージがLDLを取り込むことはなく，したがってマクロファージの泡沫化も抑制され，動脈硬化を予防できるはずである．ヒトが食品から摂ることができる代表的な抗酸化成分はビタミンC，ビタミンE，カロテノイドなどのビタミン類と，非栄養素成分のフラボノイド，セサミノール，フィチン酸などである．フラボノイドはフェノール性ヒドロキシル基をもつため，不飽和脂肪酸に対し顕著な抗酸化作用を示す．赤ワインを飲むと，血中のフラボノイド濃度が上昇し，LDLの酸化を防ぐため，動脈硬化の予防効果があると考えられている．

(5) ワインフラボノイドと平滑筋細胞の遊走・増殖の抑制

　マクロファージの泡沫化により血管内腔が狭くなったとしても，血管内膜への平滑筋細胞の遊走を抑制できれば動脈硬化の進行を停止することが可能となる．平滑筋細胞の細胞膜表面にある血小板由来増殖因子レセプター(PDGFR; platelet-derived growth factor receptor)に血小板増殖因子(PDGF)が結合すると，細胞内のSrc，Pi3Kなどのチロシンリン酸化が起こり，平滑筋細胞の血管内膜への遊走や遊走後の増殖が始まる(図10-3)．(+)-カテキンや(−)-エピカテキンはPDGFのPDGFRへの結合を競合的に阻害するこ

(+)-カテキン　　　　　(−)-エピカテキン

とで，動脈硬化の予防効果を示すと考えられている．平滑筋細胞を用いた培養実験では，この効果が赤ワインを1日にコップ1杯（およそ180 mℓ）飲むことで到達する血中フラボノイド濃度（400 ng/mℓ）で得られるため，動脈硬化の予防には赤ワインの摂取が効果的であると推察される．

10.1.2　大豆イソフラボンと乳がんの予防（エストロゲンレセプター）

(1) 乳がんとエストロゲンレセプター

卵巣から分泌されるエストロゲンは，卵胞の成育や排卵の誘導など性周期の調節にかかわり，乳腺細胞の分裂を促して乳腺を発達させている．乳腺細胞の細胞質内には，エストロゲンレセプター〔ER；estrogen receptor（卵胞ホルモン受容体）〕がヒートショックタンパク質90（hsp90）と結合した形で存在し，ERの細胞質から核内への移行が通常は抑制されている（図10-4）．エストロゲンがERに結合し，複合体を形成するとhsp90が解離し，続いてエストロゲン-ER複合体が二量体化する．この二量体は核内への移行が可能で，DNA上のエストロゲン応答領域に結合すると，乳腺細胞の増殖に関連する遺伝子の転写が行われる．乳腺細胞から発生した乳がん細胞もERをもつため，エストロゲン量に比例してその増殖が促進される．

(2) エストロゲンレセプターとイソフラボン類

大豆に含まれるフラボノイドの特徴は，イソフラボン類を多く含んでいることである．ゲニステイン（genistein）やダイゼイン（daidzein）は大豆特有のイソフラボン類で，エストロゲンと類似の化学構造をもっているため，エストロゲンのERへの結合を競合的に阻害

Column　赤ワインと白ワインの違い

赤ワインはブドウの果実をつぶして，それをそのまま用いて発酵させたものである．白ワインは果実を搾り，その果汁を発酵させてつくる．ポリフェノールは果皮や種子に多く含まれるため，赤ワインの方がポリフェノール含量が多くなる．

赤ワインと白ワイン中のフェノール性化合物の存在量

	赤ワイン (Chateauneuf-du-Pape)	白ワイン (Riesling Kabinett)
総ポリフェノール	2113 mg/ℓ	350 mg/ℓ
没食子酸（gallic acid）	44.9 mg/ℓ	0.9 mg/ℓ
(+)-カテキン〔(+)-catechin〕	37.3 mg/ℓ	5.2 mg/ℓ
(-)-エピカテキン〔(-)-epicatechin〕	12.0 mg/ℓ	1.6 mg/ℓ
プロシアニジン B2	9.7 mg/ℓ	0.0 mg/ℓ
マルビジン配糖体	4.6 mg/ℓ	0.0 mg/ℓ
リズベラトロール	1.6 mg/ℓ	0.0 mg/ℓ
シアニジン配糖体	0.3 mg/ℓ	0.0 mg/ℓ
デルフィニジン配糖体	0.2 mg/ℓ	0.0 mg/ℓ

S. Rosenkranz et al., *FASEB J.*, **16**, 1958 (2002).

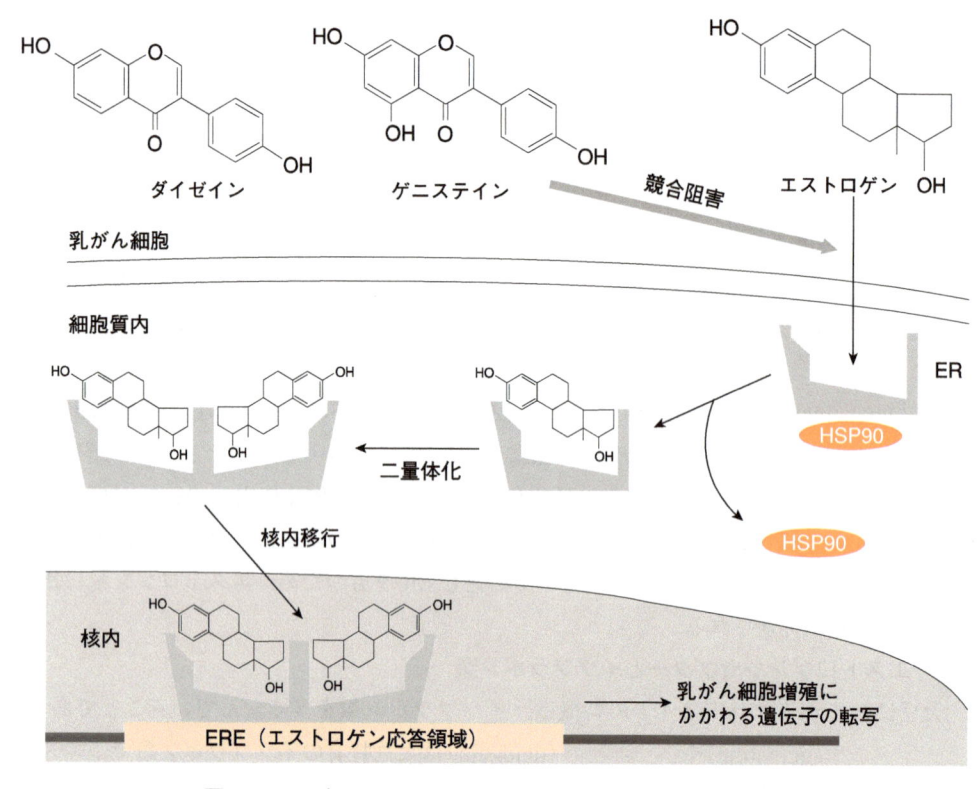

図10-4 大豆イソフラボン類とエストロゲンレセプター

する（図10-4）．一方，イソフラボン類がERに結合したときの乳腺細胞の増殖に関連する遺伝子の転写活性は，エストロゲンよりもはるかに弱いことから，イソフラボン類は乳がん細胞の増殖を抑制する働きをもっている．ヒトが60 gの大豆食品（45 mgのイソフラボン類を含有）を2週間摂取した後では，血中のイソフラボン類の濃度は600 nMに達する．一方，ヒトのエストロゲンの血中濃度は女性で0.4～40 nMの範囲であることから，エストロゲンの3分の1～300分の1程度の低いER結合能しかもたないイソフラボン類でも，乳がん細胞の増殖抑制効果が期待できる．

（3）イソフラボン類の疫学研究

豆腐1 g中にはゲニステインが1.9～13.9 μg，味噌や納豆には38～230 μg含まれており，日本人が1日に摂取するゲニステインは1.5～4.1 mgと推測されている．疫学調査ではアジア人が欧米人に比べ，血中イソフラボン類の濃度が約10倍高いことが報告されており，大豆製品をよく摂取するアジア人の乳がん発症率の低さにゲニステインの摂取量が関係していることが示唆される．

しかし，乳がん細胞を使った実験室での研究結果のなかには，イソフラボン類が乳がん細胞の増殖促進作用をもつという報告もあることから，大豆イソフラボン類が乳がん予防に有効であるというはっきりとした証拠は現在のところまだ得られていない．

10.1.3 とうがらしカプサイシンと体脂肪の蓄積抑制効果

(1) 辛味とバニロイドレセプター

基本味である甘味・塩味・酸味・うま味・苦味は，舌上皮の味蕾細胞を介して味神経と呼ばれる知覚神経によって，膝神経節，舌咽神経節および迷走神経節に伝えられる．とうがらしの刺激的な辛味はカプサイシン(capsaicin)と呼ばれる化合物によるもので，この辛味はバニロイドレセプター(VR1；vanilloid receptor)を介して知覚神経によって，三叉神経節と舌咽神経節に伝えられる．VR1は本来，熱や酸を感知するレセプターとして働いている．カプサイシンのVR1への結合により起こる知覚神経細胞へのCa^{2+}，Na^+の流入による興奮が，とうがらしを食べたときに感じる強い刺激となる(図10-5)．

カプサイシン

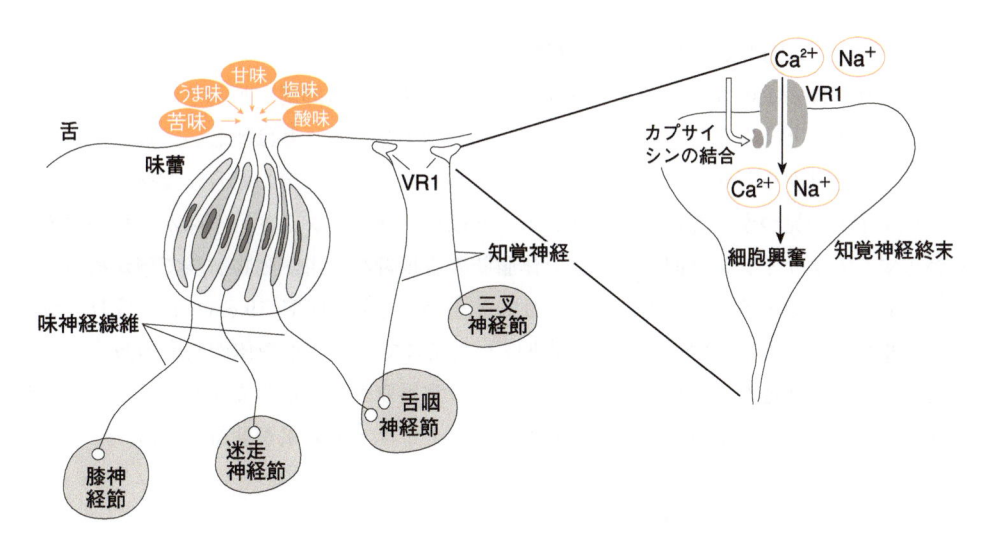

図10-5 辛味を伝達するバニロイドレセプター(VR1)

(2) カルシトニン遺伝子関連ペプチド(CGRP)と体温上昇

VR1は口腔内だけでなく消化管にも広く分布している．このためとうがらしを嚥下した後もカプサイシンは消化管のVR1に結合し，体温上昇や発汗などの生理作用に大きくかかわる．VR1は発現している臓器によって機能や挙動が異なり，胃粘膜のVR1にカプサイシンが結合した場合には，Ca^{2+}の知覚神経細胞内への流入量の増加に伴い，神経伝達物質であるカルシトニン遺伝子関連ペプチド(CGRP；calcitonin gene-related peptide)が知覚神経終末から傍分泌される．CGRPが胃粘膜血管のCGRPレセプターに結合すると，血管拡張因子の一つである一酸化窒素(NO)が遊離し，粘膜血流量の増加や胃上皮細胞での粘液分泌の増加により胃粘膜の保護作用につながる．またCGRPは胃内に張り巡らされている交感神経を活性化するため，副腎髄質ではアドレナリン分泌が促進される．

10・1 食品中の非栄養素成分と疾病予防

続いて肝臓ではグリコーゲン分解が促進され，基礎代謝率が増加する．褐色脂肪細胞では脂肪が分解され，体温が上昇し，汗腺では発汗が促進される（図10-6）．

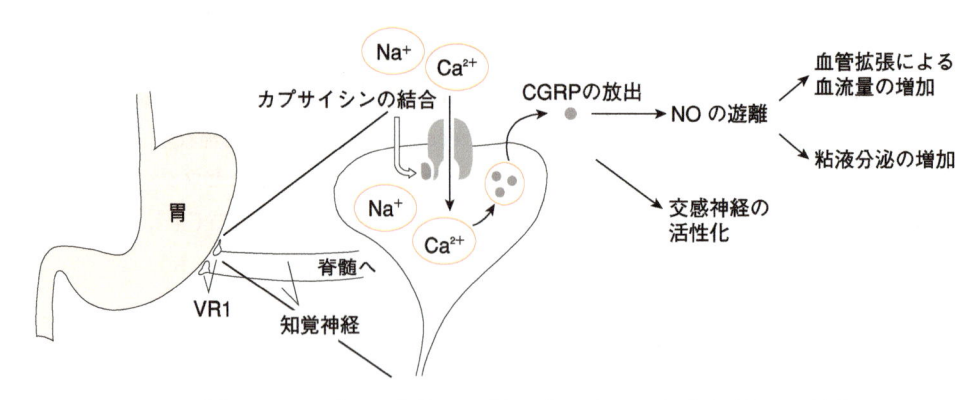

図10-6　バニロイドレセプター（VR1）へのカプサイシンの結合

(3) とうがらしの摂取とダイエット効果

　動物試験では多量のカプサイシン投与による体脂肪の蓄積抑制が証明されているが，ヒトが辛味の強いとうがらしを摂取してダイエット効果を得ることは難しい．最近では辛味をもたないとうがらしから，カプサイシンのアミド結合がエステル結合に変換されているカプシエイトが見つかっている．カプシエイトはカプサイシンよりも辛味が少ないにもかかわらず，カプサイシンと同量の摂取で体脂肪の蓄積抑制作用が動物試験で確かめられているため，カプシエイトを主成分にもつ甘味とうがらし品種「CH-19 Sweet」が注目されている．またヒトがCH-19 Sweetを長期摂取した場合でも，体重や体脂肪率の減少，交感神経系の活動の亢進が見られる．このことから日常摂取可能な量のカプシエイトによる脂質利用の高まりや，エネルギー消費の亢進によるダイエット効果が期待できる．

カプシエイト

10.2　食品中の非栄養素成分と発がん抑制にかかわる分子機構

10.2.1　発がんと発がん抑制機構

　がんは「遺伝子の病気」ともいわれ，細胞の増殖にかかわる遺伝子がなんらかの理由で変異し，正常な増殖制御から逸脱すると発症する．変異によって細胞のがん化を導くものをがん原遺伝子と呼ぶが，これらはもともと細胞増殖の調節を担っており，細胞の正常な増殖には必須の遺伝子である．

　DNAを損傷し，遺伝子に変異をもたらす変異原は，放射線や変異原性発がん物質とし

表10-1 がん原遺伝子とがん抑制遺伝子

	遺伝子	染色体座	異常原因	役割
がん原遺伝子	c-myc	8q24	発現異常	核内転写因子
	β-カテニン	3p21	突然変異	細胞増殖
	サイクリンD	11q13	発現異常	Rbの不活性化
	K-ras	12p12	突然変異	細胞増殖
	Bcl-2	18q21	発現異常	アポトーシスの抑制
	src	20q13	染色体転座 遺伝子増幅	チロシンのリン酸化
がん抑制遺伝子	APC	5q21-22	染色体欠失 突然変異	β-カテニンの分解 細胞増殖の調節
	DCC	18q21	染色体欠失	アポトーシスの誘導
	p53	17p13	突然変異	細胞増殖の調節 アポトーシスの誘導 DNA修復
	PTEN	10q23	染色体欠失 突然変異	チロシンの脱リン酸化
	Rb	13q14	突然変異	細胞増殖の調節
	Smad4	18q21	突然変異	TGF-β情報伝達

て私たちを取り巻く環境に多く存在する．つまり多かれ少なかれDNAの損傷は常に起こっており，一定の割合で遺伝子が変異しているといえる．そこで細胞には，損傷したDNAを修復する機能や，遺伝子に変異をきたし異常になった細胞を自らの死によって排除するアポトーシス〔apoptosis（プログラム細胞死）〕が備わっている．これらの過程にかかわる遺伝子をがん抑制遺伝子と呼び，これらの機能が失われると，やはり細胞はがん化へと導かれる（表10-1）．

10.2.2 DNA修復と発がん抑制

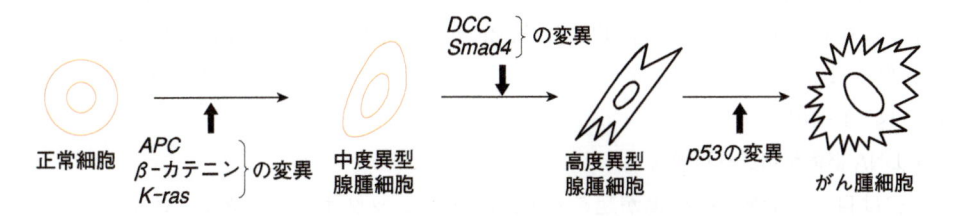

発がんはがん原遺伝子やがん抑制遺伝子の突然変異をきっかけとして始まり，突然変異が蓄積することにより悪性がん細胞へと変異していく．図10-7に，大腸がんの発生経路の一つを突然変異の蓄積段階ごとに示した．細胞増殖を調節しているK-rasやβ-カテニンの変異が起こり，さらにβ-カテニンタンパク質の分解を行うAPCタンパク質をコードするがん抑制遺伝子APCの変異が起こると中度異型腺腫細胞となる．これにがん抑制遺伝子であるDCCやSmad4の変異が伴っている細胞は高度異型腺腫細胞へ変化し，さらにp53〔細胞増殖の調節，アポトーシスの誘導，DNA修復機能をもつがん抑制遺伝子〕

図10-7 突然変異の蓄積とがんの発生

10・2 食品中の非栄養素成分と発がん抑制にかかわる分子機構

の変異が伴っていると悪性のがん腫細胞となる．

このため，遺伝子突然変異の原因となる DNA 損傷を元通りに修復することができれば，発がんの抑制も可能になると考えられる．

（1）DNA 損傷を検出するチェックポイント

細胞は遺伝子突然変異を抑制するためのさまざまな機構をもち，細胞周期の G_1 期から S 期に入るまでの間（G_1/S チェックポイント）と，G_2 期から M 期に入るまでの間（G_2/M チェックポイント）に 2 カ所の検問が存在し，DNA 損傷の監視を行っている（図10-8）．G_1/S チェックポイントでは，DNA が複製される前に DNA 損傷を修復し，G_2/M チェックポイントでは，複製された DNA 損傷の修復状況や，娘細胞への染色体の分配が正確に行われたかどうかをチェックする．正常細胞から変異細胞に変化するには細胞周期が 1 回転することで完了するので，DNA 損傷をもつ細胞を G_1/S チェックポイントと G_2/M チェックポイントで確実に停止させることが発がんを抑制するために重要である．

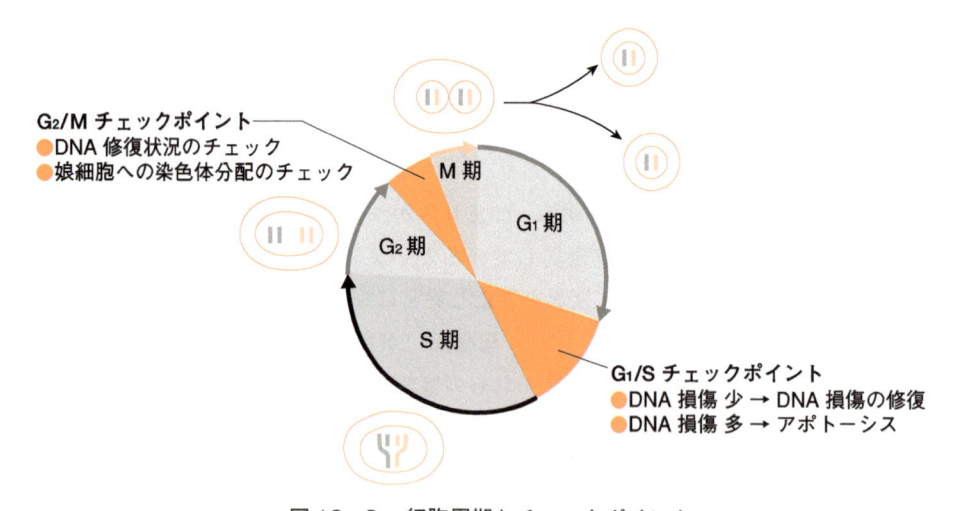

図10-8 細胞周期とチェックポイント

（a）正常細胞

細胞周期が G_1 期から S 期に進むためには DNA 転写因子 E2F が活性化して，DNA ポリメラーゼ α，チミジル酸合成酵素，ジヒドロ葉酸還元酵素や c-myc，サイクリン E (cyclinE) などの遺伝子の転写が開始する必要がある．E2F は G_1/S 期以外では，リプレッサー Rb (retinoblastoma protein)-HDAC (histon deacetylase) 複合体により不活性化している（図10-9）．G_1/S 期に入り，サイクリン E-CDK2 複合体とサイクリン D-CDK4 複合体により Rb-HDAC がリン酸化され，E2F から解離すると E2F が活性化する．G_2 期から M 期へは Cdc25C によりサイクリン B_1-CDK1 複合体が脱リン酸化されることで進行する（図10-10）．

（b）DNA 損傷が起こった細胞

細胞は自らの DNA に損傷が起こると，G_1/S チェックポイントと G_2/M チェックポイントの 2 カ所で細胞周期を停止させ，この間に DNA 修復を行う．DNA に損傷が起こる

図 10-9　G_1 期から S 期の分子機構

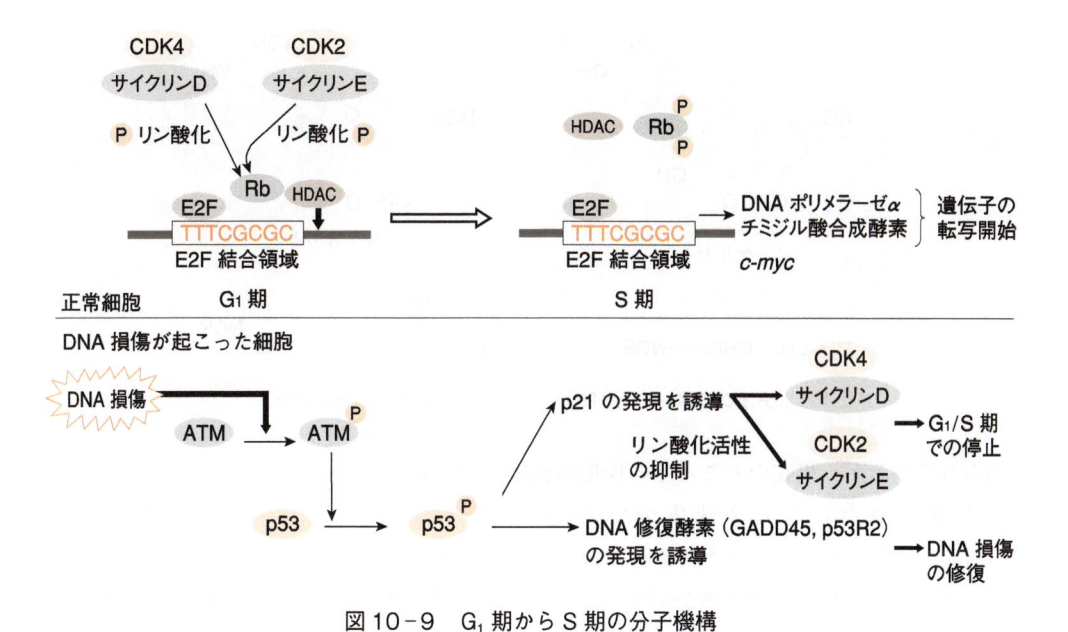

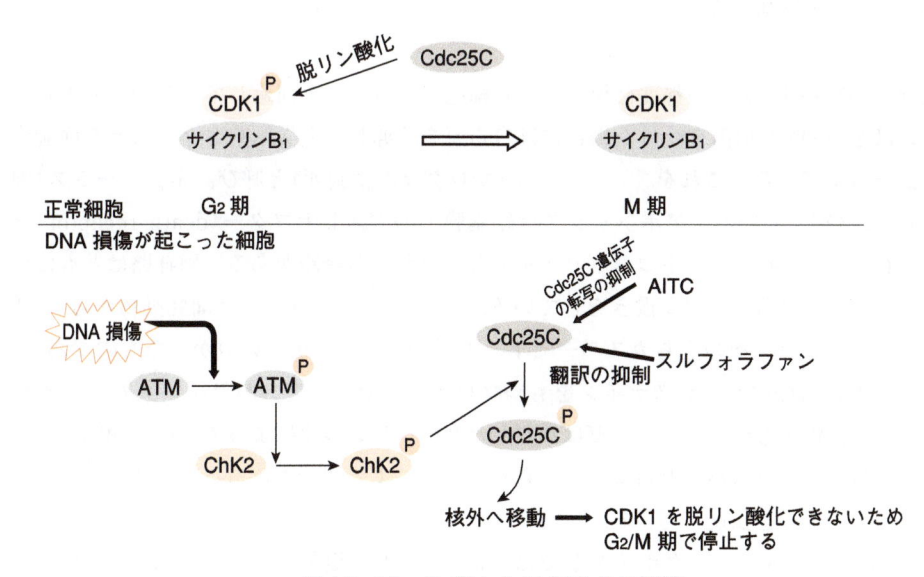

図 10-10　G_2 期から M 期の分子機構

と ATM（ataxia telangiectasia mutated）がリン酸化され，これが p53 をリン酸化する．リン酸化された p53 が p21 を誘導すると G_1/S 期で停止し，同時に DNA 修復を行う GADD45 と p53R2 の転写を誘導する．ATM はまた Chk をリン酸化し，これが Cdc25C のリン酸化を行うと Cdc25C は核外へ移動し，サイクリン B_1-CDK1 複合体の脱リン酸化を抑制して G_2/M 期で停止させる．

（2）DNA 修復にかかわる食品成分

細胞周期の G_1/S 期での停止を誘導する食品成分に，りんごやたまねぎに多く含まれるケルセチン，しそやパセリに多く含まれるルテオリン，大豆イソフラボンのダイゼインが

10・2　食品中の非栄養素成分と発がん抑制にかかわる分子機構

ケルセチン　　　　　　　ルテオリン

CH₂=CHCH₂—NCS　　　　CH₃—S(=O)—(CH₂)₄—NCS

アリルイソチオシアネート（AITC）　　スルフォラファン

知られているが，現在のところその作用機構は不明である．

　わさびやからしの辛味成分であるアリルイソチオシアネート（AITC；allyl isothiocyanate）や，アブラナ科植物に含まれるスルフォラファンはG_2/M期での停止を誘導する．その作用機構は両成分間で異なり，アリルイソチオシアネートが*cdc25C*遺伝子のmRNAへの転写を抑制するのに対し，スルフォラファンは*cdc25C* mRNAからタンパク質への翻訳を抑制する．

10.2.3　アポトーシスと発がん抑制

　細胞はDNA損傷をその都度修復し，がん細胞となることを回避しているが，修復しきれないほどのDNA損傷を受けた場合には自ら死を誘導して変異細胞となることを回避する機能をもっている．これをアポトーシス（プログラム細胞死）と呼び，ネクローシス（細胞壊死）と区別している．アポトーシスは細胞膜上のデスレセプター（death receptor）を介して行われる経路と，ミトコンドリアを介して行われる経路がある．両経路はともにカスパーゼタンパク質が重要な働きをしている．カスパーゼ（caspase）は哺乳動物から14種類見つかっており，そのうちカスパーゼ1〜10と14はヒトから見つかったものである．カスパーゼは活性中心にシステインをもつプロテアーゼで，アスパラギン酸のC末端側を切断する活性をもつ．カスパーゼはリプレッサーやリン酸化によって活性が調節されているのではなく，カスパーゼ自身がなんらかの酵素により切断されることで活性化し，アポトーシスの信号を伝達している．

　細胞周期のG_1/Sチェックポイントでは，常にDNAが複製される前にDNA損傷をチェックし，これを修復しているが，ここで修復しきれないほどのDNA損傷があると，細胞はDNA修復を諦めて自ら細胞死を選択するアポトーシスを誘導する（図10-7）．DNA損傷が起こるとATMのリン酸化に続いてp53がリン酸化されDNA修復を行うが，このときDNA損傷の数が多いとより多くのp53がリン酸化されることになる．このためDNA損傷の数が修復しきれないほど多いときにはp53の特殊な部位（とくにSer46）にもリン酸化が起こる．p53のSer46のリン酸化が起こった場合には，*Bax*などのアポトーシスにかかわる一群の遺伝子の転写が促進されるシステムが起動し，アポトーシスが開始する．

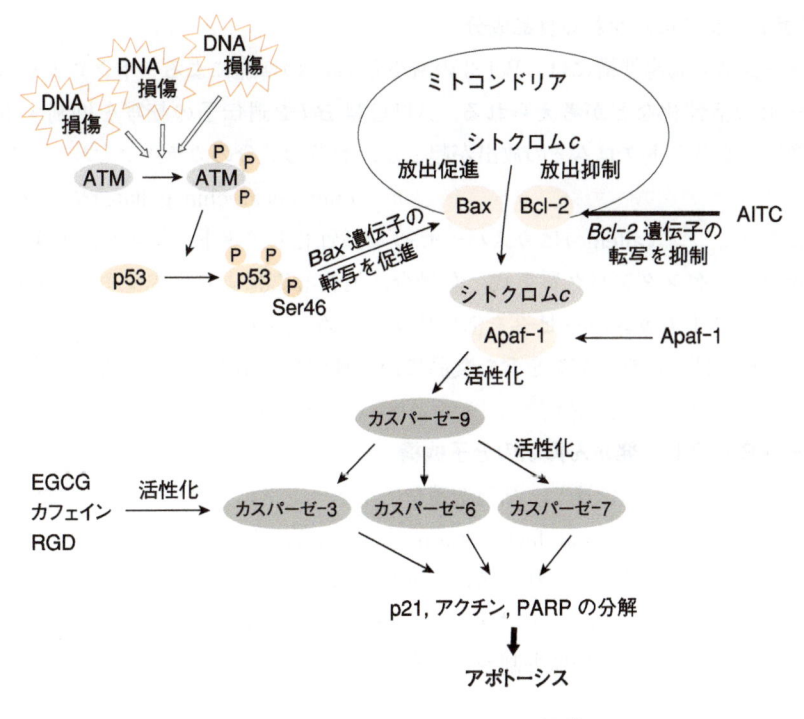

図 10-11　アポトーシスの分子機構

（1）ミトコンドリアを介したアポトーシス

　食品成分によるアポトーシスはミトコンドリアを介するものが多く知られている．ミトコンドリア外膜にはシトクロム c (cytochrome c) の放出を抑制している Bcl-2 タンパク質と，促進している Bax タンパク質が存在する（図 10-11）．Bax の転写が促進され，その量が Bcl-2 より優位になるとシトクロム c が細胞質中へ放出される．放出されたシトクロム c は細胞質中の Apaf-1 と結合し，カスパーゼ-9 を切断することでカスパーゼ-9 自身を活性化させる．活性化したカスパーゼ-9 はさらにカスパーゼ-3,-6,-7 を切断して活性化し，これらのカスパーゼが細胞内の重要なタンパク質を次つぎと切断していくため，細胞は死に至る．カスパーゼにより切断されるおもな分子は G_1/S チェックポイントの誘導を行っている p21，細胞骨格を形成するアクチン，PARP (poly ADP-ribose polymerase, DNA 修復に関与する核内酵素) などである．

（—）-エピガロカテキンガレート（EGCG）　　　　　カフェイン

10・2　食品中の非栄養素成分と発がん抑制にかかわる分子機構

（2）アポトーシスにかかわる食品成分

アポトーシスの誘導機構には，Bcl-2 の減少と Bax の増加によるシトクロム c の放出やカスパーゼの活性化などが考えられる．AITC は *Bcl-2* 遺伝子の転写を抑制するため，Bax が優位となりシトクロム c の放出が起こる．お茶の成分のカテキン（フラバノール）類である(−)-エピガロカテキンガレート（EGCG；epigallocatechin gallate）や，コーヒーに含まれるカフェイン（caffeine）はカスパーゼ-3 を活性化しアポトーシスを誘導する．

ヒトがコラーゲンタンパク質を食べた場合，消化酵素により生成する RGD（Arg-Gly-Asp）トリペプチドもカスパーゼ-3 を活性化するため，RGD をうまくがん細胞の周りに運ぶことができれば，コラーゲンを含む食品にがん細胞のアポトーシス効果も期待できる．

10.2.4 NF-κB にかかわる成分の複合的な発がん抑制

（1）NF-κB を介した発がん抑制の分子機構

細胞外の情報を核内に伝達し，細胞増殖やアポトーシスに大きくかかわっているタンパク質の一つが NF-κB（nuclear factor kappa B）である．がん細胞では NF-κB が異常に高発現していることが多く，これが異常な細胞増殖を引き起こしたり，アポトーシスを起こりにくくしたりしている．このため，がん細胞の NF-κB の働きをなんらかの方法で抑えることで，がん細胞の増殖抑制や，正常にアポトーシスを引き起こすことができると考えられる．

NF-κB は IκB（inhibitor of NF-κB）と結合した形で細胞質内に存在している（図 10-

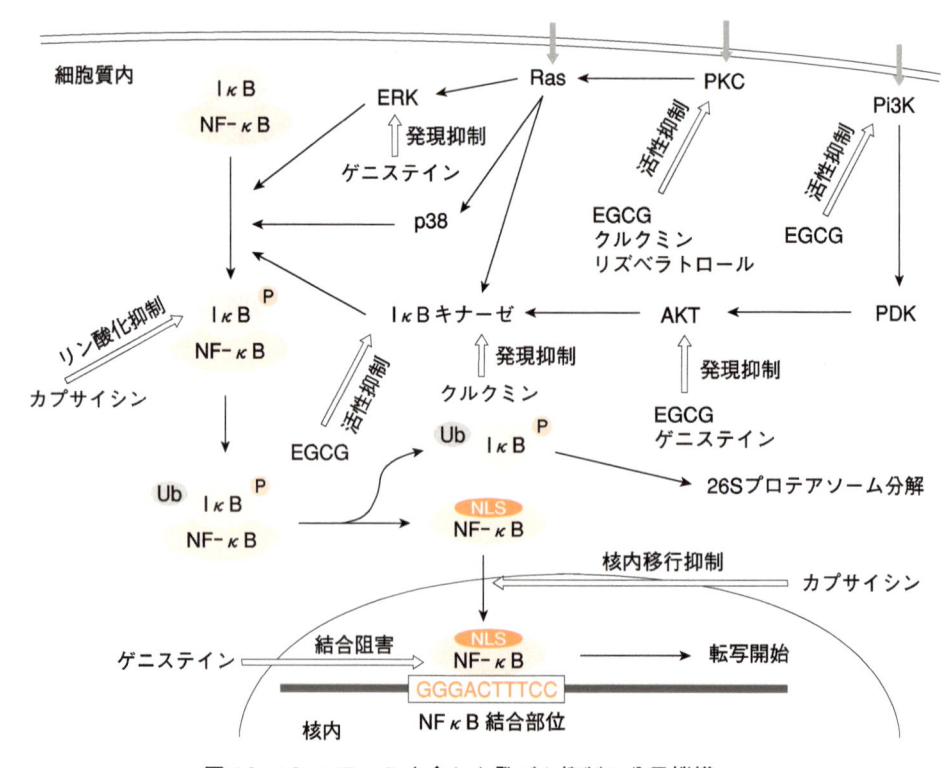

図 10-12 NF-κB を介した発がん抑制の分子機構

12).細胞外から増殖を開始させる信号が細胞質内に伝達されるとPKC,Rasはp38,ERK,IκBキナーゼを活性化し,これらの分子がIκBをリン酸化する.一方,Pi3KはPDKとAKTを介してIκBキナーゼを活性化させ,IκBをリン酸化する.リン酸化されたIκBはユビキチン化された後,26Sプロテアソームで分解されるため,IκBが結合していたNF-κBのNLS〔核内輸送シグナル(nuclear localization signal)〕が露出し,核内へ移行する.核内移行したNF-κBがDNA上のκB領域(GGGACTTTCC)に結合することで細胞増殖関連遺伝子の転写が開始し,細胞の増殖が始まる.

(2) NF-κBの抑制にかかわる食品成分

NF-κBが異常に高発現しているがん細胞や,発がん物質によりNF-κBが異常に高発現した細胞に対し,Pi3K,PKC,Rasの抑制をはじめ,NF-κBの核内κB領域への結合までの情報伝達の過程のいずれか,あるいは複数を抑制することで発がん抑制作用が期待できる.これらの過程にかかわる食品成分は多く存在し,また一つの成分がさまざまな過程で作用している(図10-12).このように食品中の非栄養素成分が,がん抑制作用を示す分子機構は決して一つではなく,さまざまな過程によって異なる作用機構で複合的にかかわっている(表10-2).これらの成分を単一ではなく,複数同時に作用させることにより,より効果的ながん抑制作用が示唆される.

クルクミン

リズベラトロール

Column コラム　野菜の摂取と大腸がん

野菜や果物をよく食べるほど,がんのリスクが低くなることは定説と信じられている.このほど日本で40～60歳代の男女90,000人を対象として7～10年にわたって行われた大規模な疫学調査の結果が公表された.それによると野菜を摂る量が多いグループと少ないグループとの間で,大腸がんにかかる割合に統計学的な有意差はないことが明らかになった.

一方,北欧で行われた調査では,野菜や果物をごくわずかしか摂らないと大腸がんにかかる割合が1.65倍になることも明らかになっている.このことから野菜を普通に摂っていれば,ある程度までは大腸がんのリスクを低くできることが予想される.しかし,40歳代以上の人は大腸がんの予防のために無理をしてまで野菜を多く摂ろうとは思わなくてもいいのかもしれない.40歳代未満を対象とした疫学調査が必要とされる.

10・2　食品中の非栄養素成分と発がん抑制にかかわる分子機構

表 10-2　NF-κB の抑制にかかわる食品成分

	カプサイシン	クルクミン	EGCG	ゲニステイン	リズベラトロール
Pi3K 活性抑制			○		
AKT 発現抑制			○	○	
PKC 活性抑制		○	○		○
ERK 発現抑制				○	
IκB キナーゼ発現抑制		○			
IκB キナーゼ活性抑制			○		
IκB リン酸化抑制	○				
NF-κB 核内移行抑制	○				
NF-κB と IκB 結合部位への結合阻害				○	

予想問題

1 ポリフェノールに関する記述である．正しいものの組合せはどれか．
　a．ポリフェノールは，植物中でトリプトファンから生合成されるフェノール性水酸基を分子内に複数もつ物質の総称であり，フラボノイド類と非フラボノイド類に大別される．
　b．フラボノイド類に含まれるものには，フラボン類，イソフラボン類，テルペノイド類，アントシアニジン類などがある．
　c．フラボノイド類は，その化学構造中に C_6–C_3–C_6 の共通した炭素骨格を基本構造にもつ．
　d．タンニンやカテキン類はタケノコのえぐ味の主成分である．
　e．赤ワインの赤色はアントシアニジン類の色である．
　　(1) a と d　　(2) b と c　　(3) b と d　　(4) a と e　　(5) c と e

2 食品中の非栄養素成分の生理機能に関する記述である．正しいものの組合せはどれか．
　a．フレンチパラドックスに寄与する赤ワインの成分の一つは(＋)-カテキンである．
　b．発汗作用をもつとうがらしの辛味成分はカプサイシンである．
　c．エストロゲンレセプターに結合する大豆の成分はリズベラトロールである．
　d．NF-κB によるがん細胞の増殖を抑制するお茶の成分はスルフォラファンである．
　e．細胞周期の G_1/S 期停止を誘導するりんごやたまねぎに多く含まれる成分はゲニステインである．
　　(1) a と b　　(2) a と d　　(3) c と e　　(4) b と c　　(5) b と e

3 発がんの機構に関する記述である．正しいものの組合せはどれか．
　a．*k-ras*, *p53*, *src* はがん遺伝子である．
　b．*APC*, *p53*, *Rb* はがん抑制遺伝子である．
　c．アポトーシスには細胞膜上のデスレセプターとリボソームを介して行われる経路がある．
　d．がん細胞の増殖にかかわる NF-κB は，細胞質内で p38 と結合することで核内への移行が抑制されている．
　e．細胞周期の中で DNA 損傷のチェックポイントは G_1/S 期と G_2/M 期に存在する．
　　(1) a と b　　(2) c と e　　(3) c と d　　(4) a と d　　(5) b と e

11章 老化と栄養

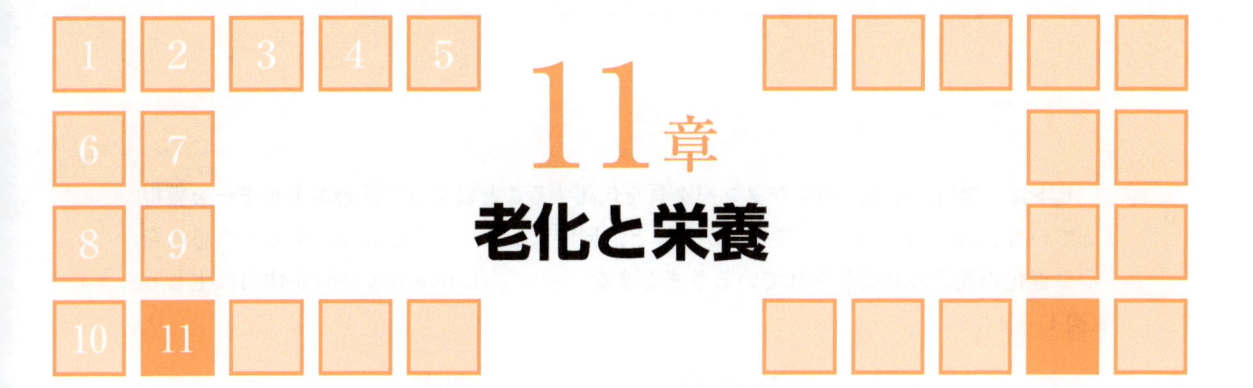

11.1 老化とは

　わが国は，いまや世界有数の長寿国となり，平均寿命が最も長い国の一つである．そのため現在，高齢者の医療や福祉問題は大きな社会的課題となっている．高齢者が生活の質（QOL；quality of life）を高めて良好な健康状態を維持し，十分な社会的活動を行うために栄養の果たす役割は大きい．

　ヒトをはじめとしてすべての哺乳動物は，出生後，発育・成熟を経て老化する．すなわち老化（aging）とは，成熟期後から死に至るまでの各臓器の機能低下を伴う加齢現象である．表11-1に老化の特徴を示した．

表11-1　老化の特徴

1. すべての動物において普遍的に見られる
2. おもな原因が内在的である
3. 時間に依存してゆっくり不可逆的に進行する
4. 身体にとって有害である

　このような特徴から老化は，加齢に伴う身体への障害の蓄積とその消去とのバランスが崩れた状態であると考えられる（図11-1）．この代表的な例として，酸化的障害（酸化ストレス）と抗酸化機構などがあげられる．

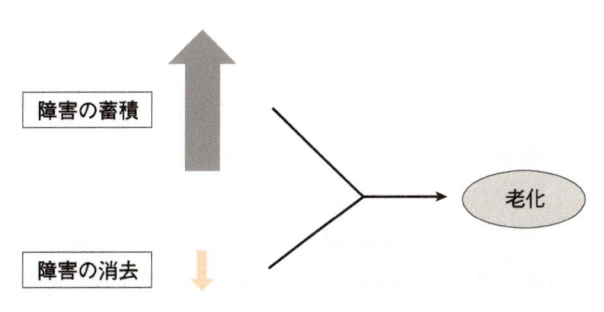

図11-1　老化における障害の蓄積と消去のバランス

11.2 老化と栄養素の代謝

ヒトは，糖質，脂質，およびタンパク質を代謝することによって活動エネルギーを獲得している．しかしエネルギー産生系が働くと，同時に酸素消費が起こり，多くの疾患の発症や老化の進行の原因とされているさまざまな活性酸素(active oxygen)が体内に生じる（図11-2）．

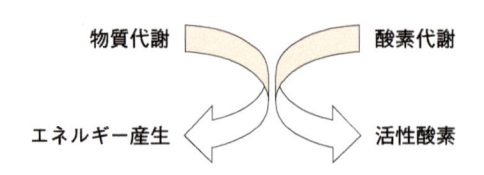

図11-2　物質代謝と酸素代謝の同時性

11.2.1　カロリー制限と寿命

カロリー制限が寿命延長にかかわっていることは70年も前にアメリカでの研究により報告されており，その後マウスによってその有効性が確かめられた．また最近では，カロリーが30%制限されたサルを用いた実験でも寿命の延長が認められた．このようにカロリー制限は，少なくともげっ歯類やサルにおいて見られる共通な仕組みで寿命を制御するものと考えられる．カロリー制限によって変化することが知られているおもな生理的現象を表11-2に示した．

表11-2　カロリー制限によって変化する生理的現象

① 個体の成長抑制・体重減少
② 性成熟の抑制
③ 体脂肪組織量の減少
④ 体温低下
⑤ 空腹時血糖値の低下
⑥ 血漿インスリンレベルの低下
⑦ 脂質やエネルギー代謝の修飾
⑧ 血漿コルチコステロンレベルの上昇
⑨ ストレスに対する抵抗性の増強

11.3 老化と酸化的ストレス

空気中の酸素〔三重項酸素($^3O_2$；triplet oxygen)〕を体内に取り込んで生命を維持している好気性生物では，細胞障害を引き起こす活性酸素種〔スーパーオキシド($O_2^{\cdot -}$；superoxide)，過酸化水素(H_2O_2；hydrogen peroxide)，ヒドロキシラジカル($\cdot OH$；hydroxyl radical)，一重項酸素($^1O_2$；singlet oxygen)〕が常に生成されている．またスーパーオキシドやヒドロキシラジカルのように，分子または原子団に不対電子をもち，ラジカル反応を引き起こすものはフリーラジカル(free radical)と呼ばれる（表11-3）．正常

な状態では，体内の活性酸素量は，消去系と生成系とのバランスによって保たれている．酸化的ストレス状態とは，なんらかの原因により活性酸素種が蓄積した状態をいう．

活性酸素種のなかでとくに反応性が高く，DNA，タンパク質，脂質などの生体内成分に酸化障害を与えるヒドロキシラジカルは，フェントン反応（Fenton reaction）により過酸化水素と Fe^{2+} が反応して生じる．

$$Fe^{2+}\text{（金属イオン）} + H_2O_2\text{（過酸化水素）} \longrightarrow Fe^{3+}\text{（電子を奪われた金属イオン）} + \cdot OH\text{（ヒドロキシラジカル）} + HO^-\text{（水酸化物イオン）}$$

11.3.1 老化と生体内成分の酸化

（1）DNA

DNA中の塩基は，放射線や環境中の化学物質あるいは細胞内で生じる活性酸素によって酸化的損傷を受ける．老化に伴って肝臓，腎臓，小腸など多くの臓器において，グアニ

Column　哺乳動物の寿命延長とカロリー制限との関連性
　　　　　　——線虫を用いた実験結果からの推察

老化の研究に用いられる線虫の一種 *Caenorhabditis elegans*（*C. elegans*）は，栄養不良な環境下でその寿命が延長する．これまでに長寿命をもたらす *C. elegans* の遺伝子として，*age-1* 遺伝子と *daf-2* 遺伝子が見つかっている．*age-1* 遺伝子産物は，哺乳動物におけるホスファチジルイノシトール3-キナーゼ（Pi3K；phosphatidylinositol 3-kinase）に類似したタンパク質である．

daf-2 遺伝子産物は，インスリン受容体やインスリン様成長因子（IGF-1；insulin-like growth factor 1）受容体に類似したタンパク質であることがわかっている．哺乳動物におけるインスリンは，脂肪細胞や骨格筋へのグルコース輸送の促進，肝臓での解糖系の促進，および糖新生の抑制などさまざまな代謝系を制御している．

また Pi3K は，インスリンシグナル伝達系の下流で働く酵素で，その変異はインスリン作用を減弱させる．カロリー制限は哺乳動物の寿命延長に有効な仕組みで，インスリンシグナル伝達の解析は，この仕組みを理解するための糸口として注目されている．

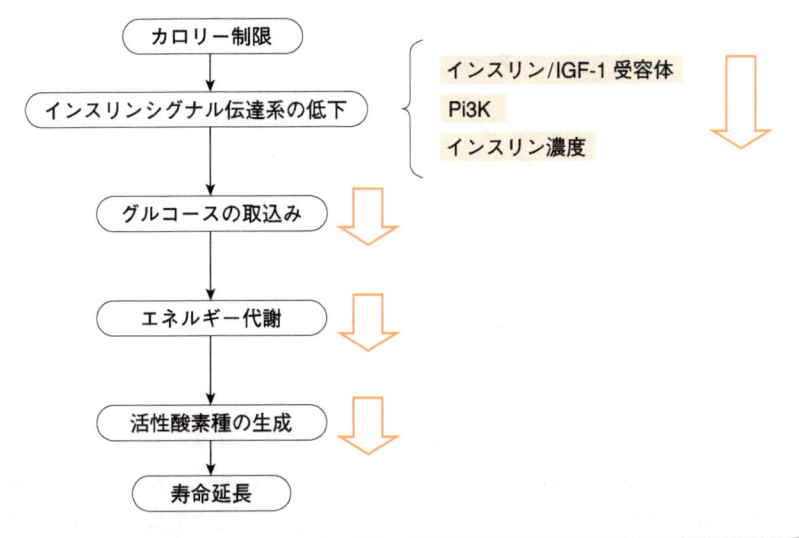

カロリー制限
↓
インスリンシグナル伝達系の低下　｛ インスリン/IGF-1受容体／Pi3K／インスリン濃度 ｝⇩
↓
グルコースの取込み　⇩
↓
エネルギー代謝　⇩
↓
活性酸素種の生成
↓
寿命延長

表11-3 さまざまな活性酸素種*

	非ラジカル型	フリーラジカル型
狭義の活性酸素	一重項酸素($^1O_2$) 過酸化水素(H_2O_2)	スーパーオキシド($O_2^{\cdot-}$) ヒドロキシラジカル($\cdot OH$)
広義の活性酸素	過酸化脂質(LOOH) オゾン(O_3) 次亜塩素酸(OCl^-) ペルオキシナイトライト($ONOO^-$)	ペルオキシラジカル(LOO・) アルコキシラジカル(LO・) 一酸化窒素ラジカル(NO・)

*大気中の酸素(分子状酸素,三重項酸素)より活性が高い酸素を活性酸素種と呼ぶ.

ン(G;guanine)がヒドロキシラジカルと反応して生じる8-ヒドロキシグアニン(8-OHG;8-hydroxyguanine)が増加することが知られている(図11-3).8-OHGを鋳型にしてDNAの複製が繰り返されると,シトシン(C;cytosine)の代わりに高頻度でアデニン(A;adenine)が対合することがあり,正常なG:C塩基対は,8-OHG:A塩基対を経てT:A塩基対へ変異する(図11-4).G:C→T:A変異は,老化やがん化との関連性が指摘されている.

図11-3 ヒドロキシラジカルによる8-ヒドロキシグアニン(8-OHG)の生成

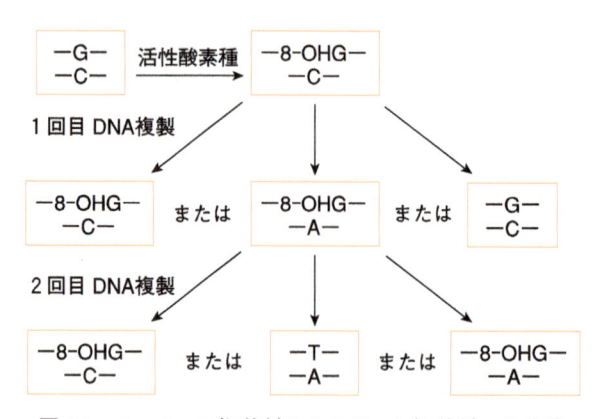

図11-4 G:C塩基対からのT:A塩基対への変異

(2) タンパク質

タンパク質分子中のリシン(lysine),アルギニン(arginine),プロリン(proline)は,活性酸素による酸化修飾を受けやすい.酸化されたタンパク質は,カルボニル化タンパク質(carbonylated protein)と呼ばれる.アルツハイマー型認知症患者の脳で,カルボニル化タンパク質含量の増加が見られることから,症状を引き起こす要因の一つであることが示唆される.図11-5にタンパク質のカルボニル化の概略を示した.

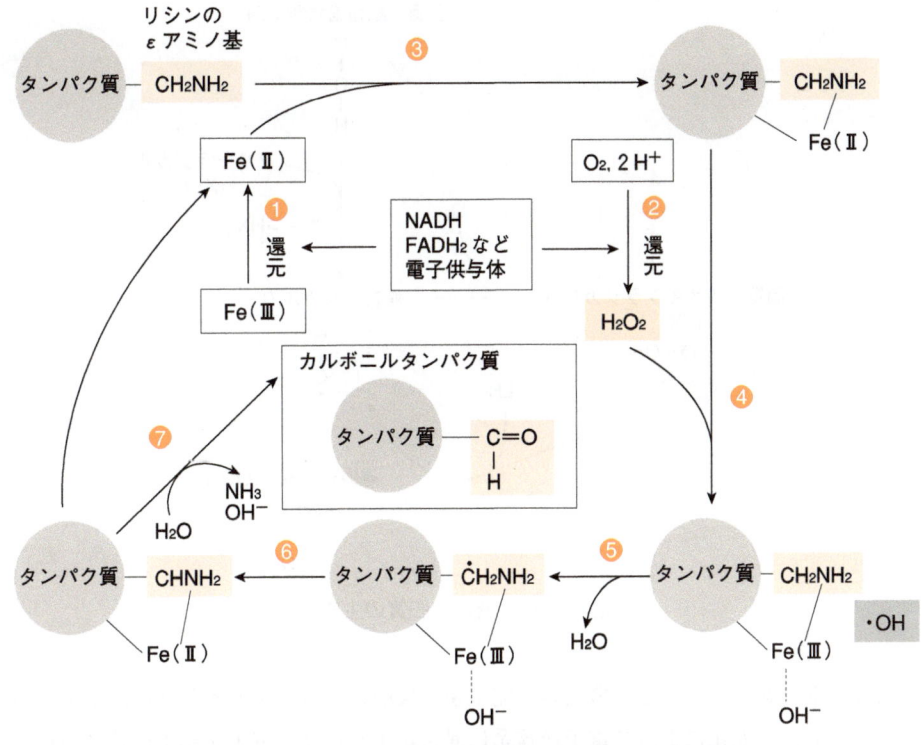

図11-5 タンパク質の酸化修飾（カルボニル化）の概略

❶ 体内に存在している$Fe(Ⅲ)$が$Fe(Ⅱ)$に還元される．❷ 酸素がH_2O_2に還元される．❸ リシン残基のε位のアミノ基に$Fe(Ⅱ)$が結合する．❹ タンパク質に結合した$Fe(Ⅱ)$がH_2O_2により酸化される際に$\cdot OH$とOH^-が生じる．❺ $\cdot OH$は$-CH_2$から水素原子を抜き取りアルキルラジカルを生成する．❻ アルキルラジカルの不対電子が$Fe(Ⅲ)$に転移すると，$Fe(Ⅲ)$は$Fe(Ⅱ)$に還元され，一方でイミノ誘導体が生成する．❼ イミノ基の加水分解が自動的に起こり，$Fe(Ⅱ)$が遊離し，一方でリシン残基のアルデヒド誘導体が生成する．

(3) 脂 質

　魚油に多く含まれるエイコサペンタエン酸（EPA；eicosapentaenoic acid）やドコサヘキサエン酸（DHA；docosahexaenoic acid）などの多価不飽和脂肪酸（polyunsaturated fatty acid）は，動脈硬化を防ぐ作用がある．一方，細胞膜内の多価不飽和脂肪酸は，生体内成分のなかで最も酸化されやすい．すなわち多価不飽和脂肪酸の二重結合間の水素が高い反応性を示すため，フリーラジカルと反応し，その結果生じた脂質ラジカルと酸素が反応して脂質ペルオキシラジカルが生成される．脂質ペルオキシラジカルは，別の多価不飽和脂肪酸から水素を奪い，過酸化脂質（lipid peroxide）となる（図11-6）．多価不飽和脂肪酸や酸素が豊富な脳では，過酸化脂質が多量に生じ，その量は加齢に伴って増加する．そのため過酸化脂質は，脳の老化を促進する危険因子とされている．

11.3.2 老化とミトコンドリア

　栄養素が代謝されると，エネルギーの生成過程においてNADHやFADH$_2$から生じた電子がミトコンドリア内膜に存在する電子伝達系に受け渡される．最終的には，酸素分子に高い親和性をもつシトクロムcオキシダーゼ複合体Ⅳ（cytochrome c oxidase complex Ⅳ）によって酸素が還元され，それがプロトンと結合し，水分子が形成される．したがっ

11・3　老化と酸化的ストレス

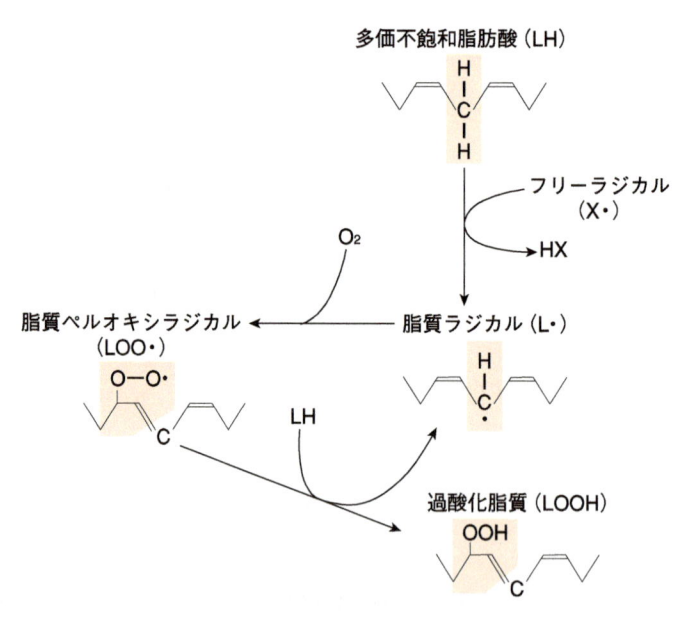

図 11-6 過酸化脂質の生成

て正常なミトコンドリアでは，酸素の不完全還元反応によって生成する活性酸素量はわずかである．しかし老化によって電子伝達系に異常が生じたり，電子が電子伝達系の複合体を正常に伝達されなかったりすると，スーパーオキシド $O_2^{\cdot-}$ が生成され，ミトコンドリアから漏出する．その結果，ミトコンドリア自身が損傷を受けるだけでなく，細胞内物質や細胞膜までもが酸化傷害を受けることになる．とくにミトコンドリア DNA（mtDNA；mitochondrial DNA）が G → 8-OHG 変異のような酸化傷害を受けると，電子伝達系の複合体をはじめとしたミトコンドリアタンパク質に異常が生じる．このようなミトコンドリアの変化は，活性酸素種量の増大を引き起こす．図 11-7 に，ミトコンドリアと活性酸素，および老化との関連性を示した．また老化した脳で見られる神経細胞死〔neuronal death（アポトーシス，apoptosis）〕は，ミトコンドリアからのシトクロム c の放出が引き金になることも知られている．

11.3.3 抗酸化系の種類と働き

生体は，2種類の抗酸化系によって酸化的ストレスから守られている．一つは，抗酸化剤（antioxidant）として働くカロテノイド（carotenoid），ビタミン C（vitamin C），ビタミン E（vitamin E）などの活性酸素消去物質（active oxygen scavenger）である．もう一つは，スーパーオキシドジスムターゼ（SOD；superoxide dismutase），カタラーゼ（catalase），グルタチオンペルオキシダーゼ（glutathione peroxidase）などの抗酸化酵素（antioxidant enzyme）である．いくつかの臓器では，これらの抗酸化酵素の活性が加齢に伴って低下していく．したがって通常では，このような抗酸化系の働きが老化の進行を抑えていると考えられる．

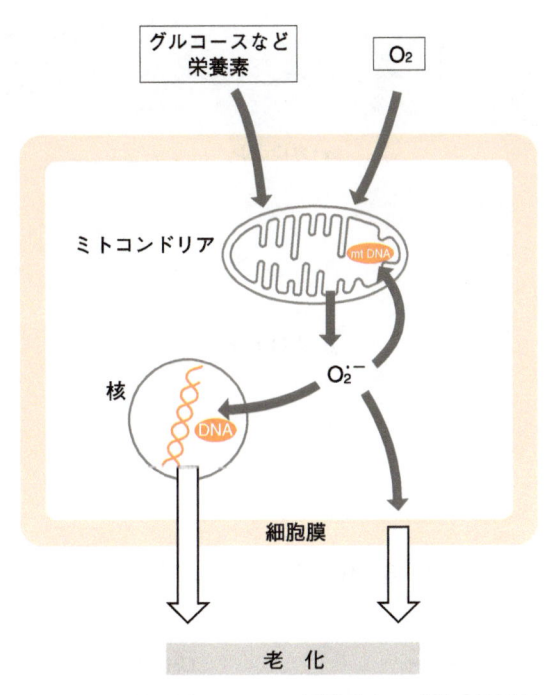

図11-7　ミトコンドリア―活性酸素―老化の関連性

ミトコンドリアは，体内に吸収されたグルコースや脂肪酸などの栄養素と酸素からエネルギーを生成する．その過程の副産物として$O_2^{\cdot-}$が生成し，その結果，細胞膜の多価不飽和脂肪酸や核DNAに障害を与える．加えてとくに，ミトコンドリアDNA(mtDNA)は障害を受けやすい．こうした障害が原因となって老化が進むと考えられる．

（1）抗酸化剤

（a）カロテノイド

カロテノイドは，長鎖状のポリエン構造をもった一群の脂溶性色素の総称である．代表的なカロテノイドには，にんじんに含まれるα-カロテン（α-carotene）やβ-カロテン（β-carotene），トマトに含まれるリコペン（lycopene）などがある（図11-8）．

カロテノイドは，一重項酸素（$^1O_2$）による酸化的ストレスから身体を防御する．また，脂質ペルオキシラジカル（LOO・）と共有結合（LOO-カロテノイド）し，図11-6に示した脂質ラジカルの連鎖反応（反応1と反応2）を中断させる（反応3）．

$$LOO\cdot + LH \longrightarrow LOOH + L\cdot \quad （反応1）$$
$$L\cdot + O_2 \longrightarrow LOO\cdot \quad （反応2）$$
$$LOO\cdot + カロテノイド \longrightarrow LOO-カロテノイド \quad （反応3）$$

LOO・：脂質ペルオキシラジカル，LH：脂質，LOOH：過酸化脂質，L・：脂質ラジカル．

このような連鎖反応が細胞膜で起こると，膜の破壊と同時に膜タンパク質の機能も損なわれ，老化や多くの疾患の原因になる．

（b）ビタミンC

ビタミンC（L-アスコルビン酸，L-ascorbic acid）は，多くの哺乳類ではグルコースから

11・3　老化と酸化的ストレス

α-カロテン

β-カロテン

リコペン

図11-8　代表的なカロテノイドの構造

アスコルビン酸（還元型）⇌（−2H⁺ / +2H⁺）デヒドロアスコルビン酸（酸化型）

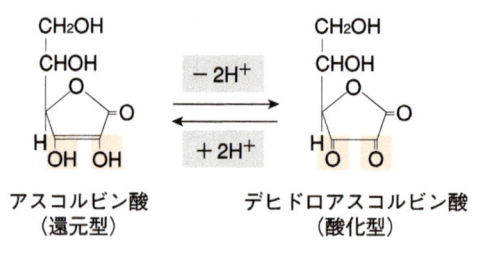

図11-9　L-アスコルビン酸の酸化還元系

グルクロン酸(glucuronic acid)を経て生成される．しかしヒトを含む霊長類やモルモットでは，グロノラクトンをアスコルビン酸に変換するグロノラクトンオキシダーゼ(gulonolactone oxidase)が欠損している．そのためヒトは，ビタミンCを食物から摂取しなければならない．

生体内におけるビタミンCのおもな働きは，可逆的な酸化還元系（アスコルビン酸－デヒドロアスコルビン酸）による抗酸化作用である（図11-9）．ビタミンCは，水溶性ラジカルを捕捉するだけでなく，後述のビタミンEラジカルの再生にも関与している（図11-11参照）．

(c) ビタミンE

ビタミンEには8種類の同族体〔α-，β-，γ-，δ-トコフェロール（α-，β-，γ-，δ-tocopherol）とα-，β-，γ-，δ-トコトリエノール（α-，β-，γ-，δ-tocotrienol）〕が存在している（図11-10）．なかでもα-トコフェロールの生物活性が最も強い．生体内のビタミンEは，大部分がα-トコフェロールである．ビタミンEの抗酸化作用は，分子内の芳香環上のフェノール性ヒドロキシル基が酸化されやすいことに起因する．

ビタミンEもカロテノイドと同様に脂溶性(fat-soluble)であるため，細胞膜で生じる脂

トコフェロール

トコトリエノール

	R_1	R_2	R_3
α-トコフェロール	CH_3	CH_3	CH_3
β-トコフェロール	CH_3	H	CH_3
γ-トコフェロール	H	CH_3	CH_3
δ-トコフェロール	H	H	CH_3
α-トコトリエノール	CH_3	CH_3	CH_3
β-トコトリエノール	CH_3	H	CH_3
γ-トコトリエノール	H	CH_3	CH_3
δ-トコトリエノール	H	H	CH_3

図11-10 ビタミンE同族体の構造

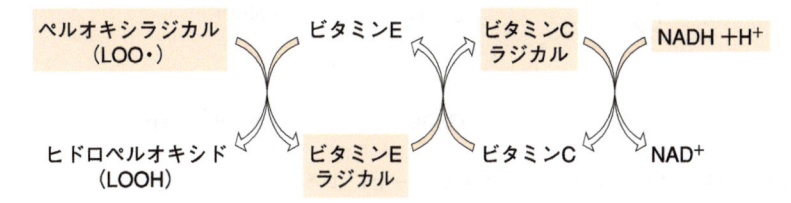

図11-11 ビタミンEとビタミンCとの相互作用

質ペルオキシラジカルを捕捉する．したがってビタミンEは，膜の安定性を維持し，老化や多くの疾患の進行を防いでいる．このとき，ビタミンEがビタミンEラジカルに変化し，ビタミンEの効果は失われる．ビタミンEラジカルは，ビタミンCが同時に存在すると還元され，再びビタミンEとなる（図11-11）．

(2) 抗酸化酵素

(a) スーパーオキシドジスムターゼ

スーパーオキシドジスムターゼ(SOD)は，スーパーオキシド $O_2^{\cdot -}$ を不均化して過酸化

スーパーオキシドの不均化反応
$$2O_2^{\cdot -} + 2H^+ \xrightarrow{SOD} H_2O_2 + O_2$$

11・3 老化と酸化的ストレス

水素と酸素を生成する酵素である．
　この反応で生じる過酸化水素は，活性酸素の一種であるので，カタラーゼやグルタチオンペルオキシダーゼにより水に変換される．長寿命の動物種ではSOD活性が高いという報告はあるが，まだ老化とSOD活性との関係には不明な点も多い．

（b）カタラーゼ

カタラーゼは，すべての動物と植物に存在して，過酸化水素を酸素と水に分解する酵素である．

$$2H_2O_2 \xrightarrow{\text{カタラーゼ}} O_2 + 2H_2O$$

　哺乳類においてカタラーゼは，主としてペルオキシソーム（peroxisome）に局在している．そのためペルオキシソームにおける脂肪酸の β 酸化（β oxidation）の過程で生成する過酸化水素は，カタラーゼによって消去される．

（c）グルタチオンペルオキシダーゼ

　グルタチオンペルオキシダーゼは，セレン（Se；selenium）含有酵素で，還元型グルタチオン（GSH）存在下で過酸化水素や過酸化脂質を，水またはアルコールに還元する．その際還元型グルタチオンは，酸化されて酸化型グルタチオン（GSSG）となる（図11-12）．一方，この反応系にNADPH要求性グルタチオンレダクターゼが存在すると，GSSGがGSHに再生される．またグルタチオンペルオキシダーゼは，細胞質に存在しているため，

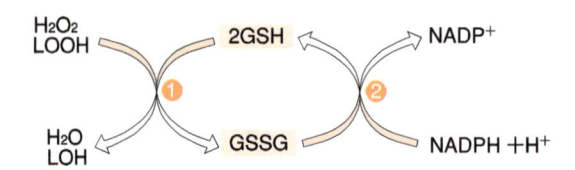

図11-12　グルタチオンペルオキシダーゼによるH_2O_2および過酸化脂質の消去

2分子の還元型グルタチオン（GSH）の酸化に共役して，過酸化水素（H_2O_2）や過酸化脂質（LOOH）が還元される．その結果，安定な水やアルコール（LOH）が生成される．この反応❶は，グルタチオンペルオキシダーゼによって触媒される．また1分子の酸化型グルタチオン（GSSG）が還元されて2分子の還元型グルタチオン（GSH）が生成される．この反応❷は，NADPHを還元剤にしてグルタチオンレダクターゼによって触媒される．

Column コラム　SODの種類

　SODは，Cu，Zn，Mnから生成される．哺乳類には，細胞内酵素（Cu, Zn-SOD, Mn-SOD）と細胞外酵素（EC-SOD：extracellular SOD）の2種類のSODがある．Cu, Zn-SODは，赤血球や細胞質に存在する．Mn-SODは，ミトコンドリアマトリックスに局在しているため，ミトコンドリアで生じる$O_2^{\cdot-}$を消去する役割を果たしている．EC-SODは，血管内皮細胞表面に存在するヘパラン硫酸プロテオグリカンに結合しており，血管内皮細胞外の膜近傍で生じた$O_2^{\cdot-}$を消去する．

Cu, Zn-SOD によって生成される過酸化水素を消去する．

　これまでセレンの働きとして，抗がん作用や生殖機能の維持などが知られていたが，グルタチオンペルオキシダーゼの補欠分子族として老化や酸化障害の防止にも重要な役割を果たしている．

11.4　老化に伴う脳機能の変化

　脳は，神経細胞（nerve cell）がネットワークを形成し，知能，記憶，学習，感情，思考，言語などさまざまな高次機能や運動機能を営むうえで最も重要な組織である．神経細胞の周囲には多くのグリア細胞（glial cell）や毛細血管が存在し，神経細胞を構造的あるいは機能的に支えている．しかしこれらの脳機能は，老年性認知症（senile dementia）などの発症により病的に低下する一方，正常な場合でも加齢に伴って低下する．

11.4.1　脳老化に関連した疾患

　脳老化に関連した代表的な疾患には，老年性認知症やパーキンソン病（Parkinson's disease）などがあげられる．さらに老年性認知症は，脳血管性認知症，アルツハイマー型認知症，混合型認知症の三つに分類される．脳血管性認知症とアルツハイマー型認知症の比率は，欧米ではアルツハイマー型認知症が過半数を占める．わが国では脳血管性認知症が多いといわれているが，近年の高齢化に伴い，アルツハイマー型認知症も増加している．

（1）脳血管性認知症

　脳梗塞や脳血栓など脳血管障害に加えて，心臓で形成された血栓が脳血管に詰まると，脳内に酸素やグルコースなどの栄養素が供給されなくなる．脳内における酸素や栄養素の不足による神経細胞死は，脳血管性認知症の発症原因となる．また脳血管性認知症の危険因子には，脳卒中，高血圧，糖尿病，心疾患などがあげられる．そのため，これらの疾患に罹患しないような食生活を心がけることが大切である．

　脳は，虚血などの低酸素状態にきわめて弱い組織で，数分以内に不可逆的な損傷を受け，

Column　ペルオキシソームにおける脂肪酸のβ酸化

　ペルオキシソームでは，ミトコンドリアと同様，β酸化による脂肪酸の分解が行われる．しかしペルオキシソームにおけるβ酸化反応では，最初の脱水素反応がミトコンドリアのものとは異なり，フラビンタンパク質であるアシル CoA オキシダーゼ（acyl-CoA oxidase）が酸素に直接電子を渡して過酸化水素を生成する．

$$E\text{-}FAD + RCH_2CH_2CO\text{-}CoA \longrightarrow RCH=CHCO\text{-}CoA + E\text{-}FADH_2$$
$$E\text{-}FADH_2 + O_2 \longrightarrow H_2O_2 + E\text{-}FAD$$

E-FAD：酸化型アシル CoA オキシダーゼ，E-FADH$_2$：還元型アシル CoA オキシダーゼ，RCH$_2$CH$_2$CO-CoA：アシル CoA．

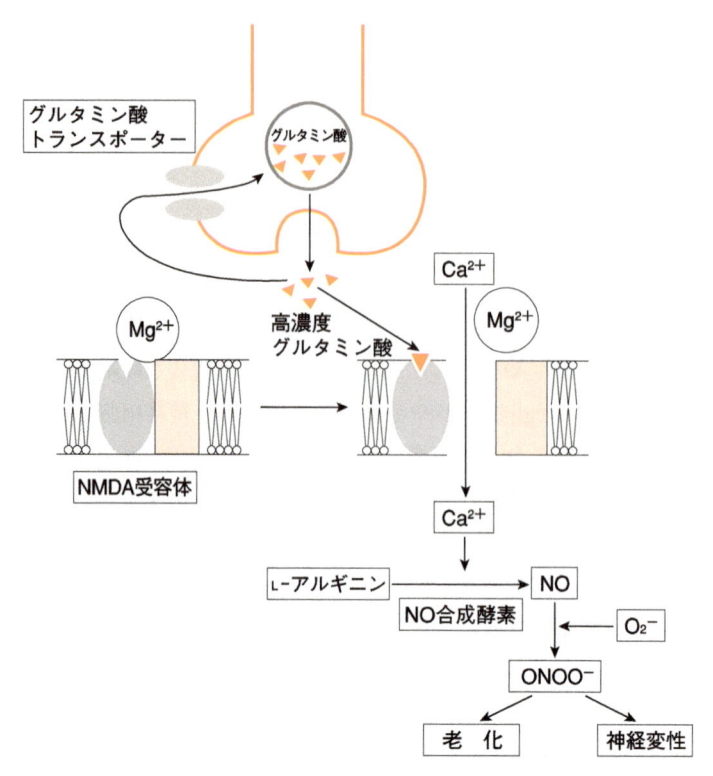

図11-13 グルタミン酸による神経変性

グルタミン酸がシナプス間隙に長期間あるいは高濃度存在するために，イオンチャネル型 N-メチル-D-アスパラギン酸（NMDA；N-methyl-D-aspartic acid）受容体が過度に活性化されると，多量のカルシウムイオンが神経細胞内に流入する．この現象は，「グルタミン酸-カルシウム仮説（glutamate-calcium hypothesis）」と呼ばれ，活性酸素種の一種である一酸化窒素（NO）の生成，さらにはペルオキシナイトライト（ONOO⁻）の生成につながり，老化や神経細胞死を伴うさまざまな神経変性疾患の発症との関連が注目されている．通常，シナプス間隙に放出されたグルタミン酸は，グルタミン酸トランスポーター（glutamate transporter）により神経細胞やグリア細胞に取り込まれるため，グルタミン酸の興奮性は減弱されている．

DNAの断片化（DNA fragmentation）を特徴とするアポトーシス（apoptosis）による神経細胞死が誘発される．アポトーシスには，ミトコンドリアから放出されるシトクロム c が関与している．一方，シナプス間隙にグルタミン酸が高濃度で存在するために起こる神経細胞内へのカルシウムイオンの流入は，さまざまな神経変性や脳老化の発症に関与している（図11-13）．

（2）アルツハイマー型認知症

アルツハイマー型認知症は，発症年齢により65歳以下で発症する早期発症型とそれ以降で発症する晩期発症型に大別される．どちらも発病時には記憶障害と物忘れが見られる．病状の進行には個人差があるが，数年から十数年で認知症が高度となる．形態的にはアルツハイマー型認知症では，脳の変性に伴う神経細胞の脱落による脳萎縮（brain atrophy）とともに，神経原線維変化（neurofibrillary tangle）と老人斑（senile plaque）という特徴的な変化が見られる．

神経原線維変化は，微小管結合タンパク質であるタウ（tau）がリン酸化されて，神経細

胞内に蓄積したものである．神経原線維変化は，正常な人でも20歳代から見られ，加齢に伴って増加し，80歳代ではほとんどすべての人で観察される．したがって神経原線維変化は，生理的な脳老化の指標と考えられる．

老人斑を構成するタンパク質は，約40個のアミノ酸残基から成る β アミロイドタンパク質（Aβ タンパク質，β amyloid protein）である．このタンパク質が増加し，細胞外に沈着することがアルツハイマー型認知症の引き金となる．Aβ タンパク質は，細胞膜を貫通しているアミロイド前駆体タンパク質（amyloid precursor protein）が，β-セクレターゼとγ-セクレターゼと呼ばれる二つのタンパク質分解酵素の働きで細胞膜から可溶性タンパク質として切り出されることによって生成する（図11-14）．細胞外でのAβ タンパク

Column　ミトコンドリアが関与するアポトーシス

最近の研究によって，アポトーシスにミトコンドリアが関与する分子機構が明らかにされてきた．ミトコンドリア電子伝達系の構成成分であるシトクロム c が，細胞質に遊離してカスパーゼ（caspase）と呼ばれるタンパク質分解酵素を活性化するカスケード反応が注目されている．Bcl-2（B cell lymphoma/leukemia-2）はミトコンドリア外膜に存在するアポトーシス抑制因子，Bax（Bcl-2 associated X protein）はアポトーシス促進因子，Apaf-1（apoptotic protease-activating factor-1）はシトクロム c 結合性のカスパーゼ9活性化因子である．

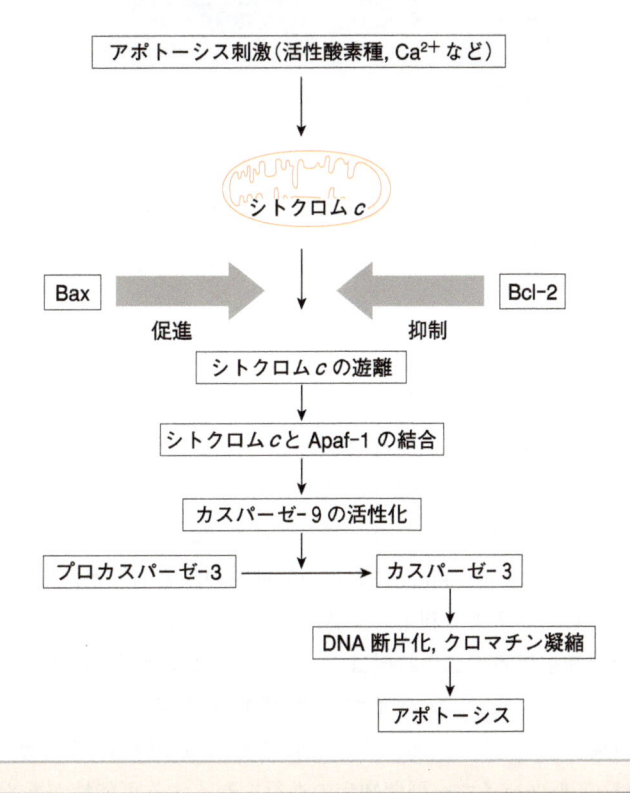

アポトーシス刺激（活性酸素種，Ca^{2+} など）
↓
シトクロム c

Bax →　促進　←　Bcl-2　抑制

↓
シトクロム c の遊離
↓
シトクロム c と Apaf-1 の結合
↓
カスパーゼ9の活性化
↓
プロカスパーゼ-3 → カスパーゼ-3
↓
DNA 断片化，クロマチン凝縮
↓
アポトーシス

11・4　老化に伴う脳機能の変化

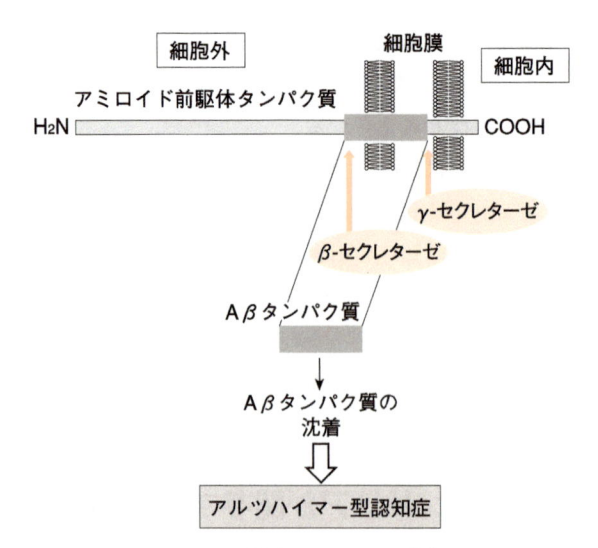

図11-14 βアミロイドタンパク質（Aβタンパク質）とアルツハイマー型認知症

膜貫通型タンパク質であるアミロイド前駆体タンパク質は，β-セクレターゼとγ-セクレターゼの作用を受けて，βアミロイドタンパク質（Aβタンパク質）を生じる．Aβタンパク質が細胞外に沈着すると，アルツハイマー型認知症が発症すると考えられている．

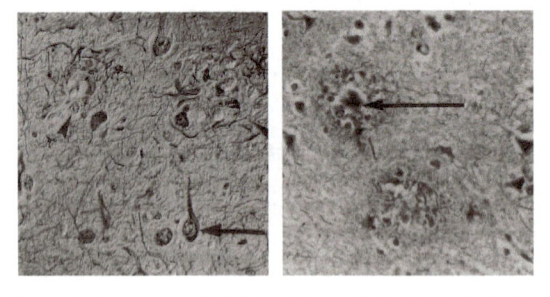

図11-15 アルツハイマー型認知症脳における神経原線維変化と老人斑

アルツハイマー型認知症の神経細胞内には，とぐろを巻いた構造物（神経原線維変化：左図矢印）と，変形した神経突起（老人斑：左図矢尻）が見られる．老人斑中にはアミロイドが蓄積している（老人斑アミロイド：右図矢印）．
東京都老人総合研究所 編，「痴呆はどこまでわかったか（中高年と健康シリーズ）」，11，東京化学同人（1994），p.112.

質の沈着は，40歳代後半から見られるようになり，70歳代では過半数の人で観察される．こうした幅広い時期にわたるAβタンパク質の沈着が神経原線維変化を促進し，アルツハイマー型認知症の発症につながるものと考えられる（図11-15）．

　脳では，ヘキソキナーゼ（hexokinase）などの解糖系の酵素活性が高く，おもにグルコースをエネルギー源として効率よく利用し，高次機能が営まれている．この点から見ると，アルツハイマー型認知症患者の脳の特徴は，グルコース代謝が非常に低いことがある．一方，薬理学的知見から，アルツハイマー型認知症患者の脳ではアセチルコリン（acetylcholine）が減少し，コリン作動性神経が障害を受けている．したがって糖質やコリンが豊富な食事は，アルツハイマー型認知症の進行を遅くする可能性があると考えられる．

薬物治療として，アセチルコリンの補充療法も有効である．

（3）混合型認知症
アルツハイマー型認知症と脳血管性認知症の両方の病態を併せもつ症例．

（4）パーキンソン病
パーキンソン病は，黒質線条体系のドーパミン作動性神経の変性疾患である．大部分は50〜60歳代で発症する．症状は，振戦，無動，筋固縮，姿勢保持反射障害などの運動障害に加えて，不安，幻覚，妄想などの神経障害が見られる．

黒質線条体系におけるドーパミン作動性神経細胞は，加齢に伴って著しく減少する．そのためコリン作動性神経とのバランスが崩れ，コリン作動性神経の機能が亢進した状態になる．またドーパミン作動性神経細胞ではカタラーゼやグルタチオンペルオキシダーゼ活性が低下しており，パーキンソン病の発症には酸化的ストレスの関与も考えられる．

予想問題

1 活性酸素種の作用に関する記述である．正しいものの組合せはどれか．
 a．グアニンは，スーパーオキシドと反応して8-ヒドロキシグアニン(8-OHG)に酸化される．
 b．脂質ペルオキシラジカルは，飽和脂肪酸から水素を抜き取って過酸化脂質になる．
 c．タンパク質中のリシン，アルギニン，プロリンは，活性酸素による酸化を受けやすい．
 d．ミトコンドリアの電子伝達系に異常が生じると，ヒドロキシラジカルが生成され，ミトコンドリアが損傷される．
 e．活性酸素種のなかで，とくに反応性が高いのはヒドロキシラジカルである．
　　(1)aとb　(2)cとd　(3)aとe　(4)cとe　(5)bとd

2 抗酸化ビタミンに関する記述である．正しいものの組合せはどれか．
 a．ビタミンCは，ビタミンEラジカルを還元してビタミンEを再生する．
 b．ビタミンCは，ヒトの体内でグルコースから合成される．
 c．ビタミンEは，水溶性ラジカルを捕捉する．
 d．ビタミンEには8種類の構造同族体が存在するが，そのなかで動物において生物活性が最も強いのは，α-トコトリエノールである．
 e．カロテノイドは，膜内に生じた脂質ペルオキシラジカルを捕捉する．
　　(1)aとb　(2)bとc　(3)aとe　(4)dとe　(5)cとd

3 抗酸化酵素に関する記述である．正しいものの組合せはどれか．
 a．カタラーゼは，哺乳動物では主としてミトコンドリアに局在している．
 b．スーパーオキシドジスムターゼは，スーパーオキシドを過酸化水素と酸素に不均化する酵素である．
 c．哺乳動物のスーパーオキシドジスムターゼには，マンガンを要求するものがある．
 d．グルタチオンペルオキシダーゼは，ミトコンドリアに局在している．
 e．グルタチオンペルオキシダーゼは，モリブデンを要求する酵素である．
　　(1)bとc　(2)aとc　(3)aとe　(4)dとe　(5)bとd

4 老人性認知症に関する記述である．正しいものの組合せはどれか．
 a．脳血管性認知症とアルツハイマー型認知症の比率は，欧米では脳血管性認知症が過半数を占める．
 b．アルツハイマー型認知症に見られる老人斑を構成するタンパク質は，約30個のアミノ酸残基から成るβアミロイドタンパク質である．
 c．アルツハイマー型認知症患者の脳では，アセチルコリン含量が増加し，コリン作動性神経が過剰に活性化している．
 d．アルツハイマー型認知症では，神経細胞の脱落による脳萎縮とともに，神経原線維変化と老人斑という特徴的な変化が見られる．
 e．パーキンソン病は，黒質線条体系のドーパミン作動性神経の変性疾患である．
  (1) aとe (2) bとc (3) aとb (4) cとd (5) dとe

■参考書■

● 1章

J.S. Garrow, W.P.T. James, A. Ralph 編,「ヒューマン・ニュートリション―基礎・食事・臨床」, 細谷憲政ほか 監, 医歯薬出版(2004).
B. A. Bowman, R. M. Russell 編,「最新栄養学―専門領域の最新情報(第8版)」, 木村修一, 小林修平 監訳, 建帛社(2002).
香川靖雄,「生活習慣病を防ぐ―健康寿命をめざして」,〈岩波新書〉, 岩波書店(2000).

● 2章

B. Alberts ほか,「細胞の分子生物学(第4版)」, 中村桂子ほか 監訳, ニュートンプレス(2004).
井出利憲,「分子生物学講義中継〈Part 2〉」, 羊土社(2003).

● 3章

蒲原聖可,「肥満とダイエットの遺伝学―遺伝子が決める食欲と体重」,〈朝日選書〉, 朝日新聞社(1999).
藤田恒夫,「腸は考える」,〈岩波新書〉, 岩波書店(1991).

● 4章

細谷憲政 監修, 武藤泰敏 編,「消化・吸収―基礎と臨床―」, 第一出版(2002).
葛谷 健 編,「インスリン―分子メカニズムから臨床へ」, 講談社サイエンティフィク(1996).
佐久間康夫 編著,「内分泌生理学講義」, 丸善(1999).
田川邦夫,「からだの生化学(第2版)」, タカラバイオ(2004).
C.K. Mathews ほか,「カラー生化学」, 清水孝雄ほか 監訳, 西村書店(2003).
J.L. O'Riordan,「簡要内分泌学」, 吉田 尚 訳, メディカル・サイエンス・インターナショナル(1992).
「ハーパー・生化学」, 上代淑人 監訳, 丸善(2001).
日本栄養・食糧学会 監修, 野口民夫ほか 編,「分子栄養学概論」, 建帛社(1996).

● 5章

菅野道廣,「『あぶら』は訴える―油脂栄養論」, 講談社サイエンティフィク(2000).
板倉弘重,「脂質の科学」,〈食品成分シリーズ〉, 朝倉書店(1993).
山本尚三ほか 編,「リピドバイオファクター―その分子作用機構の謎への挑戦」, 化学同人(1992).
清水孝雄 編,「脂質生物学がわかる―脂質メディエーターの機能からシグナル伝達まで」,〈わかる実験医学シリーズ〉, 羊土社(2004).
加藤茂明, 清水孝雄 編,「細胞膜・核内レセプターと脂溶性シグナル分子―分子機構から疾患とのかかわりまで」,〈実験医学増刊〉, 羊土社(2000).

● 6章

野口 忠ほか 編著,「タンパク質代謝研究法」, 学会出版センター(2000).

● 7章

日本ビタミン学会 編,「ビタミンの事典」, 朝倉書店(1996).
日本ビタミン学会 編,「ビタミン研究のブレークスルー―発見から最新の研究まで」, 学進出版(2002).
日本栄養・食糧学会 監修, 野口民夫ほか 編,「分子栄養学概論」, 建帛社(1996).
佐久間慶子,「栄養と遺伝子のはなし―分子栄養学入門」, 技報堂出版(2000).
E. Ziegler ほか,「最新栄養学―専門領域の最新情報(第7版)」, 木村修一, 小林修平 監訳, 建帛社(1997).

● 8章

佐藤昌康, 小川 尚 編,「最新 味覚の科学」, 朝倉書店(1997).
日本化学会 編,「季刊化学総説40 味とにおいの分子認識」, 学会出版センター(1999).
山本 隆,「脳と味覚―おいしく味わう脳のしくみ」, 共立出版(1996).

Karl-Heinz Platting 著,「鼻のきく人・舌のこえた人―味とにおいの謎を探る」, 小川　尚 訳, 学会出版センター(2001).

古川秀子,「おいしさを測る―食品官能検査の実際」, 幸書房(1994).

● 9章

岡　芳和ほか 編,「生活習慣病―分子メカニズムと治療」,〈Molecular Medicine〉, Vol.38, 臨時増刊号, 中山書店(2001).

一瀬白帝, 鈴木宏治 編,「図説分子病態学(第3版)」, 中外医学社(2003).

● 10章

B.D. Gomperts ほか,「シグナル伝達」, 上代淑人 監訳, メディカル・サイエンス・インターナショナル(2004).

秋山　徹, 宮園浩平 編,「シグナル伝達研究」,〈実験医学増刊〉, 21(2), 羊土社(2003).

服部成介,「シグナル伝達入門」, 羊土社(2002).

西田栄介 編,「シグナル伝達 ネットワーク」,〈現代化学増刊 37〉, 東京化学同人(2000).

大沢俊彦ほか 監修,「がん予防食品」, シーエムシー(1999).

● 11章

吉川敏一 編,「抗酸化物質のすべて」, 先端医学社(1998).

北　徹, 藤原美定 編,「老化と動脈硬化」, 岩波書店(1999).

谷口直之, 淀井淳司 編,「酸化ストレス・レドックスの生化学」, 共立出版(2000).

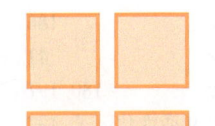

索 引

あ

IRS	61
IκB	182
IκB キナーゼ	183
IGFBP	95
IGF-I	93, 104
アイソザイム	56
アイソフォーム	56
IDL	72
IP_3	17
Agouti	33
アグーチ関連タンパク質	33, 158
アクロスファイバー	142
アシドーシス	81
アシル CoA オキシダーゼ	195
アシル CoA 合成酵素	155
アスコルビン酸	123
アスパラギン酸	107
アセチル CoA	108
アセチル CoA カルボキシラーゼ	79, 158
アセチルコリン	15, 198
Adipo Q	159
アディポサイトカイン	156, 159
アディポネクチン	159
アディポネクチン受容体	161
アデニル酸シクラーゼ	17, 146
アドレナリン	30
アポトーシス	36, 177, 180, 190, 196
アポトーシス促進因子	197
アポトーシス抑制因子	197
アポリポタンパク質	72
甘味	133
アミノ基転移酵素	107
アミノ酸	100
アミノ酸配列	3
アミノトランスフェラーゼ	107
アミロイド前駆体タンパク質	197
アミロース	45
アミロペクチン	45
アミン	30
アラニン	107
アリルイソチオシアネート	180
RISC	162
RXR	163
RNAi	161, 162
RNA 干渉	161
RNA ポリメラーゼ	9
RNA ポリメラーゼ II	11
アルギニン	188
アルツハイマー型認知症	195
Rb-HDAC	178
α-アミラーゼ	47
α-MSH	32
α-カロテン	191
α-グルコシダーゼ	47
α-ケトグルタル酸	107
α-トコトリエノール	192
α-トコフェロール	192
α-トコフェロール輸送タンパク質	120
アンジオテンシノーゲン	161
アントシアニジン	170
アンドロゲン	161
アンモニア	107
ER	173
ERK	183
イオンチャンネル	17, 140
イオンチャンネル型受容体	17
閾値	133
EC-SOD	194
EGCG	182
イソフラボン	170
$1\alpha,25$-ジヒドロキシビタミンD	124
一塩基多型	3, 165
一次機能	6
一重項酸素($^1O_2$)	186, 191
E2F	178
遺伝子	1
遺伝子多型	165
遺伝的背景	2, 26
遺伝要因	164
イノシトール-1,4,5-三リン酸	17
イノシトール三リン酸	126, 141
イノシトールリン脂質	141
EPA	189
陰窩	36
飲作用	36, 128
インスリン	12, 31, 79, 104, 106
インスリンシグナル伝達系	187
インスリン受容体基質 1	161
インスリン抵抗性	156
インスリン様成長因子	187
インスリン様成長因子 I	93
インターフェロン	33
インターロイキン 1	33
ウェーバー・フェヒナーの法則	144
うま味	133

運動機能 195	mRNA 102	過酸化水素 186
運動習慣 4	Mn-SOD 194	ガストリン 41
エイコサノイド 88	MAPキナーゼカスケード 19	カスパーゼ 180, 197
エイコサノイド類 15	MCH 33	カスパーゼ9活性化因子 197
エイコサペンタエン酸 189	mTOR 104, 106	カタラーゼ 190, 194
エイコサペンタン酸 88	mtDNA 190	褐色脂肪組織 82
age-1 遺伝子 187	L-アスコルビン酸 191	活性型ビタミンD
HRE 23	LHA 27	116, 124, 127
H_2O_2 186	LXR α 86	活性酸素 186
HDL 73	LOO・ 191	活性酸素消去物質 190
栄養要求量 3	L-グロノ-γ-ラクトン酸化酵素 123	下鼻道 144
Aβタンパク質 197		カフェイン 182
AMP活性化プロテインキナーゼ 157	エルゴカルシフェロール 115	カプサイシン 6, 175
	LCAT 77	ガラニン 158
AMPキナーゼ 65	LDL 73	カルシウムイオン 141
疫学調査 26	LDL受容体 77	カルシウムチャンネル
エキソサイトーシス 128	LPL 155	125, 142
Aキナーゼ 64	塩基 3	カルシウムポンプ 125
AGRP 33	エンドサイトーシス 128	カルシトニン 124
Acrp30 159	エンドソーム 128	カルシトニン遺伝子関連ペプチド 175
ACS 155	塩味 133	
siRNA 161, 162	オキサロ酢酸 107	カルニチンパルミトイルトランスフェラーゼ 158
SREBP 85	オートクリン型情報伝達 15	
SRC-1 163	オートファジー 105	カルボニル化タンパク質 188
SNP 165	*ob*(obese)遺伝子 156	カルモジュリン 126
SMRT 163	オペレーター 11	カルモジュリン依存性プロテインキナーゼ 126
SOD 190, 193	オペロン 9	
エストロゲン 127, 161	オレキシン 33, 158	加齢 35
エストロゲンレセプター 173	**か**	加齢現象 185
ATM 179		カロテノイド 7, 190, 191
ATP 146	外因性経路 74	カロリー制限 186
ATPクエン酸リアーゼ 79	開口放出 59	がん化 188
NADPH 53	外側野 158	環境要因 164
NADPH要求性グルタチオンレダクターゼ 194	解糖系 52	管腔内消化 46
	化学感覚 133	還元型グルタチオン 194
NF-κB 182	化学シナプス 14	幹細胞 36
NLS 63	化学受容ニューロン 28	感受性遺伝子 3
NPY 32	化学センサー細胞 37	肝性トリアシルグリセロールリパーゼ 75
エネルギー摂取量 26	化学的刺激 29	
エネルギー蓄積 31	化学的評価法 93	γ-トコトリエノール 192
エネルギーバランス 25	覚醒作用 33	γ-トコフェロール 192
ABCA1 77	核内受容体 84, 115, 163	飢餓 35
FXR 86	核内受容体スーパーファミリー 118	基底顆粒細胞 36, 37
FAB 87		基底細胞 144
FFA 155	可欠 100	キナーゼ 17
エマルジョン 69	過酸化脂質 189	キナーゼカスケード 17

キナーゼ型受容体	17, 19	グルコース 6-リン酸	49	骨吸収	127
基本味	133	グルタチオンペルオキシダーゼ	190, 194	骨形成	127
ギムネマ酸	137			コリ回路	54
逆行遺伝学	158	グルタミン	107	コリパーゼ	69
嗅覚受容体	144, 146	グルタミン酸	107	コリン作動性神経	198
嗅細胞	144	グルタミン酸ナトリウム	136	コルチコトロピン放出ホルモン	31
吸収	12	グルタチオンペルオキシダーゼ	129		
吸収上皮細胞	35, 36			コレカルシフェロール	116
弓状核	158	GLUT4	155	コレシストキニン	32
嗅上皮	144	グレリン	33, 158	コレステロール 7α水酸化酵素	85
嗅皮質	145	クロストーク	12		
QOL	185	グロノラクトンオキシダーゼ	192	混合型認知症	195
凝固系	161			コンホメーション	16
休息と消化	15	経験	33		
共抑制	162	血液	35	**さ**	
局所ケミカルメディエーター	15	血液脳関門	48, 100	サイクリック AMP	11
局所メディエーター	13	血小板由来増殖因子レセプター	172	サイクリックヌクレオチド	141
虚血	195	血糖値	48	サイクリン E	178
キロミクロン	72	血流	31	サイクリン E-CDK2	178
キロミクロンレムナント	75	ケトーシス	80	サイクリン B₁-CDK1	178
グアニン	187	ケトン体	28	サイトカイン類	15
グアニンヌクレオチド交換タンパク質	23	ゲニステイン	173	細胞	1
空腹	25	検知閾	133	細胞外	141
空腹感	25, 27	倹約遺伝子	4, 164	細胞間情報伝達システム	12
空腹中枢	27	倹約遺伝子仮説	164	細胞質レチノイン酸結合タンパク質	113
グリア細胞	195	高インスリン血症	156		
グリコーゲン	45	交感神経	27	細胞質レチノール結合タンパク質	113
グリセロール	57	交感神経系	15		
グリセロールキナーゼ	57	好気性生物	186	細胞周期	179
グルカゴン	12, 32, 79	抗酸化機構	185	細胞情報伝達	9
クルクミン	170	抗酸化酵素	190	細胞内	141
グルクロン酸	192	抗酸化剤	190	細胞内情報伝達システム	12, 16
グルココルチコイド	32, 106	高次機能	195		
グルコース-アラニン回路	55, 108	甲状腺刺激ホルモン放出ホルモン	158	細胞分裂	21
グルコース感受性ニューロン	28	亢進	31	細胞膜	35
		後鼻孔	143	サークホモロジー	21
グルコキナーゼ	57	高分子	35	サーモゲニン	82
グルコース受容ニューロン	28	コレステロールエステル転送タンパク質	161	酸化型グルタチオン	194
				酸化ストレス	185
グルコーストランスポーター 4	155	コカイン—アンフェタミン調節転写産物	158	酸化的障害	185
				三叉神経節	175
グルコース-6-ホスファターゼ	57	鼓索神経	140	三次機能	6
		個体差	3	三重項酸素($^3O_2$)	186
		骨芽細胞	127	酸素消費	186
				酸味	133

索引

三量体 GTP 結合タンパク質結合型受容体 17	視物質 115	神経分泌 39
G 188	脂肪 41	神経ペプチド 158
CRH 31	脂肪細胞 28, 31	身体的特徴 1
CETP 77	脂肪酸 28, 69, 57	膵液 32
GH 93	脂肪酸合成酵素 79	膵酵素 69
ChREBP 63	脂肪酸輸送タンパク質 1 型 161	水素イオン 136
Chk 179	脂肪定常説 29	膵臓 32
cAMP 11	脂肪動員 80	錐体細胞 145
GSH 194	c-myc 178	水溶性ラジカル 192
GSSG 194	社会的要因 26	水溶性リガンド 16
色素細胞刺激ホルモン 158	十二指腸 32, 41	スカベンジャー受容体 78
色素沈着 33	Cu, Zn-SOD 194, 195	ステロイドホルモン受容体 122
糸球 145	受動輸送 35	ステロイドホルモン受容体ファミリー 163
軸索 145	腫瘍壊死因子 α 160	
シグナル伝達 9	受容器電位 141	ステロール調節性エレメント 85
シグナル分子 13	受容体 13, 37	
ジグリセリド 17	jun 21	ストレス 33
嗜好 33	順応現象 144	スニップ 3
自己リン酸化 19	上咽頭神経 140	スーパーオキシド 186
G 細胞 41	消化 12	スーパーオキシドジスムターゼ 190, 193
CGRP 175	消化管 31	
CCK 32	消化管ホルモン 28, 35	生活習慣病 4, 151
CCK-PZ 41	条件反射 40	制御 1
支持細胞 144	脂溶性 192	制限酵素断片長多型 165
脂質 69	脂溶性リガンド 16	静止膜電位 141
脂質異常症 78	消費 32	成人病 151
脂質ペルオキシラジカル 191	上鼻道 144	生体異物 87
脂質ラジカルの連鎖反応 191	情報伝達物質 2, 12	生体恒常性 49
G:C → T:A 変異 188	食生活 4	成長ホルモン 93
視床下部 26, 31, 40, 158	食物繊維 6	生物学的評価法 92
茸状乳頭 138	食欲 25	セカンドメッセンジャー 11, 141
シス因子 11	自律神経 26, 31, 37	
11-cis-レチナール 115	自律神経系 15, 35	責任遺伝子 3
G タンパク質 17, 46, 141	G_1/S 期 179	舌咽神経 140
G_2/M 期 180	ジンクフィンガーモチーフ 118	舌咽神経節 175
室傍核 158		摂食中枢 27, 29, 158
Cdc25C 178	神経系 12	セリン／トレオニンキナーゼ 20
GTP アーゼ 17	神経原線維変化 196	
GTP 17	神経細胞 145, 195	セレノシステイン 129
シトクロム c 181, 197	神経細胞死 190, 195	セレノメチオニン 129
シトクロム c オキシダーゼ複合体 IV 189	神経シグナル 28	セレン (Se) 含有酵素 194
	神経性伝達 28	セロトニン 30
ジヒドロキシビタミン D 116	神経伝達物質 13, 14, 30, 38, 100	線虫 187
GBP28 159		全駆脂肪細胞 163
CBP/p300 163	神経内分泌系 33	選択的嗅覚疲労 144

線虫	162	調節	1	内分泌細胞	13, 36	
全-*trans*-レチナール	115	腸内細菌	7	ナトリウムイオン	136	
全-*trans*-レチノイン酸	118	チロシンキナーゼ活性	19	ナトリウム-カルシウム交換系	125	
前鼻孔	143	DHA	189			
線溶活性	161	DNA 結合タンパク質	23	7-デヒドロコレステロール	116	
線溶系	161	DNA 修復機能	177			
早期発症型	196	DNA の断片化	196	におい地図	147	
増殖制御シグナル	61	TNF-α	160	2-オキソグルタル酸	107	
僧帽細胞	145	低酸素状態	195	苦味	133	
促進拡散	35	DG	17	二次機能	6	
疎水基	136	*DCC*	177	二次中枢	33	
		D-CDK4	178	二本鎖 RNA	162	
た		*db*(diabetes)遺伝子	156	乳酸	53	
体液性伝達	28	低分子量 G タンパク質	21	乳酸回路	54	
大網・小網脂肪	154	δ-トコトリエノール	192	乳酸脱水素酵素	58	
ダイサー	162	δ-トコフェロール	192	ニューロペプチド	158	
代謝応答能	3	転写	9	ニューロペプチド W	158	
代謝回転	91	転写アクチベーター	9	ニューロペプチド Y	32	
代謝制御シグナル	61	転写因子	122	尿素	107	
大豆イソフラボン	6	転写共役因子	12	尿素回路	107	
ダイゼイン	173	転写制御因子	9	認知閾	133	
大浅錐体神経	140	転写リプレッサー	9	脳萎縮	196	
多因子疾患	164	点突然変異	164	脳血管性認知症	195	
タウ	196	とうがらし	175	脳相	40	
多価不飽和脂肪酸	87, 189	糖質	45	能動輸送	35	
多型	3	糖新生系	53	濃度勾配	35	
脱共役タンパク質	82	闘争か逃避か	15	脳老化	195	
脱分極	141	糖定常説	28	ノルアドレナリン	15, 30	
多糖類	45	糖尿病遺伝子	156			
daf-2 遺伝子	187	動脈硬化	170	**は**		
単一遺伝子異常	156	ドコサヘキサエン酸	189	杯細胞	36	
単一遺伝子病	3	トコフェロール	120	背内側核	158	
胆汁	32	ドーパミン	30	配列特異的	162	
胆汁酸	71	ドーパミン作動性神経	199	パーキンソン病	195, 199	
単純拡散	35	トランス因子	11	白色脂肪組織	82	
炭水化物	45	トランスフェリン	128	破骨細胞	127	
炭水化物応答配列	63	トランスフェリン受容体	128	8-OHG	188	
炭水化物応答配列結合タンパク質	63	トリアシルグリセロール	57, 69	8-ヒドロキシグアニン	188	
単糖類	45			バニロイドレセプター	175	
胆嚢	69	**な**		パネート細胞	36	
タンパク質の必要量	92	内因性経路	74	パラクリン型情報伝達	15	
タンパク質分解酵素	105	内臓脂肪	154	パラトルモン	124	
中鼻道	144	内臓脂肪蓄積型肥満	154	晩期発症型	196	
腸肝循環	71	内分泌	38	反射的に	26	
腸管膜脂肪	154	内分泌系	12	Pi3K	104, 106	
				PAI-1	161	

非栄養素成分	6	
Bax	181	
BMI	152	
PLC	17	
皮下脂肪蓄積型肥満	154	
PKC	183	
PKB	104	
鼻孔	143	
p53	177	
p38	183	
Bcl-2	181	
PGC-1	163	
微絨毛	140	
ヒスタミン	30	
ビスファチン	161	
ビタミンE	120, 190, 192	
ビタミンEラジカル	192	
ビタミンA	113	
ビタミンC	123, 190, 191	
ビタミンD結合タンパク質	116	
ビタミンD受容体	116	
ビタミンD_3	115	
ビタミンD_2	115	
ビタミンB_6	122	
必須アミノ酸	3, 93	
必須脂肪酸	3	
PDGFR	172	
ヒドロキシラジカル(·OH)	186	
ピノサイトーシス	36	
PPRE	87, 163	
PPAR	87	
PPARγ	161, 163	
PP2A	65	
非必須アミノ酸	100	
肥満	152	
肥満遺伝子	4, 29, 156	
肥満症	152	
病因遺伝子	3	
標準体重	152	
標的細胞	12	
ピリドキサールリン酸	107, 122	
ピリドキシン	122	
ピルビン酸	52, 107	
ピルビン酸キナーゼ	58	
ファーストメッセンジャー	11	
ファンクショナルクローニング	158	
VR1	175	
VMH	27	
VLDL	72, 75	
フィブリン	161	
フェニルチオカルバミド	136	
フェントン反応	187	
不可欠アミノ酸	3, 100	
不可欠脂肪酸	3	
不可避損失窒素	91	
不均化	193	
副交感神経系	15	
副甲状腺ホルモン	124, 127	
副腎皮質刺激ホルモン放出ホルモン	158	
腹内側核	27, 158	
物性	6	
物理的刺激	29	
(+)-カテキン	172	
プラスミノーゲンアクチベーター	161	
プラスミノーゲンアクチベーターインヒビター1	161	
プラスミン	161	
フラバノール	170	
フラバノン	170	
フラボノイド	170	
フラボノール	170	
フラボン	170	
フリーラジカル	77, 186	
フレンチパラドックス	169	
プロスタノイド	88	
プロテアーゼ	105	
プロテインキナーゼ	126	
プロビタミンD_3	116	
プロモーター	9	
プロリン	188	
分化	36	
分岐鎖アミノ酸	102, 107	
分子スイッチ	17	
閉経後骨粗鬆症	128	
併体結合	157	
ヘキソキナーゼ	56, 198	
βアミロイドタンパク質	197	
β-カロテン	113, 191	
β酸化	194	
$β_3$アドレナリン受容体	83	
$β_3$アドレナリン受容体遺伝子	164	
β-トコトリエノール	192	
β-トコフェロール	192	
ペプシノーゲン	41	
ペプチド	30	
ペプチドホルモン	32	
ペルオキシソーム	87, 194	
ペルオキシソーム増殖剤応答性受容体	163	
変調	144	
ペントースリン酸回路	53	
扁平上皮細胞	139	
芳香族アミノ酸	107	
飽食中枢	27	
常染色体劣性	156	
傍分泌	39	
傍分泌系	12	
ポジショナルクローニング	151, 158	
補充療法	199	
ホスファチジルイノシトール3-キナーゼ	187	
ホスファジン酸	137	
ホスホエノールピルビン酸	58	
ホスホエノールピルビン酸カルボキシキナーゼ	58	
ホスホプロテインホスファターゼ2A	65	
ホスホリパーゼC	17, 126	
ホメオスタシス	49	
ポリソーム	101	
ポリフェノール	7, 170	
ポリリボソーム	101	
プロテアソーム	105	
ホルモン	13	
ホルモン応答配列	23	
ホルモン感受性リパーゼ	80	
ホルモン前駆体	100	
翻訳	102	

翻訳段階	102	

ま

マイクロサテライト多型	165	
(−)-エピカテキン	172	
(−)-エピガロカテキンガレート	182	
膜受容体	16	
膜消化	47	
マスキング	144	
マロニルCoA	158	
満腹感	25, 27	
満腹中枢	27, 158	
味覚器	133	
味覚修飾物質	137	
味覚受容体	140	
味孔	140	
味細胞	140	
ミスセンス変異	164	
ミセル	69	
myc	21	
ミトコンドリアDNA	190	
味盲	136	
味蕾	137	
ミラクリン	137	
無条件反射	40	
迷走神経	27	
メタボリック症候群	155	
メラニン凝集ホルモン	33, 158	
免疫細胞	33	
2-モノアシルグリセロール	69	

や

有郭乳頭	138	
遊離脂肪酸	155	
UCP	82	
ユビキチン	106	
ユーロコーティン	32	
葉状乳頭	138	
抑制	31, 32	

ら

酪酸	7	
Ras	21, 183	
ラベルドライン	142	
リガンド	11, 39	
リコペン	191	
リシン	188	
リソソーム	105	
リパーゼ	69	
リプレッサー	11	
リボソーム	101	
リポタンパク質	69	
リポタンパク質リパーゼ	74, 155, 161	
リンゴ酸酵素	79	
リン酸化	196	
レジスチン	161	
レセプター	13	
レチナール	115	
レチノイドX受容体	84, 118, 163	
レチノイン酸	115	
レチノイン酸受容体	118	
レチノール	113	
レチノール結合タンパク質	113	
レプチン	29, 31, 32, 151, 156	
レプチン受容体	157	
レプチン抵抗性	159	
レムナント受容体	75	
ロイシン	102	
老化	185, 188	
老人性骨粗鬆症	128	
老人斑	196	
老年性認知症	195	
ロドプシン	115	

編者略歴

金本　龍平
1952年　大阪府生まれ
1981年　京都大学大学院農学研究科修了
現　在　京都大学名誉教授
　　　　農学博士

第1版　第1刷　2005年11月30日		エキスパート管理栄養士養成シリーズ 14
第13刷　2025年2月10日		**分子栄養学**

検印廃止

JCOPY〈出版者著作権管理機構委託出版物〉
本書の無断複写は著作権法上での例外を除き禁じられています．複写される場合は，そのつど事前に，出版者著作権管理機構（電話 03-5244-5088，FAX 03-5244-5089，e-mail: info@jcopy.or.jp）の許諾を得てください．

本書のコピー，スキャン，デジタル化などの無断複製は著作権法上での例外を除き禁じられています．本書を代行業者などの第三者に依頼してスキャンやデジタル化することは，たとえ個人や家庭内の利用でも著作権法違反です．

乱丁・落丁本は送料小社負担にてお取りかえいたします．

Printed in Japan　ⒸRyuhei Kanamoto 2005
無断転載・複製を禁ず

編　　者　金本　龍平
発 行 者　曽根　良介
発 行 所　㈱化学同人

〒600-8074 京都市下京区仏光寺通柳馬場西入ル
編集部　TEL 075-352-3711　FAX 075-352-0371
企画販売部　TEL 075-352-3373　FAX 075-351-8301
　　　　　　　　　　振　替　01010-7-5702
e-mail webmaster@kagakudojin.co.jp
URL https://www.kagakudojin.co.jp

印刷・製本　㈱ウイル・コーポレーション

ISBN978-4-7598-1214-5

ガイドライン準拠 エキスパート管理栄養士養成シリーズ

●シリーズ編集委員●

小川　正・下田妙子・上田隆史・大中政治・辻　悦子・坂井堅太郎
（京都大学名誉教授）（東京医療保健大学名誉教授）（元 神戸学院大学名誉教授）（関西福祉科学大学名誉教授）（前 神奈川工科大学）（徳島文理大学）

- □ 「高度な専門的知識および技術をもった資質の高い管理栄養士の養成と育成」に必須の内容をそろえた教科書シリーズ．
- □ ガイドラインに記載されている，すべての項目を網羅．国家試験対策としても役立つ．
- □ 各巻B5，2色刷．

公衆衛生学［第3版］	木村美恵子 徳留信寛・圓藤吟史 編	**食品衛生学**［第4版］	甲斐達男・小林秀光 編
健康・栄養管理学	辻　悦子 編	**基礎栄養学**［第5版］	坂井堅太郎 編
生化学［第2版］	村松陽治 編	**分子栄養学**	金本龍平 編
解剖生理学［第2版］	高野康夫 編	**応用栄養学**［第3版］	大中政治 編
微生物学［第3版］	小林秀光・白石　淳 編	**運動生理学**［第4版］	山本順一郎 編
臨床病態学	伊藤節子 編	**臨床栄養学**［第3版］（疾病編）	嶋津　孝・下田妙子 編
食べ物と健康1［第3版］（食品学総論的な内容）	池田清和 柴田克己 編	**臨床栄養学**［第3版］（栄養ケアとアセスメント編）	下田妙子 編
食べ物と健康2（食品学各論的な内容）	田主澄三・小川　正 編	**公衆栄養学**	赤羽正之 編
食べ物と健康3（食品加工学的な内容）	森　友彦・河村幸雄 編	**公衆栄養学実習**［第4版］	上田伸男 編
調理学［第3版］	青木三惠子 編	**栄養教育論**［第2版］	川田智恵子・村上　淳 編

詳細情報は，化学同人ホームページをご覧ください．https://www.kagakudojin.co.jp

～好評既刊本～

栄養士・管理栄養士をめざす人の 基礎トレーニングドリル
小野廣紀・日比野久美子・吉澤みな子 著
B5・2色刷・168頁・本体1900円
専門科目を学ぶ前に必要な化学，生物，数学（計算）の基礎を丁寧に記述．入学前の課題学習や初年次の導入教育に役立つ．

大学で学ぶ 食生活と健康のきほん
吉澤みな子・武智多与理・百木　和 著
B5・2色刷・160頁・本体2200円
さまざまな栄養素と食品，健康の維持・増進のために必要な食生活の基礎知識について，わかりやすく解説した半期用のテキスト．

栄養士・管理栄養士をめざす人の 調理・献立作成の基礎
坂本裕子・森美奈子 編
B5・2色刷・112頁・本体1500円
実習系科目（調理実習，給食経営管理実習，栄養教育論実習，臨床栄養学実習など）を受ける前の基礎づくりと，各専門科目への橋渡しとなる．

図解 栄養士・管理栄養士をめざす人の 文章術ハンドブック
—ノート，レポート，手紙・メールから，履歴書・エントリーシート，卒論まで
西川真理子 著／A5・2色刷・192頁・本体2000円
見開き1テーマとし，図とイラストをふんだんに使いながらポイントをわかりやすく示す．文章の書き方をひととおり知っておくための必携書．